E-BOOK INSIDE + ARBEITSMATERIAL

Wolf • Zeibig • Hautzinger • Sudeck:
Psychische Gesundheit durch Bewegung
Mit dem untenstehenden Download-Code erhalten Sie die PDF-Version dieses Buches.

So laden Sie Ihr E-Book inside herunter:

1. Öffnen Sie die Website: http://www.beltz.de/ebookinside
2. Geben Sie den untenstehenden Download-Code ein und füllen Sie das Formular aus.
3. Mit dem Klick auf den Button am Ende des Formulars erhalten Sie Ihren persönlichen Download-Link.
4. Beachten Sie bitte, dass der Code nur einmal gültig ist. Bitte speichern Sie die Datei auf Ihrem Computer.
5. Beachten Sie bitte, dass es sich bei Ihrem Download um eine Einzelnutzerlizenz handelt. Das E-Book ist für Ihren persönlichen Gebrauch bestimmt.

Download-Code

XYMPP-RDAV4-VS9MR

Wolf • Zeibig • Hautzinger • Sudeck

Psychische Gesundheit durch Bewegung

Sebastian Wolf • Johanna-Marie Zeibig • Martin Hautzinger • Gorden Sudeck

Psychische Gesundheit durch Bewegung

ImPuls – ein sport- und bewegungstherapeutisches Programm für Menschen mit psychischen Erkrankungen

Mit E-Book inside und Arbeitsmaterial

BELTZ

Dr. Sebastian Wolf
Universität Tübingen
Schleichstraße 4
72076 Tübingen

Johanna-Marie Zeibig, M.Sc.
Universität Tübingen
Schleichstraße 4
72076 Tübingen

Prof. Dr. Martin Hautzinger
Universität Tübingen
Schleichstraße 4
72076 Tübingen

Dr. Gorden Sudeck
Institut für Sportwissenschaft
Wächterstraße 67
72076 Tübingen

MIX
Papier aus verantwortungsvollen Quellen
FSC www.fsc.org
FSC® C089473

Dieses Buch ist erhältlich als:
ISBN 978-3-621-28754-8 Print
ISBN 978-3-621-28755-5 E-Book (PDF)

1. Auflage 2020

Lektorat: Andrea Glomb
Umschlagbild: wundervisuals / Getty Images

Herstellung: Uta Euler
Satz: Reemers Publishing Services GmbH, Krefeld
Gesamtherstellung: Beltz Grafische Betriebe, Bad Langensalza
Printed in Germany

Weitere Informationen zu unseren Autor_innen und Titeln finden Sie unter: www.beltz.de

Inhaltsübersicht

Inhalt

Vorwort

Aktuelle Studien zeigen überzeugende klinische Effekte von *sportlicher Aktivität* (abgekürzt mit SpA) auf die Symptomatik von Patienten mit Depressionen, Schlafstörungen, Angststörungen und Aufmerksamkeitsdefizit-/Hyperaktivitätsstörungen (ADHS). Während in der stationären Versorgung sowie psychiatrischen Rehabilitation SpA in Form von Sport- und Bewegungstherapie weitgehend etabliert ist, gibt es im ambulanten Versorgungskontext kaum sporttherapeutische Ansätze oder Programme. Teilweise fällt es aufgrund personeller oder struktureller Defizite zudem schwer, SpA »evidenzbasiert« in (teil-)stationären Institutionen einzusetzen. Das Potenzial von SpA als »Psychotherapeutikum« wird somit in der psychiatrischen/psychotherapeutischen Versorgung noch nicht voll ausgeschöpft. Mit dem Ziel, SpA in den ambulanten Versorgungskontext zu integrieren, wurde das sport- und bewegungstherapeutische Programm ImPuls entwickelt und anhand einer randomisiert-kontrollierten Studie evaluiert – es wird in diesem Buch ausführlich vorgestellt.

Das Programm richtet sich insbesondere an Sport- und Bewegungstherapeuten, die im ambulanten oder stationären psychiatrischen Kontext arbeiten und ImPuls direkt einsetzen möchten. Jedoch können auch Psychiater und Psychotherapeuten profitieren, die sich hinsichtlich der therapeutischen Wirkung von SpA fortbilden oder bestimmte Facetten und Teile des Manuals im stationären oder ambulanten Kontext einsetzen möchten.

Vorab wird auf den theoretischen und empirischen Hintergrund des Manuals eingegangen. Hierbei wird auf aktuelle systematische Reviews und Meta-Analysen zur Wirkung von SpA verwiesen und es werden verhaltensorientierte, motivationale und volitionale Grundlagen vermittelt. Anschließend wird ausführlich auf das exakte ImPuls-Manual eingegangen. Auch rechtliche Fragen kommen zur Sprache. Bei ImPuls handelt es sich um ein im ambulanten psychotherapeutischen Kontext erprobtes und evaluiertes Manual, weshalb das Buch von einem kleinen Kapitel zur Evaluation von ImPuls abgerundet wird.

Das Manual ist das Kernstück des Buches und umfasst Beschreibungen aller konkreten therapeutischen Schritte, Anleitungen zur Anwendung der SpA, Auf- und Abwärmen und ein eigens entwickeltes Krafttraining. Online finden sich umfassende zusätzliche Materialien: ein Video unseres Krafttrainings, Handouts und Arbeitsblätter sowie ein kompakter Therapeutenleitfaden.

Danksagung
An dieser Stelle ist es uns wichtig, allen zu danken, die uns entscheidend dabei unterstützt haben, ImPuls zu entwickeln und zu evaluieren. Alles fing mit einem studentischen Projektseminar an, in welchem das Programm gemeinsam mit Psychologie-Studierenden entwickelt wurden. Acht Masterarbeiten beschäftigten sich 2018

und 2019 mit der Evaluation von ImPuls. Deshalb gilt unser allererster Dank allen Studierenden, die sich hier sehr engagiert beteiligt haben: Milena Eisenblätter, Sarah Pietzschmann, Neele Alberts, Luca Hauser, Theresa-Juliane Trauner, Jana Welkerling, Ann-Cathrin Werner, Anika Staib, Hannah Schultheiss und Franziska Stock. Danken möchten wir auch allen Sport- und Bewegungs- sowie Psychotherapeuten, die das Programm erfolgreich durchgeführt und erprobt haben.

Besonderer Dank gilt außerdem unseren Kooperationspartnern: der Firma Movisens GmbH für die Leihe von Bewegungssensoren und sehr verlässlichen Support, dem Laufladen Tübingen, der alle Teilnehmer mit kostenlosen Laufschuhen versorgte, dem Hochschulsport der Universität Tübingen, den Hochschulambulanzen der Universität Tübingen, der Christoph-Dornier-Stiftung für Klinische Psychologie sowie der Tübinger Akademie für Verhaltenstherapie. Auch allen kooperierenden Psychotherapie-, Psychiatrie- und Hausarztpraxen sei herzlich gedankt. Die Robert-Enke-Stiftung förderte uns mit einer Anschubfinanzierung, was uns in den Projektanfängen geholfen hat, das Projekt überhaupt realisieren zu können.

Tatkräftig unterstützt durch sprachliche Korrekturen und Recherchetätigkeiten haben uns Britta Seiffer, Anna Trusheim und Katja Stumper. Wir bedanken uns auch hierfür herzlich für die Unterstützung. Ein besonderer Dank für die zeichnerisch-grafische Unterstützung geht an Hannah Hofmann.

Tübingen, im Dezember 2019

Sebastian Wolf
Johanna-Marie Zeibig
Martin Hautzinger
Gorden Sudeck

1 Grundlagen

1.1 Häufigkeit, Krankheitslast und Kosten psychischer Erkrankungen in Deutschland

Epidemiologischen Studien zufolge sind in Deutschland ca. 28 Prozent der Bevölkerung von einer psychischen Erkrankung betroffen. Das ist jeder vierte deutsche Staatsbürger oder, um es zu veranschaulichen, mehr als alle Bewohner Bayerns und Baden-Württembergs zusammen (Jacobi et al., 2014). Zu den häufigsten Erkrankungen zählen Angststörungen (ca. 15 %), unipolare Depressionen (ca. 8 %), Suchterkrankungen (ca. 6 %; ohne Tabakkonsum) sowie Schlafstörungen (ca. 6 %) (Jacobi et al., 2014; Schlack et al., 2013). Abbildung 1.1 gibt eine Übersicht über die Prävalenzen verschiedener psychischer Störungen.

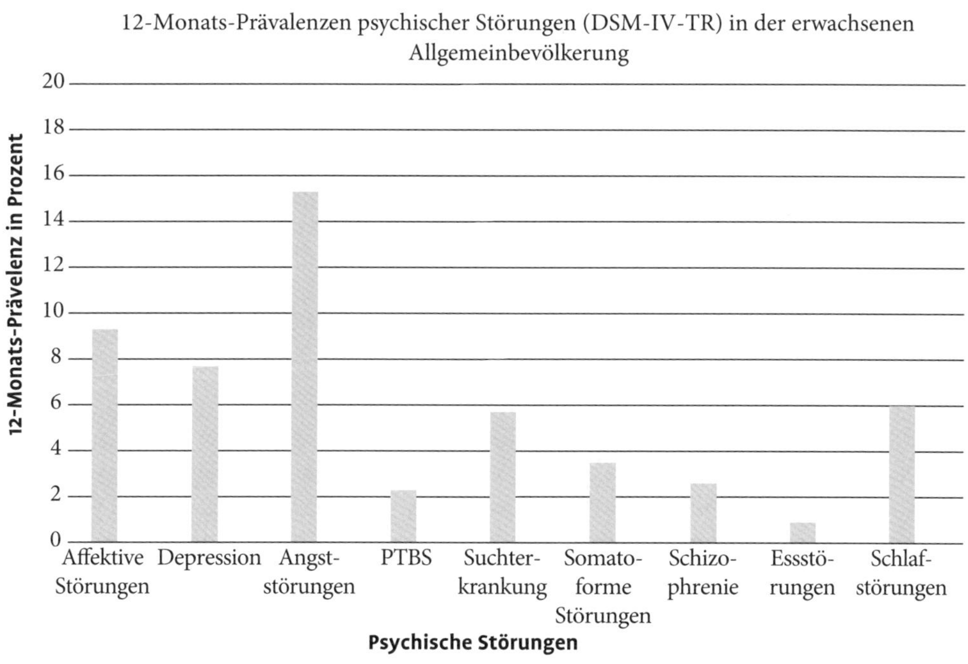

Abbildung 1.1. Aufgeführt sind 12-Monats Prävalenzen für verschiedene psychische Erkrankungen aus der letzten großen epidemiologischen Erhebung aus dem Jahr 2014 (Jacobi et al., 2014; Schlack et al., 2013)

Weltweit treten psychische Erkrankungen bei einer 12-Monatsprävalenz von 10 Prozent relativ häufig auf. Wenngleich die Auftretenshäufigkeit in den letzten 30 Jahren weltweit insgesamt konstant geblieben zu sein schien, stiegen die gesundheitlichen Beeinträchtigungen durch psychische Erkrankungen deutlich an (GBD, 2018; Whiteford et al., 2015). Spezifische gesundheitliche Beeinträchtigungen durch Erkrankungen, auch Krankheitslast oder »Burden of Disease« genannt, zeigen sich in der Kennzahl der *disability-adjusted life years (DALY)* der Weltgesundheitsorganisation (WHO). DALYs werden aus verlorenen Lebensjahren durch frühzeitige Mortalität (YLL = Years of life lost) und gelebten Lebensjahren mit Behinderung (YLD = Years lived with Disease / Disability) berechnet. Die Berechnung des YLD-Wertes erfolgt durch die Multiplikation der Prävalenz einer Störung mit der Symptomschwere und dem Faktor des Behinderungsgrades, d.h., bei dieser Rechnung werden z.B. auch die typischen Funktionsbeeinträchtigungen durch eine psychische Erkrankung berücksichtigt. Ein DALY entspricht einem verlorenen Lebensjahr durch die jeweilige Erkrankung. Ca. 5 Prozent der gesamten DALYs lassen sich auf psychische Erkrankungen zurückführen, alleine 43 Prozent davon auf unipolare Depressionen und 18 Prozent auf Angststörungen (Whiteford et al., 2015). Weltweit verursachten psychische Störungen 2010 ca. 184 Millionen (Whiteford et al., 2015) und in Deutschland ca. 2,6 Millionen DALYs (Plass et al., 2014). Eine Meta-Analyse konnte zeigen, dass 14,3 Prozent der weltweiten Sterblichkeit auf psychische Erkrankungen zurückzuführen ist (Walker et al., 2015). Somit gehören psychische Erkrankungen, neben muskuloskeletalen, Krebs- und Herzkreislauf-Erkrankungen zu denjenigen mit der höchsten Krankheitslast (s. Abb. 1.2).

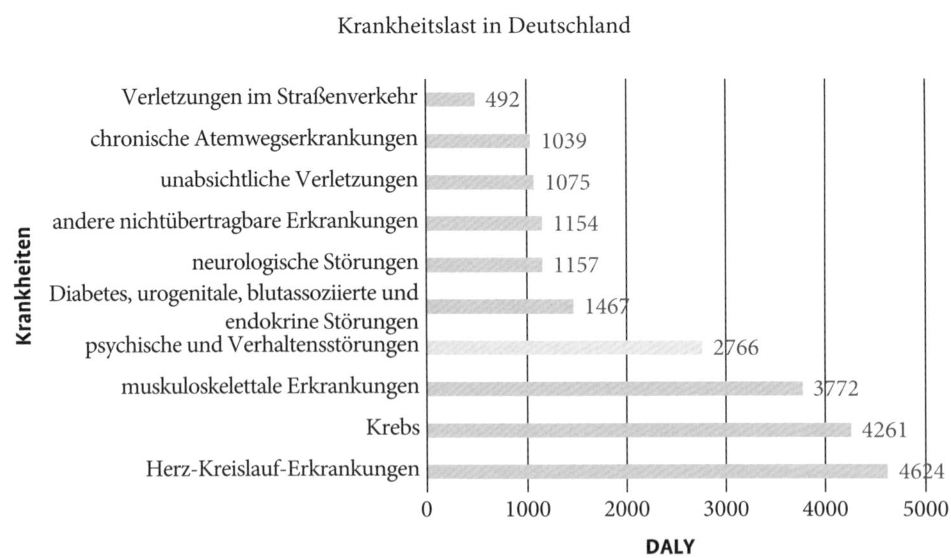

Abbildung 1.2. Abgebildet sind die Erkrankungen mit der höchsten Krankheitslast in Deutschland (Plass et al., 2014). Die Zahlen stehen für DALYs, also verlorene Lebensjahre durch die jeweilige Erkrankung. DALYs werden aus verlorenen Lebensjahren durch frühzeitige Mortalität (YLL = Years of life lost) und gelebten Lebensjahren mit Behinderung (YLD = Years lived with Disease / Disability) berechnet. Eine Einheit bedeutet 1000 DALYS.

Psychische Erkrankungen wie Depressionen und Angststörungen erhöhen zudem nachweislich das Risiko für Herz-Kreislauf-Erkrankungen (De Hert et al., 2018). Diese wiederum sind der Hauptverursacher von DALYs (s. Abb. 1.2). Wenn Patienten bereits an einer Herz-Kreislauf-Erkrankung leiden (z. B. koronare Herzkrankheit), ist das Risiko, an einem Infarkt zu sterben, für depressive Patienten doppelt so hoch wie für nicht-depressive Patienten (Meijer et al., 2011).

Neben der individuellen und bevölkerungsbezogenen Krankheitslast entstehen erhebliche volkswirtschaftliche Folgen durch psychische Erkrankungen. Im Jahr 2015 betrugen die Gesundheitsausgaben in Deutschland aufgrund psychischer Erkrankungen 44,4 Milliarden Euro (Statistisches Bundesamt, 2015). Damit stellen diese mit 13,1 Prozent der Gesamtkosten die zweithöchste Kostengruppe nach Herz-Kreislauf-Erkrankungen (46,4 Milliarden Euro, 13,7 %) dar. Zudem zeigten sich indirekte Kosten auf dem Arbeitsmarkt (weniger Produktivität, mehr Abwesenheit, höhere Arbeitslosigkeit und frühere Mortalität) mit 62 Milliarden Euro im Jahr 2015 (OECD/EU, 2018). Seit 2008 haben die Krankheitstage aufgrund psychischer Erkrankungen um 67,5 Prozent zugenommen, sodass 2017 erstmals mehr Ausfälle aufgrund psychischer Erkrankungen als aufgrund Herz-Kreislauf-Erkrankungen registriert wurden (Meyer et al., 2018). Somit sind psychische Erkrankungen mittlerweile die Hauptursache für Arbeitsunfähigkeit und Krankschreibungen. Die durchschnittliche Dauer der Krankschreibung für psychische Erkrankungen ist mehr als doppelt so lang (26,1 Tage) wie die durchschnittliche Krankschreibung für andere Erkrankungen (11,8 Tage) (Meyer et al., 2018).

> **!** Psychische Erkrankungen zählen zu denjenigen Erkrankungen mit den schwerwiegendsten gesundheitlichen Konsequenzen (Mortalität und Beeinträchtigung der Lebensqualität) weltweit und haben enorme Kosten für das deutsche Gesundheitssystem zur Folge.

Die Versorgung von Menschen mit psychischen Erkrankungen wird in Deutschland stationär sowie teilstationär durch Universitätskliniken, Fachkliniken, Kliniken für Psychiatrie und Psychotherapie, Allgemeinkrankenhäuser und Tageskliniken erbracht. Patienten werden zudem in rehabilitativen Einrichtungen versorgt. Ambulant erfolgt die Versorgung in psychotherapeutischen und psychiatrischen Praxen, psychotherapeutischen und psychiatrischen Institutsambulanzen sowie medizinischen Versorgungszentren. Die Leistungserbringer sind Ärzte und Psychologen aus den Fachbereichen Psychiatrie, Psychosomatische Medizin und Psychotherapie. Als Nervenärzte fungieren Fachärzte für Psychiatrie und Psychotherapie, Fachärzte für Nervenheilkunde sowie Fachärzte für Neurologie. Diese behandeln psychopharmakologisch, setzen also für die Behandlung von psychischen Erkrankungen Medikamente ein. Die psychotherapeutische Versorgung wird von Fachärzten für Psychosomatische Medizin und Psychotherapie sowie Psychologischen Psychotherapeuten übernommen.

Trotz der zuvor dargestellten, schwerwiegenden Auswirkungen psychischer Erkrankungen und ihrer hohen Prävalenz nehmen nur 19 Prozent aller Betroffenen mit einer psychischen Erkrankung irgendeine Versorgungsleistung (z. B. einen Hausarztbesuch) in Anspruch; 16 Prozent werden ambulant und 2,3 Prozent stationär versorgt, 3,5 Prozent wenden sich an Beratungszentren und Selbsthilfegruppen (Mack et al., 2014). Besonders bedenkenswert ist, dass lediglich 10 Prozent aller Patienten mit psychischen Erkrankungen eine evidenzbasierte, also eine leitliniengetreue psychopharmakologische oder psychotherapeutische Behandlung erhalten. Überhaupt nur 2,5 Prozent aller Betroffenen nehmen eine Psychotherapie auf (Nübling et al., 2014). Die Wartezeiten auf einen Therapieplatz, im Rahmen der gesetzlichen Krankenversicherungen in Deutschland, betragen im Durchschnitt fast 5 Monate (Bundespsychotherapeutenkammer, 2018). Zudem werden ambulante Psychotherapien sehr selten in gruppentherapeutischen Settings durchgeführt, was die langen Wartezeiten mit erklären kann und die ambulante psychotherapeutische Versorgung ineffizient erscheinen lässt. Die längeren Wartezeiten wiederum haben folgenschwere Konsequenzen, da sie mit einer Verschlechterung oder Chronifizierung der Symptomatik und der Entstehung komorbider Erkrankungen einhergehen (DGPPN, 2018).

! Die Versorgung von psychisch Erkrankten in Deutschland ist mangelhaft und ineffizient. Ca. 90 Prozent aller psychisch Erkrankten erhalten keine Leitlinientherapie, werden also nicht adäquat behandelt. Lediglich ca. 2,5 Prozent aller psychisch Erkrankten erhalten eine ambulante Psychotherapie. Betroffene, die sich eine Psychotherapie wünschen, müssen im Durchschnitt fünf Monate auf einen Therapieplatz warten.

1.2 Körperliche und sportliche Aktivität

In den vergangenen zehn Jahren wurde eine Vielzahl neuer Studien zur Wirksamkeit von sportlicher Aktivität (SpA) bei psychischen Erkrankungen veröffentlicht, die in Abschnitt 1.7 ausführlich dargestellt werden. Wie oben beschrieben erhalten viele Menschen mit psychischen Erkrankungen keine leitliniengetreue Therapie und müssen sehr lange auf einen Therapieplatz warten. Sportliche Aktivität könnte genau in dieser schlechten Versorgungssituation ein leichter verfügbares, nebenwirkungsarmes und kostengünstiges Therapeutikum darstellen.

Definitionen

Körperliche Aktivität. In der Literatur wird häufig von körperlicher Aktivität (auf Englisch »physical activity«) und SpA gesprochen, wobei SpA eine Unterkategorie körperlicher Aktivität darstellt. Mit körperlicher Aktivität ist jede körperliche Betätigung gemeint, die durch unsere Skelettmuskulatur produziert wird. Diese Bewegung resultiert in Energieverbrauch (Caspersen et al., 1985) und wird in Metabolischen Äquivalenten (MET) charakterisiert. MET ist ein Index für die Intensität körperlicher

Aktivität und bezieht sich auf den Sauerstoffverbrauch eines Menschen pro Kilogramm Körpergewicht in der Minute. Ein MET entspricht in etwa dem Ruhezustand des Körpers. Sedentäres Verhalten liegt zwischen 1 und 1,5 MET, Aktivitäten zwischen 1,6 und 2,9 MET werden als leicht, Aktivitäten zwischen 3 und 5,9 MET werden als moderat und Aktivitäten ab 6 MET werden als anstrengend oder hoch eingestuft (Ainsworth et al., 2011). Die Intensitäten körperlicher Aktivität werden alternativ auch in relativen prozentualen Anteilen der individuellen maximalen Herzrate oder maximalen Sauerstoffaufnahme angegeben (Garber et al., 2011). Zur Ermittlung der maximalen kardiovaskulären Leistungsfähigkeit werden Probanden (Pbn) gebeten, sich auf einem Ergometer so lange und so intensiv zu belasten, bis sie ihr physisches (oder psychisches) Maximum erreicht haben. Durch die sogenannte Spiroergometrie wird zum Zeitpunkt der maximalen Ausbelastung die maximale Sauerstoffaufnahme und durch Herzfrequenzerfassung die maximale Herzrate gemessen. Diese Parameter geben Rückschlüsse auf die kardiovaskuläre Fitness, die einen wichtigen Baustein der physischen Fitness darstellt. Die Intensität einer körperlichen Aktivität kann nun durch einen bestimmten prozentualen Anteil der maximalen Herzrate bei Ausbelastung definiert werden, in welchem Probanden/Patienten trainieren sollen. Neben diesen physiologischen Parametern kann die Intensität körperlicher Aktivität zusätzlich anhand subjektiver Parameter beschrieben werden. Zur Ermittlung des subjektiven Anstrengungserlebens werden häufig Varianten der Borg-Skala eingesetzt, die im Englischen als Ratings of Perceived Exertion (RPE) bekannt sind (Borg, 2004) (s. Abb. 1.8). Am meisten verbreitet ist eine Variante, in der die subjektive Anstrengung zwischen 6 und 20 eingestuft wird, wobei die Zahlenwerte mit dem Faktor 10 annährungsweise mit der Herzfrequenz korrespondieren sollen. Durch die Methode kann ebenso eine Einteilung in leichte bis anstrengende körperliche Aktivität ermöglicht werden, was als sekundärer Parameter der Belastungssteuerung empfohlen wird (American College of Sports Medicine, 2017). Tabelle 1.1 gibt eine Übersicht über absolute, relative und subjektive Parameter zur Charakterisierung unterschiedlicher Intensitäten körperlicher Aktivität. Regelmäßig ausgeführte körperliche Aktivität ist positiv mit körperlicher Fitness korreliert (Caspersen et al., 1985; Jackson et al., 2009; PAGAC, 2018).

Tabelle 1.1. Abgebildet sind Intensitätskategorien sportlicher / körperlicher Aktivität. Diese können in MET, HRmax, VO2max und subjektiv durch die BORG-Skala erfasst werden

	MET (Ainsworth et al., 2011)	Maximale Herzrate (HRmax; Garber et al., 2011)	Maximale Sauerstoffaufnahme (VO2max; Garber et al., 2011)	BORG-Skala (Borg, 2004)
sedentäres Verhalten	1,0–1,5	<57%	<37%	6
leichte Intensität	1,6–2,9	57%–63%	37%–45%	7–12
moderate Intensität	3–5,9	64%–76%	46%–63%	13–14
hohe Intensität	≥6	77%–95%	64%–90%	≥15

Sportliche Aktivität. Sportliche Aktivität (im Englischen dem »Exercise«-Begriff am nächsten) wiederum ist eine spezifische Art körperlicher Aktivität. In der englischsprachigen Literatur wird Exercise als geplante, strukturierte, sich wiederholende körperliche Bewegung definiert, die ausgeführt wird, um eine spezifische Komponente der physischen Fitness zu verbessern oder aufrechtzuerhalten (Caspersen et al., 1985). In der deutschsprachigen Literatur entspräche das am ehesten der Definition von Sportaktivitäten (Fuchs et al., 2015). Wir favorisieren im Folgenden diesen Begriff und meinen geplante, strukturierte, sich wiederholende körperliche Bewegung mit dem Ziel, die Fitness oder andere z. B. psychische Parameter zu steigern sowie weitere Bewegungsformen, die zwar nicht primär mit dem Ziel der Verbesserungen der Fitness assoziiert sind, aber mindestens beiläufig positive Effekte aufgrund ihrer Strukturiertheit erwarten lassen.

Somit würde Radfahren auf dem Ergometer, ein Zumba-Fitness-Programm, Kindersportspiele oder ein Hockey-Training unter die Definitionen der sportlichen und körperlichen Aktivität fallen. Die Intensitäten wären hier höchstwahrscheinlich im moderaten bis höheren Intensitätsbereich anzusiedeln. Beanspruchende Gartenarbeit könnte ebenfalls eine moderate Intensität aufweisen, würde jedoch ausschließlich in die Definition der körperlichen Aktivität fallen.

! In der Literatur wird häufig von **körperlicher Aktivität** gesprochen, obwohl ausschließlich Sportprogramme zum Einsatz kommen. Wir sprechen in den folgenden Kapiteln deshalb immer von **sportlicher Aktivität** (SpA). Wir verstehen darunter eine geplante und regelmäßig ausgeführte Bewegung, die mit körperlicher Fitness assoziiert ist und häufig das Ziel hat, diese zu steigern. Wichtige definitorische Merkmale sind die Art (z. B. Ausdauer oder Kraft), die Frequenz, die Dauer und die Intensität der Belastung, welche als FITT-Kriterien bekannt sind: F = Frequency; I = Intensity; T = Time; T = Type.

1.3 Aktuelle Empfehlungen zu körperlicher Aktivität zur Erhaltung von Gesundheit

Aktuelle und auf umfassenden Recherchen basierende Richtlinien des »Physical Activity Guidelines Advisory Committee 2018« (PAGAC, 2018) empfahlen dem Ministerium für Gesundheitspflege und Soziale Dienste der Vereinigten Staaten, dass die US-amerikanische Bevölkerung mindestens 150 bis 300 Minuten (z. B. fünfmal 30 Minuten) moderat-intensive körperliche Aktivität oder 75 bis 150 Minuten hochintensive körperliche Aktivität pro Woche nachgehen sollte. Gründe hierfür sind die Verhinderung frühzeitiger Mortalität, Prävention kardiovaskulärer Erkrankungen wie Bluthochdruck, Prävention und Reduktion von Übergewicht sowie die Verbesserung der Schlafqualität, der kognitiven Leistung, der depressiven Symptomatik, verschiedener Ängste und der allgemeinen Lebensqualität (PAGAC, 2018). Diese Empfehlungen decken sich mit deutschen nationalen Bewegungsempfehlungen des Bundesministeriums für Gesundheit (BMG) aus dem Jahre 2017 (Rütten & Pfeifer, 2016) und der WHO (2018). Eine Übersicht verschiedener nationaler und internationaler Empfehlungen ist in Tabelle 1.2 dargestellt.

Tabelle 1.2. Überblick über die internationalen, deutschen und US-amerikanischen Empfehlungen für Bewegung bei Menschen zwischen 18 und 64 Jahren

Variable	WHO (2018)	PAGAC (2018)	BMG (Rütten & Pfeifer, 2016)
Zeit/Intensität	Mindestens 150 Min./Woche moderate Intensität *oder* mindestens 75 anstrengende Intensität *oder* eine äquivalente Kombination beider Intensitäten	500–1000 MET-Min./Woche *oder* 150–300 Min./Woche moderate Intensität *oder* mind. 75 Min./Woche anstrengende Intensitäten	Mindestens 150 Min./Woche moderate Intensität *oder* mindestens 75 Min./Woche anstrengende Intensität *oder* eine äquivalente Kombination beider Intensitäten
Art	Ausdauerorientierte Sportaktivitäten	Ausdauerorientierte Sportaktivitäten	Ausdauerorientierte Sportaktivitäten

Tabelle 1.2. (Fortsetzung)

Variable	WHO (2018)	PAGAC (2018)	BMG (Rütten & Pfeiffer, 2016)
Sonstiges	Mind. 10-minütige Ausdauerintervalle Bei 300 Min./Woche moderat oder 150 Min. anstrengenden Tätigkeiten sind zusätzliche Gesundheitseffekte zu erwarten. Zusätzlich werden muskelkräftigende Tätigkeiten an 2 Tagen / Woche empfohlen	Die Ausdauerintervalle werden nicht spezifiziert	Mind. 10-minütige Ausdauerintervalle Zusätzlich werden muskelkräftigende Tätigkeiten an 2 Tagen / Woche empfohlen

1.4 Sportliche Aktivität als präventiver Faktor für die Entstehung psychischer Erkrankungen

Aktuelle Studien zeigen überzeugende Präventionseffekte bzgl. der Reduktion der Auftretenswahrscheinlichkeit von Depressionen (Harvey et al., 2018; Mammen & Faulkner, 2013), Posttraumatischen Belastungsstörungen (PTBS, LeardMann et al., 2011; Schuch et al., 2019), Agoraphobie (Schuch et al., 2019), ADHS (Lingineni et al., 2012), primärer Insomnie (Sporndly-Nees et al., 2017; Zheng et al., 2017), Schizophrenie (Sormunen et al., 2017) und Alzheimer-Demenz bei Risikopatienten (Panza et al., 2018) durch regelmäßige SpA. Tabelle 1.3 gibt einen Überblick über alle Präventionseffekte.

Tabelle 1.3. Präventionseffekte von sportlicher Aktivität

Störung	Autoren	Studienart	Art der SpA	Klinischer Effekt
Depression	Mammen & Faulkner (2013)	Meta-Analyse	SpA jeglicher Art ca. 30 Min./Tag ca. 150 Min./Woche größere Effekte bei mehr SpA	8–63 % geringere Wkt. einer Depression
Depression	Harvey et al. (2018)	Kohorten Langzeit	SpA jeglicher Intensität mind. 1 Std./Woche	bei Inaktivität 44 % höhere Wkt. einer Depression

Tabelle 1.3. (Fortsetzung)

Störung	Autoren	Studienart	Art der SpA	Klinischer Effekt
PTBS	Leardman et al. (2011)	Prospektiv	SpA mit Intensitäten > 6 MET 2 mal 20 Min.	58 % geringere Wkt. einer PTBS
PTBS	Schuch et al. (2019)	Meta-Analyse	SpA jeglicher Art Täglich / mehrmals pro Woche	57 % geringere Wkt. einer PTBS
Agoraphobie	Schuch et al. (2019)	Meta-Analyse	SpA jeglicher Art Täglich / mehrmals pro Woche Ab 1 Std./Woche	42 % geringere Wkt. einer Agoraphobie
Angststörungen allgemein	Schuch et al. (2019)	Meta-Analyse	Diverse Indikatoren	74 % geringere Wkt. einer Angststörung
Insomnie	Spörndly-Nees et al. (2017)	Prospektiv	Hohe Gesamt-SpA vs. niedrige Gesamt-SpA (Gemessen in MET)	53 % geringere Wkt. einer Insomnie
Insomnie	Zheng et al. (2017)	Prospektiv	Moderate bis hohe Gesamt-SpA	87 % geringere Wkt. einer Insomnie
ADHS	Lingineni et al. (2012)	Querschnitt	Integriert in Sportverein	64 % geringere Wkt. einer ADHS
Demenz	Panza et al. (2018)	Meta-Analyse	Aerobes Training oder Kombination mit Kraft 2–5 Mal / Woche moderate Intensität ca. 90–180 Min./Woche ca. 30–60 Min./Einheit	67 % geringere Wkt. einer Demenz
Schizophrenie	Sormunen et al. (2017)	Kohorten Langzeit	Leichte vs. moderate vs. hohe SpA in Kindheit und Jugend	Bei geringer PA 43 % höhere Wkt. einer Schizophrenie

Wichtig zu erwähnen ist, dass die aktuelle Studienlage v. a. bei Depression und Alzheimer-Demenz sehr belastbar ist, da hier eine Vielzahl an Studien in die Meta-Analysen einfließen, wohingegen bei Angststörungen, Schlafstörungen und Schizophrenie nur vereinzelte Kohorten/Langzeitstudien vorliegen und bei ADHS lediglich eine Querschnittstudie existiert. Bei diesen Störungen steckt die Forschung noch »in den Kinderschuhen«, aussagekräftige Studien und Meta-Analysen werden dringend benötigt. Zudem muss berücksichtigt werden, dass auch bei Kohorten und Langzeitstudien Kausalität nie gegeben ist, da diverse andere Variablen die Effekte erklären könnten. So könnten bestimmte Persönlichkeitseigenschaften, welche zu geringerer SpA führen, oder andere Faktoren, die mit niedriger SpA einhergehen, den Effekt erklären oder zumindest moderieren.

Trotz allem sind die Ergebnisse beachtlich. Schon bei SpA mit geringeren Frequenzen und Intensitäten als die nationalen und internationalen Richtlinien empfehlen (s. Tab. 1.2), kann das Depressionsrisiko deutlich gesenkt werden. Bei allen anderen Störungen scheint die Tendenz dahin zu gehen, dass bei Erfüllung der internationalen Empfehlungen effektiv der Entstehung von Angst-, Schlaf- und Aufmerksamkeitsstörungen sowie Schizophrenie und Alzheimer-Demenz entgegengewirkt werden kann.

Exkurs

Eine wichtige Studie zum präventiven Effekt von SpA auf Depression wurde 2018 im American Journal of Psychiatry veröffentlicht (Harvey et al., 2018). Zwischen 1984 und 1986 wurden alle Bewohner ab 18 Jahren (N = 85.100) aus Nord-Trøndelag, einer Region im Norden von Norwegen, angeschrieben und gefragt, ob sie bei einer Langzeitstudie teilnehmen möchten. 74.599, also fast 90 Prozent, erklärten sich zur Teilnahme bereit. Nachdem alle Interessierten mit psychischen (depressive oder Angstsymptomatik) und körperlichen (kardiovaskuläre oder orthopädische Probleme) Auffälligkeiten ausgeschlossen wurden, umfasste die Studie final 33.908 Personen. Zu Beginn der Untersuchung wurden alle Teilnehmer gefragt, wie häufig und für wie lange sie SpA nachgehen (wie Laufen oder Schwimmen) und wie hoch sie die Intensität der SpA einschätzen (nicht außer Atem kommen versus außer Atem kommen und schwitzen). Zwischen 1995 und 1997, also im Durchschnitt 11 Jahre später, wurde anhand der Hospital Anxiety and Depression Skala (Zigmond & Snaith, 1983) die Depressivitäts- und Angstsymptomatik gemessen. 66,5 Prozent der Teilnehmer nahmen an der Follow-up-Messung teil. 7 Prozent entwickelten eine klinisch bedeutsame depressive Symptomatik. Die Wahrscheinlichkeit, an einer Depression zu erkranken, wenn man keiner im Vergleich zu 1 Std./Woche SpA nachgeht, war um 44 Prozent höher. Mehrmaligen, intensiven oder längeren SpA nachzugehen hatte keinen zusätzlichen Effekt. Darüber hinaus zeigte sich, dass die Effekte unabhängig vom Alter und vom Geschlecht der Teilnehmer waren. Störvariablen wie Alkohol- und Zigarettenkonsum, der Body-Mass-Index sowie der Bildungs- und Beziehungsstatus wurden statistisch kontrolliert.

Wie bereits angedeutet, ist die Kausalität bei derartigen Studien nie ganz gesichert, da evtl. andere Störvariablen, wie beispielsweise genetische Prädispositionen oder Persönlichkeitsmerkmale den Effekt erklären könnten. Eine große Stärke der Studie ist jedoch die umfangreiche Teilnehmerzahl, der lange Erhebungszeitraum, die Validität der Messinstrumente und die Kontrolle diverser Störvariablen. Bei angenommener Kausalität und Validität der Studie könnten 12 Prozent aller depressiven Neuerkrankungen durch eine Stunde SpA wöchentlich verhindert werden. Solche Ergebnisse haben große Bedeutung für Gesundheitssysteme, da die Krankheitslast und Folgekosten von ganzen Gesellschaften durch geringe SpA signifikant verringert werden könnten.

> **!** Bei Erfüllung der nationalen und internationalen Bewegungsempfehlungen kann das Risiko für Angststörungen, Schlafstörungen, Schizophrenie, ADHS und Alzheimer-Demenz reduziert werden. Bei depressiven Erkrankungen scheint bereits ein geringerer Umfang von einer Stunde SpA pro Woche das Depressionsrisiko um 44 Prozent zu reduzieren.

1.5 Kurative Wirkung von sportlicher Aktivität

Im Folgenden werden die wichtigsten empirischen Grundlagen für das Manual hinsichtlich der Wirksamkeit von SpA bei folgenden psychischen Störungen gelegt:

- Depression,
- Panikstörung und Agoraphobie,
- PTBS,
- primären Insomnien,
- Schizophrenie und
- ADHS.

Für diese Störungen liegt zum jetzigen Zeitpunkt ausreichend empirische Evidenz bzgl. der Wirksamkeit von ausdauerorientierten Sportaktivitäten vor, wodurch sie für ImPuls besonders relevant sind (für eine Übersicht siehe Ashdown-Franks et al., 2019). Die wichtigsten Störungsbilder werden in ihrer Symptomatik beschrieben und die Effekte von SpA ausführlich dargestellt. Da die Wirkmechanismen des kurativen Effekts von SpA für den Zweck dieses Manuals nicht zentral und gleichzeitig häufig noch unzureichend empirisch untersucht sind, werden diese nur kurz und überblicksartig dargestellt.

Um die folgenden Kapitel leichter nachvollziehen und die Effektivität des Programms einschätzen zu können, erfolgen an dieser Stelle zwei Exkurse. Der erste beschäftigt sich mit den nationalen Versorgungsleitlinien (S-3-Leitlinien), der zweite mit Meta-Analysen und Effektstärken als wichtigstes Instrument zur Einschätzung der Wirksamkeit einer Intervention in der evidenzbasierten Medizin.

Wie oben bereits erwähnt verwenden die meisten in diesem Kapitel aufgeführten Übersichtsarbeiten und Einzelstudien die Begriffe »körperliche Aktivität« und »SpA« synonym. Sie unterscheiden diese nicht oder fassen alles entweder unter dem Begriff »SpA« (im Englischen »Exercise«) oder körperliche Aktivität zusammen. Alle im Folgenden zitierten Studien fokussieren sich speziell auf SpA, wie Fahrradfahren, Laufband, Ergometer, Joggen und Krafttraining.

Exkurs

S3-Leitlinien

Leitlinien sind systematisch entwickelte, wissenschaftlich begründete und praxisorientierte Entscheidungshilfen (Reinhardt, 2019). Sie dienen dem Gemeinsamen Bundesausschuss (GBA) als Grundlage zur Einschätzung, ob Interventionen sozialrechtlich anzuerkennen und in die Patientenversorgung zu integrieren sind. Mehrere Experten, Berufsverbände und Fachgruppen aus unterschiedlichen Fachbereichen erzielen einen Konsens zu Empfehlung spezifischer Interventionen. Für S3-Leitlinien gibt es diverse Regeln und Anforderungen. Beispielsweise muss eine systematische und standardisierte Literaturrecherche erfolgen und die Qualität der Studien eingeschätzt werden. S3-Leitlinien bestehen immer aus einer Einschätzung der Evidenz, also die Gewissheit oder die Güte der Wirkung einer Intervention. Diese wird in Empfehlungsgraden angegeben: Empfehlungsgrad A ist der höchste Empfehlungsgrad und bedeutet »starke Empfehlung: soll / soll nicht angewandt werden«. Empfehlungsgrad B steht für eine »Empfehlung: sollte / sollte nicht angewandt werden« und Empfehlungsgrad 0 steht für »Empfehlung offen: kann / kann nicht erwogen werden«. Zudem gibt es noch einen Expertenkonsens. Hier gibt es keine klare Empfehlung, aber den Konsens, dass das Verfahren als »good clinical practice« angewandt werden kann. S3-Leitlinien haben eine begrenzte Gültigkeit und müssen regelmäßig aktualisiert werden.

Meta-Analysen und Effektstärken

Eine Meta-Analyse ist eine spezielle Form eines systematischen Reviews. Systematische Reviews sind Übersichtsarbeiten, in denen Forschungsergebnisse zu bestimmten Themen systematisch zusammengefasst werden. Sie befassen sich mit der Wirksamkeit von Interventionen zur Prävention, Behandlung und Rehabilitation von Erkrankungen. Diese Reviews gelten international als Qualitätsstandard in der evidenzbasierten Medizin. Sie haben eine klar festgelegte Zielsetzung mit vordefinierten Auswahlkriterien, expliziter und reproduzierbarer Methodik und Einschätzung der Validität eines Gesamteffektes, also des Gütegrades der Studien (inklusive der Einschätzung systematischer Verzerrungen). Sie aggregieren alle Effekte aus Einzelstudien zu einem Gesamteffekt, welcher Effektgröße/Effektstärke genannt wird. Typischerweise wird die Effektstärke in Cohen's *d* oder Hedges *g* angegeben (Hedges, 1981). Kurz zusammengefasst handelt sich hier um den Mittelwertsunterschied zwischen Experimentalgruppe und Kontrollgruppe nach Ende einer

Intervention. Dieser Unterschied wird standardisiert an der Standardabweichung beider Mittelwerte. Zudem wird die Anzahl der Probanden einer jeweiligen Studie in der Berechnung des Gesamteffektes berücksichtigt. Da es sich bei einer Effektgröße um ein standardisiertes Maß handelt, können durch Effektgrößen unterschiedliche Interventionen direkt miteinander verglichen werden. Tabelle 1.4 gibt eine Übersicht über die Klassifizierung von Effekten. ACHTUNG: Effektgrößen sind *statistische Kennzahlen*. Sie geben keine direkte Auskunft über die *klinische Bedeutsamkeit* eines Effektes. So könnte ein kleiner Effekt von 0.2 eine große klinische Bedeutung haben. Z.B. könnte eine geringe Reduktion von Suizidgedanken »das Leben eines Patienten retten«. Gleichzeitig könnte ein kleiner statistischer Effekt von 0.3 bzgl. der subjektiven Verbesserung des Schlafes noch keine klinische Bedeutung haben, da die Patienten sich zwar subjektiv »etwas« besser fühlen, aber immer noch an einer klinisch bedeutsamen primären Insomnie leiden. Trotz allem gilt die Effektgröße als Goldstandard zur Einschätzung der Wirksamkeit einer spezifischen Intervention in der evidenzbasierten Medizin.

Tabelle 1.4. Effektstärken nach Cohen's d und Hedge's g

	klein	**mittel**	**groß**
Cohen's *d* /Hedge's *g*	0.2–0.5	0.5–0.8	> 0.8

1.5.1 Depression

Wie in Abschnitt 1.2 beschrieben sind akute depressive Episoden mit einer 12-Monats-Prävalenz von ca. 8 Prozent sehr häufig. Depressive Störungen sind durch eine Vielzahl heterogener Symptome gekennzeichnet. Charakteristisch ist, dass körperliche und psychische Symptome gemeinsam vorkommen. Hilfreich ist die Unterscheidung in Symptome auf emotionaler (z.B. Niedergeschlagenheit, Hilflosigkeit), motivationaler (z.B. Rückzug, Interessenverlust), kognitiver (z.B. Pessimismus, zirkuläres Grübeln), vegetativ-somatischer (z.B. innere Unruhe, Schlafstörung), motorischer-behavioraler (Agitiertheit, maskenhaft erstarrte Mimik) und interaktioneller Ebene (z.B. Rückzug, weniger sexuelle Aktivität). Akute Depressionen werden heute durch eine festgelegte Anzahl (>4) gleichzeitig vorhandener Symptome definiert, die über eine gewisse Zeit andauern müssen und nicht durch andere Erkrankungen bzw. Umstände erklärbar sind (s. folgenden Kasten). Der Verlauf, die Schwere (leicht, mittelgradig, schwer) und die besondere Ausprägung der Symptomatik (z.B. somatisch, psychotisch) werden zur Definition von weiteren Untergruppen herangezogen (Hautzinger, 2010).

Symptomatologie akuter Depressionen

Akute depressive Episode

(1) Depressive Stimmung in einem für den Betroffenen deutlich abnormen Ausmaß, die meiste Zeit des Tages, fast jeden Tag, weitgehend unbeeinflusst durch äußere Umstände oder Verlust des Interesses und Freude an fast allen Aktivitäten und *mindestens 2 Wochen* anhaltend.

Bezogen auf den in (1) kodierten Zeitraum zusätzlich:

(2) Müdigkeit oder Energieverlust
(3) Verlust von Selbstvertrauen und Selbstwertgefühl
(4) Unbegründete Selbstvorwürfe oder ausgeprägte und unangemessene Schuldgefühle
(5) Wiederkehrende Gedanken an den Tod oder Suizid oder suizidales Verhalten
(6) Klagen über oder Anzeichen für vermindertes Denk- oder Konzentrationsvermögen sowie Unentschlossenheit oder Unschlüssigkeit
(7) Änderung der psychomotorischen Aktivität mit Agitiertheit oder Hemmung
(8) Schlafstörungen jeder Art
(9) Appetitverlust oder gesteigerter Appetit mit entsprechender Gewichtsveränderung

Standardinterventionen und S3-Leitlinien

Die psychotherapeutische und psychopharmakologische Behandlung sind gemäß nationalen Versorgungsleitlinien aus dem Jahr 2015 (Rhodes, 2017) Mittel erster Wahl. Während bei leichten Depressionen eine aktiv-abwartende Begleitung empfohlen wird, soll bei mittelschweren Depressionen entweder eine medikamentöse Behandlung oder eine Psychotherapie als alleinige Intervention erfolgen (Empfehlungsgrad A). Bei schweren Depressionen wird eine Kombinationsbehandlung aus Psychotherapie und Medikamenten empfohlen (Empfehlungsgrad A).

Empfehlungsgrade für körperliche/sportliche Aktivität

Betrachtet man die Empfehlungsgrade für SpA, einigten sich die Experten auf den Empfehlungsgrad B für körperliches Training. Patienten mit einer depressiven Störung und ohne Kontraindikation für körperliche Belastungen soll nach Aussagen der Autoren die Durchführung eines strukturierten und supervidierten körperlichen Trainings empfohlen werden (Rhodes, 2017). Mit »körperlichem Training« meinen die Autoren eine geplante, strukturierte und wiederholte körperliche Aktivität zur Erhaltung oder Verbesserung einer oder mehrerer Bereiche körperlicher Fitness. Sie empfahlen aerobes Ausdauertraining in moderater Intensität an mindestens fünf Tagen pro Woche oder intensives Training für mindestens 20 Minuten an mindestens drei Tagen pro Woche. Es sollte ein Energieverbrauch von mindestens 500 bis 1000 metabolischen MET Minuten pro Woche erfolgen.

Aktuelle Befunde

Die aktuellen S3-Leitlinien zur Depression stammen aus dem Jahr 2015 und werden 2020 erneuert. Im Hinblick auf diese Aspekte lohnt es sich also, einen Blick in die aktuelle Literatur zu werfen. In den letzten Jahren wurden diverse Meta-Analysen zum Thema Wirksamkeit von SpA veröffentlicht (Kvam et al., 2016; Morres et al., 2018; Schuch et al., 2016). Tabelle 1.5 gibt einen Überblick über die Ergebnisse der aktuellsten Meta-Analysen zur Wirkung von SpA im Vergleich zu den oben erwähnten Standardinterventionen der Psychotherapie (Cuijpers et al., 2019) und Psychopharmakologie (Cipriani et al., 2018). Die Meta-Analyse von Morres und Kollegen ist besonders interessant, da sie ausschließlich Studien einschloss, die Patienten mit klarer Diagnose untersuchten, die sich in ambulanten oder stationären psychiatrischen / psychotherapeutischen Einrichtungen befanden. Deutlich wird, dass die Effekte von SpA vergleichbar sind mit den Effekten von Psychotherapie und medikamentöser Behandlung. Im Durchschnitt machten die Patienten dreimal in der Woche für 45 Minuten ausdauerorientierte Sportaktivitäten bei moderater Intensität. Die Programme gingen durchschnittlich ca. neun Wochen, wobei auch kürzere Programme (bis zu 4 Wochen) mittlere bis große Effekte zeigten. Wenn Patienten ihre Sportart selbst wählen konnten, war dies mit einer höheren Effektivität verbunden.

Tabelle 1.5. Aktuelle Meta-Analysen: Gegenüberstellung der Effektstärken von Psychotherapie, Psychopharmaka und SpA

Autoren	Intervention	Kontrollbedingung	Effekt (Cohen's *d* / Hedges *g*)
Morres et al. (2019)	aerobe ausdauerorientierte Sportaktivitäten 3-mal / Woche 45 Min./Woche moderate Intensität ca. 9.2 Wochen	Aktive Kontrollen Standardbehandlung Warteliste	g = -0.79
Cipriani et al. (2018)	Wirksamstes Medikament: Amitriptylin	Plazebo	OR = -2.13 ≙ g = -0.42
Cuijpers et al. (2019)	Psychotherapie	Aktive Kontrollen Standardbehandlung Warteliste	g = -0.70

Betrachtet man die aktuelle Studienlage, sollte SpA deutlich stärker in den Leitlinien verankert sein. Zudem sollte in den Empfehlungen Dauer, Frequenz und Intensität der SpA an die aktuelle Befundlage angepasst werden.

Exkurs

Exemplarische Studie zur Wirksamkeit von SpA bei Depressionen (Beschreibung angelehnt an Wolf & Hautzinger, 2012)

Blumenthal und Kollegen führten methodologisch anspruchsvolle Studien durch, die im Folgenden exemplarisch genannt werden (Blumenthal et al., 2007, 1999; Hoffman et al., 2011). SpA wurde mit der Wirkung von Sertralin verglichen, einer wirksamen Standardmedikation für die Behandlung von Depressionen (Cipriani et al., 2018).

Teilnehmer der Studie waren 156 depressive Probanden im Alter von 55 bis 77 Jahren, die sich bisher nicht intensiv sportlich betätigten. Die Diagnostik wurde von klinischen Experten standardisiert durchgeführt. Um den körperlichen Fitnesszustand sowie Trainingsparameter zu ermitteln, erfolgte zu Beginn eine Laufbandanalyse zur Messung der maximalen Herzrate. Daraufhin wurden die Probanden drei verschiedenen Gruppen zugewiesen: einer »Sportgruppe«, einer »Medikationsgruppe« und einer »kombinierten Gruppe«. Die Gruppen erhielten folgende Behandlung:

(a) *Sportgruppe*: drei supervidierte Laufband-Trainings pro Woche für insgesamt 16 Wochen. Auslastung bei 70–85 % individueller Herz-Raten-Reserve (maximale Herzrate bei Ausbelastung minus Ruhe-Puls). Ein Training bestand aus 10 Minuten lockerem Aufwärmen, 30 Minuten Joggen im individuellen Herzfrequenzbereich, 5 Minuten »Cool down«.
(b) *Medikamentengruppe*: Sertralin (Zoloft); zu Beginn 50 mg mit Steigerung im Verlauf der 16 Wochen bis auf max. 200 g. Die Einstellung erfolgte über einen unabhängigen Psychiater. Ärztlicher Kontakt erfolgte in Wochen 2, 6, 10, 14 und 16.
(c) *Kombinationsgruppe*: exakt dieselbe Behandlung wie die beiden anderen Gruppen.

Als abhängige Maße wurden vor und nach der Intervention Depression, Selbstwirksamkeit, Angst, Lebenszufriedenheit, dysfunktionale Gedanken und Fitnesszustand (VO2max) erhoben. Die Ergebnisse zeigten, dass die sportlich aktiven Gruppen (Gruppen 1 und 3) nach der Intervention bessere Fitnesswerte aufwiesen als die Medikationsgruppe. Alle drei Gruppen zeigten signifikante Verbesserungen in der depressiven Symptomatik. Remittiert waren nach der Intervention 60,4 Prozent der Sportgruppe, 65,5 Prozent der Medikamentengruppe und 68,8 Prozent der Kombinationsgruppe. Zudem korrelierte der Fitnesszustand nach der Intervention signifikant mit einem Depressionsmaß (Hamilton's Depressionsskala). Die antidepressive Wirksamkeit von SpA und Sertralin waren in dieser Studie somit vergleichbar.

Die Studie von Blumenthal et al. (1999) wurde kritisiert, da sie keine Plazebogruppe inkludierte. Somit könnten andere Faktoren die positiven Effekte von SpA erklären (Regression zur Mitte, Aufmerksamkeit der Versuchsleiter etc.). Deshalb wurde in einer weiteren Studie (Blumenthal et al., 2007) eine Plazebogruppe ergänzt. Zudem wurde die »Sportgruppe« aufgeteilt in eine Gruppe, welche das Laufbandtraining zu Hause durchführte und eine weitere Gruppe, die das Training, wie in der ersten Studie, im supervidierten Rahmen durchführte. So sollten Effekte der »sozialen Unterstützung« kontrolliert werden. Es ergaben sich folglich vier Untersuchungsgruppen:

(a) *Soziale Sportgruppe*: gleiche Kriterien wie in der Studie von 1999.
(b) *Individuelle Sportgruppe*: gleiche Kriterien wie bei a) (gleiche Instruktionen, gleiche Herzfrequenzbereich), nur wurden die Übungen individuell zu Hause durchgeführt.
(c) *Medikationsgruppe*: Sertralin (Zoloft); 50 mg bis auf max. 200 g; 6 ärztliche Kontakte mit Psychiater.
(d) *Plazebogruppe*: exakt dieselbe Behandlung wie die Medikationsgruppe, nur mit Medikament ohne Wirkung (Plazebo).

Die körperliche Fitness der beiden Sportgruppen war nach der 16-wöchigen Intervention signifikant besser als die Fitness der Medikamentengruppen, wobei die individuelle Sportgruppe sogar noch bessere Leistungen erzielte als die soziale Sportgruppe. Das könnte an der hohen Drop-out-Quote der supervidierten Gruppe liegen. Bzgl. der Reduktion depressiver Symptomatik schnitten die drei Interventionsgruppen signifikant besser ab als die Plazebogruppe. Die Remissionsraten (erhoben durch klinische Interviews) lagen bei 45 Prozent in der sozialen Sportgruppe, 40 Prozent in der individuellen Sportgruppe, 47 Prozent in der Medikationsgruppe und lediglich 31 Prozent in der Plazebogruppe. Wenn »Early Responder« (Probanden, die schon eine Woche nach Interventionsbeginn mit einer sehr ausgeprägten Reduktion der Symptomatik reagierten) von Analysen ausgeschlossen wurden, waren die Effekte, mit kleiner Effektstärke von 0.3, stärker. Die Ausprägung der Depression (leicht vs. moderat) hatte keine Auswirkung auf die Effektivität der Interventionsgruppen. Auch in dieser Studie zeigten sich keine Unterschiede in der antidepressiven Wirkung von SpA und Sertralin. Alle drei Gruppen schnitten besser ab als die Plazebogruppe. Während nach der 16-wöchigen Intervention insgesamt 44 Prozent aller Probanden die Kriterien für eine akute Depression nicht mehr erfüllten (unabhängig von der Untersuchungsgruppe), zeigte die Nachuntersuchung ein Jahr später eine Remissionsrate von insgesamt 66 Prozent. Die vier Gruppen unterschieden sich dann allerdings nicht mehr hinsichtlich der Remissionsraten (Hoffman et al., 2011). Es gab jedoch einen kurvilinearen Zusammenhang zwischen SpA nach der Beendigung der Intervention und Depressionswerten bei der Katamnese-Messung. Je mehr SpA die Probanden pro Woche nachgingen, desto weniger depressive Symptome zeigten sie in der Nacherhebung, wobei SpA über drei Std. pro Woche hinaus keine zusätzlichen Effekte mehr hatte (die Kurve flacht nach 150 Minuten ab). Dieser kurvilineare Zusammenhang findet sich unabhängig von der Gruppenzugehörigkeit.

Additive Wirkung

Neben der oben dargestellten vergleichbaren Wirksamkeit SpA zu Standardinterventionen wie Antidepressiva und Psychotherapie zeigen aktuelle Studien, dass SpA auch eine additive Wirkung haben kann. Bei mittel bis schwer depressiven Patienten haben ausdauerorientierte Sportaktivitäten (freie Wahl: Ergometer, Crosstrainer, Stepper oder Arm-Ergometer) durchgeführt an drei Tagen pro Woche für 45 Minuten im moderaten Intensitätsbereich über sechs Wochen (Kerling et al., 2015), tägliches Joggen oder Walken für 30 Minuten an zehn aufeinanderfolgenden Tagen im moderaten Intensitätsbereich (Legrand & Neff, 2016) zusätzliche antidepressive Wirkungen zur Standardbehandlung in stationär-psychiatrischen Settings.

Potenzielle Wirkmechanismen

Die Studienlage zu den Wirkmechanismen des antidepressiven Effekts von SpA ist heterogen bis nicht existent. Da bisher in klinischen Studien mit Patienten kaum Moderatoren und Wirkmechanismen untersucht wurden, ist die Frage nach den Wirkmechanismen empirisch nicht zu beantworten (Schuch et al., 2016). Trotz allem gibt es verschiedene Hypothesen und erste Studien bei gesunden und depressiven Probanden. Angenommen werden die Erhöhung der Selbstwirksamkeit und des sportbezogenen Selbstwerts (Blumenthal et al., 2007; Ekeland et al., 2005; Jacquart et al., 2019; Motl et al., 2005), die Ablenkung störender Gedanken und Grübelns (Puterman et al., 2011), die Erhöhung des positiven Affekts und des subjektiven Wohlbefindens (Ekkekakis, 2003; Gillison et al., 2009; Netz et al., 2005; Suterwala et al., 2016), die Verbesserung der sozialen Unterstützung (Schuchet al., 2016), die Verringerung des Stresserlebens, der Stressreaktivität und des Cortisolspiegels (Jacquart et al., 2019; Klaperski et al., 2014), die Expression spezifischer Neurotransmitter wie Serotonin, Nordadrenalin, Dopamin (Michie et al., 2013) sowie die Expression von Wachstumsfaktoren wie beispielsweise BDNF, die insbesondere im Hippocampus zu Zellwachstum und Zellschutz beitragen (Mata et al., 2010; Szuhany et al., 2015), und immunologische Prozesse wie proinflammatorische Interleukine (Rethorst et al., 2011).

! Ausdauerorientierte Sportaktivitäten, durchgeführt an drei Tagen der Woche mit einer Dauer von 45 Minuten bei moderater Intensität über einen Zeitraum von ca. neun Wochen, wirkt vergleichbar antidepressiv wie die Standardbehandlungen Psychotherapie und Antidepressiva. Zudem gibt es zusätzliche Effekte, wenn SpA als Add-on zu medikamentöser Behandlung erfolgt. Als Wirkmechanismen werden psychologische und (neuro-)physiologische Parameter angenommen.

1.5.2 Angststörungen und Traumafolgestörungen

Mit einer 12-Monats-Prävalenz von 15 Prozent zählen Angststörungen zu den häufigsten psychischen Erkrankungen. In diesem Kapitel wird auf Panikstörungen und PTBS sowie auf transdiagnostische Ängste fokussiert. Obwohl eine Panikstörung und eine PTBS unterschiedlichen diagnostischen Kategorien zugeordnet werden, werden beide Störungen in diesem Kapitel gemeinsam behandelt, da gemeinsame transdiagnostische Wirkmechanismen (z. B. Angstsensitivität) des kurativen Effektes von SpA diskutiert werden.

Panikstörung

Leitsymptom der Panikstörung sind wiederholte, unerwartete Panikattacken. Diese treten ohne offensichtlichen Hinweisreiz oder Auslöser auf, sie erscheinen wie »aus heiterem Himmel«. Charakteristisch ist die plötzliche Anflutung intensiver Angst oder intensiven Unbehagens, die innerhalb von Minuten einen Höhepunkt erreicht. Währenddessen erlebt der Betroffene eine Reihe körperlicher oder kognitiver Symptome. So kann es zu Herzrasen, Schwitzen, Zittern, einem Gefühl der Kurzatmigkeit oder Atemnot, Erstickungsgefühlen, Schmerzen oder Beklemmungsgefühlen in der Brust sowie Übelkeit oder Magendarmbeschwerden kommen. Manche Betroffene beklagen Schwindelgefühle, Unsicherheit, Benommenheit oder das Gefühl, einer Ohnmacht nahe zu sein, Kälteschauer oder Hitzegefühle, Parästhesien, Derealisations- oder Depersonalisationserleben. Andere berichten von einer starken Angst, die Kontrolle zu verlieren, »verrückt zu werden« oder zu sterben.

Infolge einer oder mehrerer dieser Panikattacken erlebt der Betroffene eine für mindestens einen Monat anhaltende Besorgnis über das Auftreten weiterer Panikattacken oder ihrer Konsequenzen. Er fürchtet beispielsweise die Kontrolle zu verlieren, einen Herzinfarkt zu erleiden oder »verrückt« zu werden. Alternativ folgt der Attacke eine deutlich fehlangepasste Verhaltensänderung, z. B. indem der Betroffene körperliche Betätigung oder unbekannte Situationen vermeidet, um weiteren Panikattacken auszuweichen.

Symptomatologie Panikstörung

Zeitkriterium. Innerhalb eines Zeitraumes von etwa einem Monat müssen wiederkehrende schwere Panikattacken auftreten:

(1) Diese sind charakterisiert durch einen plötzlichen Beginn mit Herzklopfen, Brustschmerz, Erstickungsgefühlen, Schwindel und Entfremdungsgefühlen (Depersonalisation oder Derealisation), Furcht zu sterben, vor Kontrollverlust oder Angst, wahnsinnig zu werden,

(2) währenddessen kommt es zu einer Zunahme der Angst und der vegetativen Symptome, was meist zu einem fluchtartigen Verlassen der Situation führt,

(3) dauern meist mehrere Minuten an, manchmal auch länger.

(4) Es tritt Furcht vor erneuten Attacken auf,

(5) Patienten vermeiden Panik auslösende Situationen in der Zukunft,

(6) es gibt weitestgehend angstfreie Zeiträume zwischen den Attacken (Erwartungsangst jedoch häufig),
(7) diese beschränken sich nicht auf eine spezifische Situation oder besondere Umstände und sind deshalb auch nicht vorhersehbar und
(8) treten in Situationen auf, in denen keine objektive Gefahr besteht.

Agoraphobie

Werden eine Reihe von Situationen gefürchtet oder vermieden, spricht man von einer Agoraphobie. In diesen Situationen ist es subjektiv für die Betroffenen schwierig »zu flüchten« oder schwierig, »Hilfe zu holen«. Betroffene schildern eine ausgeprägte Furcht vor dem Benutzen öffentlicher Verkehrsmittel, auf offenen Plätzen oder in geschlossenen öffentlichen Räumen zu sein, in einer Schlange zu stehen, in einer Menschenmenge oder allein außer Haus zu sein. Hierbei geht die Angst über das Ausmaß der tatsächlichen Gefahr, die durch die agoraphobische Situation ausgeht, hinaus. In der Folge werden die gefürchteten Situationen nur unter starker Angst oder in Begleitung aufgesucht. Häufig kommt es zu einer aktiven Vermeidung, indem tägliche Routinen geändert werden. Beispielsweise sucht der Betroffene sich eine Arbeit in der Nähe, um die öffentlichen Verkehrsmittel zu vermeiden. Alternativ werden gefürchtete Situationen kognitiv vermieden, indem der Betroffene sich ablenkt, um die gefürchtete Situation zu überstehen. Die Vermeidung kann so stark sein, dass der Betroffene gänzlich an sein Zuhause gebunden ist.

Symptomatologie Agoraphobie

Ängste vor mindestens zwei der folgenden Situationen: in Menschenmengen, auf öffentlichen Plätzen, bei Reisen mit weiter Entfernung von zu Hause oder bei Reisen alleine. Zusätzlich muss die phobische Situation vermieden werden. Die Agoraphobie kann mit und ohne Panikstörung einhergehen.

Posttraumatische Belastungsstörungen

Die Diagnose PTBS verlangt ein auslösendes traumatisches Ereignis. Hiermit wird nach ICD-10 eine Situation außergewöhnlicher Bedrohung oder katastrophenartigen Ausmaßes (kurz oder langanhaltend) definiert, die bei fast jedem Menschen eine tiefe Verzweiflung hervorrufen würden. Im DSM-5 muss in Situationen eine potenzielle oder reale Todesbedrohung, ernsthafte Verletzung oder Bedrohung der körperlichen Unversehrtheit bei sich oder anderen vorliegen, beispielsweise Folter, Vergewaltigungen, Gefangenschaft als Kriegsgefangener Häftling, gewalttätige Überfälle und Vergewaltigung, Unfälle, sexueller Missbrauch oder unangenehme sexuelle Erfahrungen oder auch schwere Naturkatastrophen. Betroffene erleben intensive Furcht, Hilflosigkeit oder Entsetzen während der traumatischen Situation.

Symptomatologie PTBS

Zeitkriterium. Innerhalb eines Zeitraumes von etwa einem Monat müssen wiederkehrende schwere Symptome auftreten.

(1) Betroffene erleben ein traumatisches Ereignis, bei welchem sie häufig Furcht, Hilflosigkeit und Entsetzen erleben.
(2) Das Ereignis wird immer wieder ungewollt und unter Belastung (intrusiv) wiedererlebt: Dies können Bilder, Gedanken, Wahrnehmungen, Albträume oder Flashbacks sein.
(3) Reize, die der traumatischen Situation ähneln, seien sie innerhalb oder außerhalb der betroffenen Person, werden vermieden: z. B. bestimmte Situationen, Aktivitäten, Gefühle und Menschen. Betroffene können sich zudem häufig an wichtige Aspekte des Traumas nicht erinnern.
(4) Manchmal tritt auch emotionale Taubheit auf, Interessenverlust, Entfremdung des sozialen Umfelds und mangelnder Affektspielraum.
(5) chronische physiologische Übererregung wie erhöhte Reizbarkeit, Ein- und Durchschlafstörungen, Konzentrationsschwierigkeiten und Hypervigilanz.

Standardinterventionen und S3-Leitlinien

Die Leitlinien zu Angststörungen (Bandelow et al., 2014b) und PTBS (Flatten et al., 2011b) sind veraltet und werden aktuell überarbeitet. Den höchsten Empfehlungsgrad A weist bei Panikstörung und Agoraphobie Verhaltenstherapie sowie eine Behandlung mit Selektiven Serotonin-Wiederaufnahmehemmern (SSRI; Citalopram, Escitalopram, Paroxetin oder Sertralin) auf. Bei PTBS soll eine traumaadaptierte Psychotherapie erfolgen (Empfehlungsgrad A). Die Psychotherapie soll hier konfrontative Elemente beinhalten.

Empfehlungsgrade für körperliche/sportliche Aktivität

Bei Panikstörung und Agoraphobie gibt es aktuell für SpA keine direkte Empfehlung mit den Empfehlungsgraden A oder B. Jedoch besteht ein Expertenkonsens, dass ausdauerorientierte Sportaktivitäten, z. B. dreimal wöchentlich 5 km zu joggen, empfohlen werden kann. In den Leitlinien zu PTBS wird lediglich angegeben, dass Körper- und Bewegungstherapie als additives Verfahren berücksichtigt werden kann. Hier wird Bewegung bzw. SpA jedoch nicht näher spezifiziert. Ersichtlich wird, dass sich die S3-Leitlinien häufig nicht an den gängigen FITT-Kriterien (s. S. 16) orientieren (Frequenz, Intensität, Zeit und Art der Intervention).

Aktuelle Befunde

Betrachtet man aktuelle Studien (s. Tab. 1.6) wird deutlich, dass die Studienlage nicht ganz so eindeutig ist wie bei Untersuchungen zu Depressionen. Zu Panikstörungen existieren lediglich Einzelstudien (Broocks et al., 1998; Esquivel et al., 2008; Gaudlitz et al., 2015; Wedekind et al., 2010) und keine Meta-Analysen, welche die Gesamtevidenz bewerten.

Tabelle 1.6. Meta-analytische Ergebnisse zur Wirkung von sportlicher Aktivität, kognitive Verhaltenstherapie und Psychopharmaka auf die Symptomatologie von Panikstörung und PTBS

Autoren	Störung	Intervention	Kontrollbedingung	Effekt (Cohen's *d*/ Hedges *g*)
Gaudlitz et al. (2015)	Panik	aerobe ausdauerorientierte Sportaktivitäten 3 Mal / Woche 30 Min./Einheit moderate Intensität 8 Wochen	aktive Kontrollgruppe	$g = -0.35$
Mitte et al. (2005)	Panik	Kognitive Verhaltenstherapie	Plazebo	$g = -0.51$
Mitte et al. (2005)	Panik	Pharmakotherapie	Plazebo	$g = -0.38$
Rosenbaum et al. (2015)	PTBS	diverse Interventionen über Yoga und ausdauerorientierte Sportaktivitäten: beste Effekte bei: 12 Wochen einmal die Woche moderate Intensität oder 12 Wochen dreimal die Woche 5–20 Minuten hohe Intensität	Standardintervention, aktive Kontrollen oder keine Intervention	g = -0.35
Goldstein et al. (2018)	PTBS	Kombination aus ausdauerorientierten Sportaktivitäten, Yoga und Krafttraining dreimal die Woche 60 Min / Einheit	Plazebo	g = -0.90
Cusack et al. (2016)	PTBS	Psychotherapie	passive Kontrollgruppen	g = -1.09
Hoskins et al. (2015)	PTBS	Pharmakotherapie (SSRI)	Plazebo	g = -.23

Bei PTBS gibt es ebenso nur wenige Studien mit sehr heterogenen sportlichen Interventionen: über Hatha-Yoga und ausdauerorientierten Sportaktivitäten zu kombinierten Programmen aus Kraft, Yoga und ausdauerorientierten Sportaktivitäten. Die letzte umfassende Meta-Analyse (Rosenbaum et al., 2015) ergibt einen Effekt, der leicht höher ist als die Wirkung von medikamentöser Therapie, jedoch deutlich geringer als Verhaltenstherapie. Mittlere bis große Effekte zeigen sich bei ausdauerorientierten Sportaktivitäten oder gemischten Programmen über 12 Wochen, ein- bis dreimal wöchentlich bei moderater bis hoher Intensität.

Neuere Meta-Analysen zur transdiagnostischen Effektivität von SpA zeigen, dass sie Ängste und Ängstlichkeit über verschiedene Angststörungen hinweg reduzieren kann (Aylett et al., 2018; Stubbs et al., 2017). Bessere Effekte zeigen sich bei moderaten bis hohen Intensitäten. In diesen Studien wurden Patienten mit Panikstörungen, PTBS, Zwangsstörungen, spezifischen Phobien und generalisierten Ängsten eingeschlossen.

Exkurs

Exemplarische Studie zur Wirksamkeit von SpA bei Patienten mit Panikstörung

Eine ältere, methodisch anspruchsvolle Studie wurde von Brooks und Kollegen im Jahr 1998 veröffentlicht. SpA wurde mit der Wirkung von Clomipramin und einer Plazebomedikation verglichen. Clomipramin ist ein trizyklisches Antidepressivum und hat laut derzeit gültiger Leitlinien Empfehlungsgrad B (Bandelow et al., 2014b).

Teilnehmer der Studie waren 46 Patienten mit mittlerer bis schwerer Panikstörung im Alter zwischen 18 und 50 Jahren. Die Diagnostik wurde von klinischen Experten standardisiert durchgeführt. Die Probanden wurden drei verschiedenen Gruppen zugewiesen: einer »Sportgruppe«, einer »Medikationsgruppe« und einer »Plazebogruppe«. Die Gruppen erhielten folgende 10-wöchige Behandlung:

(a) *Sportgruppe*: Diese umfasste 16 Patienten, welche eine Route in einem nahegelegenen Park oder Wald auswählten. Die Strecke sollte 4 Meilen lang sein. In der ersten Trainingswoche konnten die Patienten die Strecke gehen oder laufen, in der zweiten Woche sollten sie anfangen zu joggen (ca. 2–4 Minuten) und in den letzten 4 Wochen sollten sie die Strecke ganz durchjoggen. Hauptziel war jedoch, dass die Patienten es schafften, die Strecke mindestens dreimal in der Woche zu gehen oder zu laufen. Einmal pro Woche wurde die Strecke mit der kompletten Gruppe gelaufen.

(b) *Medikamentengruppe*: Clomipramin (trizyklisches Antidepressivum); In der ersten Woche 37,5 mg, in der zweiten Woche 75 mg und in der dritten Woche 112,5 mg.

(c) *Plazebogruppe*: exakt dieselbe Behandlung wie in der Medikamentengruppe, nur erhielt die Pille keinen Wirkstoff.

Als abhängige Maße wurden vor, nach 2, 4 und 6 Wochen sowie nach der Intervention Angst- und Paniksymptomatik sowie Depression gemessen. Die Ergebnisse zeigten, dass sich die Sportgruppe und Medikamentengruppe signifikant gegenüber der Plazebogruppe verbesserten, was die Paniksymptomatik anging. Die Effekte waren bei der Medikamentengruppe tendenziell besser und setzten signifikant früher ein. Auch die depressiven Symptome verbesserten sich bei beiden aktiven Gruppen. Zu erwähnen sind die unterschiedlichen Drop-out-Raten von 31 Prozent in der Sportgruppe, 27 Prozent in der Plazebogruppe und 0 Prozent in der Medikamentengruppe. Die Autoren folgern, dass regelmäßige SpA wirksam in der Behandlung von Patienten mit Panikstörung ist. Sie schätzen diese allerdings etwas weniger effektiv ein als eine medikamentöse Behandlung.

Additive Wirkung

Diverse Studien zeigen zusätzliche Effekte von SpA auf Standardinterventionen. Gaudlitz und Kollegen (2015) konnten zeigen, dass SpA, zusätzlich zu einer Gruppentherapie (Verhaltenstherapie), die Angstsymptomatik bei Panikpatienten reduzieren kann. Hier zeigte sich ein kleiner zusätzlicher Effekt von dreimal wöchentlich Laufbandtraining im moderaten Bereich über 8 Wochen. Eine besonders bemerkenswerte Studie aus dem Jahre 2015 (Powers et al., 2015) zeigte sehr große zusätzliche Effekte, wenn bei PTBS-Patienten direkt vor einer Konfrontationstherapie (Prolongierte Exposition) ein 30-minütiges Ausdauertraining moderater Intensität auf einem Laufband stattfand.

Potenzielle Wirkmechanismen

Überzeugende Evidenz existiert mittlerweile bzgl. der anxiolytischen Wirkung von SpA bei Gesunden und bei Patientenstichproben (Asmundson et al., 2013; Strickland & Smith, 2014; Stubbs et al., 2017) und das schon bei einmaligem Nachgehen der SpA. Als ein wichtiger Mechanismus insbesondere bei Panikstörung, Agoraphobie und PTBS wird die Reduktion von Angstsensitivität angenommen. Angstsensitivität ist die Furcht vor eigenen, insbesondere physiologischen Angstsymptomen wie z. B. ein erhöhter Herzschlag oder Hitzewallungen. Es wird angenommen, dass eine erhöhte Angstsensitivität eine entscheidende Rolle in der Entstehung und v. a. Aufrechterhaltung von Panikstörungen, generalisierten Ängsten und PTBS spielt. Eine wirksame Standardintervention der Kognitiven Verhaltenstherapie bei Panikstörungen ist die interozeptive Exposition, also die Konfrontation der Patienten mit panikähnlichen Symptomen, um die Selbstwirksamkeit zu steigern, katastrophale Missinterpretationen zu verringern und eine Habituation zu erreichen (Antony et al., 2006; Lee et al., 2006). SpA führt zu einer starken Aktivierung des sympathischen Nervensystems, ähnlich der Aktivierung bei starken Ängsten: Unter anderem steigt die Herzrate, die Schweißproduktion und die Atemfrequenz, also alles Symptome, die auch subjektiv bei Panikattacken auftreten. Somit kann einmalige SpA auch als interozeptive Exposition verstanden werden. Erste Studien weisen darauf hin, dass schon einmalige SpA (höhere Intensitäten sind besser als moderate Intensitäten) die Angstsensitivität bei Patienten verringern kann (Fetzner & Asmundson, 2015; LeBouthillier & Asmundson, 2015; Smits et al., 2008; Strohle et al., 2009). Andere Wirkmechanismen könnten auch allgemeine Entspannungseffekte, Selbstwirksamkeit oder soziale Unterstützung sein, welche jedoch bei Angststörungen bisher nicht ausreichend empirisch untersucht wurden.

> **!** Ausdauerorientierte Sportaktivitäten haben kleine bis mittlere Effekte bzgl. der Reduktion von Panik- und PTBS-Symptomen. Auch SpA kann die Ängstlichkeit bei Patienten mit diversen Störungsbildern reduzieren. Überzeugend sind die zusätzlichen Effekte von SpA auf die PTBS-Symptomatik, wenn kurz vor einer Exposition eine 30-minütige Ausdauereinheit im moderaten Bereich erfolgt. Eine klare Empfehlung zur Art, Häufigkeit, Dauer und Intensität ist schwierig, weil Studien mit niedrigen und hohen Frequenzen sowie moderaten und hohen Intensitäten anxiolytische Effekte zeigen. Betrachtet man alle Studienergebnisse, liegt die Folgerung nahe, dass SpA mit moderater oder hoher Intensität dreimal pro Woche über einen Zeitraum von mehreren Wochen klinisch bedeutsame anxiolytische Effekte bewirken kann.

1.5.3 Schizophrenie

Schizophrenie wird den psychotischen Störungen zugeordnet und ist eine eher seltene psychische Erkrankung. Die 12-Monats-Prävalenz aller psychotischen Störungen (auch psychotische Episoden im Rahmen affektiver Erkrankungen eingeschlossen) liegt in Deutschland bei 2,6 Prozent (s. Abschn. 1.2). Psychosen sind gekennzeichnet durch Störungen der Wahrnehmung, der Gedanken, des Bewusstseins und Ich-Erlebens. Schizophrene Patienten in psychotischen Zuständen haben beispielsweise Schwierigkeiten, in einer organisierten Form zu denken (formale Denkstörungen), zeigen Wahrnehmungsstörungen wie Halluzinationen oder inhaltliche Denkstörungen wie wahnhaftes Erleben. Halluzinationen und Wahnvorstellungen werden auch als Positivsymptomatik bezeichnet. Halluzinationen sind Sinneswahrnehmungen ohne tatsächliche Stimulation spezifischer sensorischer Kanäle; es werden beispielsweise Stimmen oder Geräusche wahrgenommen, ohne dass Geräuschquellen tatsächlich existieren. Eine Wahnvorstellung ist die feste Überzeugung, etwas wahrzunehmen, obwohl objektive Beweise für das Gegenteil sprechen: z. B. von einer Schlange verfolgt zu werden, Hitler zu treffen oder vom Geheimdienst ausspioniert zu werden. Ein wichtiges Merkmal psychotischer Störungen ist die Tatsache, dass Patienten keine Einsicht in ihren pathologischen Charakter haben (Ich-Syntonie). Häufig treten auch Symptome wie emotionale Verflachung, Affektverarmung, Kontaktmangel, Asozialität, Apathie, Aktivitätsminderung und ganz allgemein eine Verlangsamung kognitiver Prozesse auf. Diese Art der Symptomatik wird Negativsymptomatik genannt.

Symptomatologie Schizophrenie

Zeitkriterium: Innerhalb eines Zeitraumes von mindestens einem Monat müssen mindestens ein Symptom aus den Symptomgruppen 1–4 oder mindestens zwei Symptome aus den Symptomgruppen 5–8 vorliegen (ICD-10).

(1) Gedankenlautwerden, Gedankeneingebung oder Gedankenentzug, Gedankenausbreitung
(2) Kontroll- und Beeinflussungswahn, das Gefühl des Gemachten, Wahnwahrnehmungen
(3) Kommentierende oder dialogische Stimmen
(4) Anhaltender, kulturell unangemessener und völlig unrealistischer Wahn
(5) Anhaltende Halluzinationen jeglicher Sinnesmodalität
(6) Gedankenabreißen, Zerfahrenheit, Danebenreden
(7) Katatone Symptome wie Erregung, Stereotypien, wächserne Biegsamkeit, Negativismus, Mutismus, Stupor
(8) Negative Symptome wie Apathie, Sprachverarmung, verflachte oder inadäquate Affekte

Standardinterventionen und S3-Leitlinien

Wie bei allen anderen oben beschriebenen Störungen beziehen sich die S3-Leitlinien auf eine Behandlung mit Psychopharmaka und Psychotherapie (DGPPN, 2019). Erwähnenswert ist, dass die Leitlinien für Schizophrenie erst kürzlich, im Jahre 2019, aktualisiert wurden und deshalb die aktuellen Evidenzen berücksichtigen. Eine pharmakologische Therapie mit einem Antipsychotikum mit dem Ziel der Reduktion psychotischer Symptome soll als Monotherapie angeboten werden (Empfehlungsgrad A). Menschen mit einer ersten psychotischen Episode (oder generell einer Schizophrenie) soll eine spezifische Kognitive Verhaltenstherapie zur Besserung der Positiv- und Negativsymptomatik angeboten werden (Empfehlungsgrad A).

Empfehlungsgrade für körperliche/sportliche Aktivität

Die Empfehlungsgrade für Sport- und Bewegungstherapie sind von Empfehlungsgrad A auf Empfehlungsgrad B herabgestuft worden. Menschen mit einer Schizophrenie sollen, je nach Beschwerdebild und Neigung sowie unter Berücksichtigung der körperlichen Leistungsfähigkeit, Bewegungsinterventionen als Teil eines multimodalen Gesamttherapiekonzeptes angeboten werden (Empfehlungsgrad B). Sportinterventionen (v.a. Training aerober ausdauerorientierter Sportaktivitäten, Yoga) sollten unter Berücksichtigung der körperlichen Leistungsfähigkeit angeboten werden (Expertenkonsens).

Aktuelle Befunde

Betrachtet man die aktuellen Meta-Analysen zur Wirksamkeit von Psychotherapie, Psychopharmaka und SpA, ist die Einschätzung von SpA als Empfehlungsgrad B als eher konservativ zu bewerten, wie in Tabelle 1.7 ersichtlich wird. Am besten untersucht ist sicherlich die Wirkung von Neuroleptika auf die schizophrene Symptomatik. Eine aktuelle, methodisch anspruchsvolle und umfassende Meta-Analyse aus dem Jahr 2017, welche im American Journal of Psychiatry veröffentlicht wurde (Leucht et al., 2017), zeigt über eine große Bandbreite von Neuroleptika hinweg mittlere klinische Effekte auf die Positiv- und Negativsymptomatik. Die Effekte von Psychotherapie schneiden hier deutlich schlechter ab (Jauhar et al., 2014). Insbesondere die Effekte auf die Negativsymptomatik sind nur sehr fraglich klinisch relevant.

Tabelle 1.7. Meta-analytische Ergebnisse zur Wirkung von sportlicher Aktivität, Psychotherapie und Psychopharmaka auf die Schizophreniesymptomatik

Autoren	**Intervention**	**Kontroll-bedingung**	**Effekt (Cohen's *d* / Hedges *g*)**
Dauwan et al. (2016)	Achtung: Insgesamt große Bandbreite aerober ausdauerorientierter Sportaktivitäten / Yoga ca. dreimal / Woche 90–120 Min./Woche unklare Intensität ca. 12 Wochen (3–33 Wochen)	Aktive und passive Kontrollen	***g* = -0.39** (Gesamtsymptomatik) *g = -0.32* (Positivsymptomatik) *g = -0.49* (Negativsymptomatik)
Leucht et al. (2017)	Über diverse Antipsychotika hinweg	Plazebo	***g* = -0.47** (Gesamtsymptomatik) g = -0.45 (Positivsymptomatik) g = -0.35 (Negativsymptomatik)
Jauhar et al. (2014)	Psychotherapie	Aktive, passive und Wartekontrollgruppen	***g = -0.33*** (Gesamtsymptomatik) *g = -0.25* (Positivsymptomatik) *g = -0.13* (Negativsymptomatik)

Vergleicht man nun die Wirkung von SpA, wird deutlich, dass die Effekte mit denen von Psychotherapie vergleichbar sind (Dauwan et al., 2016). Insbesondere die Wirkung auf die Negativsymptomatik, also auf Symptome wie Affektverflachung oder Apathie, scheint stärker ausgeprägt zu sein. Das ist interessant, da die Wirkung von Neuroleptika v. a. auf die Positivsymptomatik gut belegt ist, jedoch die Wirksamkeit bei der Negativsymptomatik deutlich geringer ausfällt. Man muss aber erwähnen, dass die Studienlage heterogen und noch nicht umfassend genug ist, um aus der aktuellsten Meta-Analyse von Dauwan und Kollegen klare Empfehlungen ableiten zu können. Die in dieser Meta-Analyse eingeschlossenen Studien umfassen eine große Bandbreite von SpA: verschiedene Arten von Yoga, ausdauerorientierte Sportaktivitäten und kombinierte Programme aus Yoga, ausdauerorientierten Sportaktivitäten und Krafttraining. Im Durchschnitt gehen die Programme ca. zwei- bis dreimal pro Woche über 90 bis 120 Minuten pro Woche über 12 Wochen.

Exkurs

Exemplarische Studie zur Wirksamkeit von SpA bei Patienten mit Schizophrenie

Vorab zu erwähnen ist, dass es kaum Studien mit schizophrenen Patienten gibt, in welchen die Wirkung SpA direkt mit der Wirkung antipsychotischer Medikation verglichen wird. Das liegt daran, dass standardmäßig alle Patienten in psychiatrischen Kliniken mit Neuroleptika medikamentös eingestellt werden. Deshalb fällt in diesem Kapitel der Abschnitt »Add-on-Effekte« weg.

Eine interessante und methodologisch gut durchdachte Studie wurde von Scheewe und Kollegen (2013) in den Niederlanden durchgeführt. Sie wurde 2013 in der einflussreichen Zeitschrift *Acta Psychiatrica Scandinavica* veröffentlicht. Die Autoren wollten untersuchen, inwieweit SpA, in diesem Fall ausdauerorientierte Aktivitäten, im Vergleich zu Arbeitstherapie psychotische und depressive Symptome bei Patienten mit diagnostizierter Schizophrenie verringern kann.

An der Studie haben 63 Patienten mit diagnostizierter Schizophrenie, schizoaffektiver Störung oder schizophrenieformer Störung teilgenommen. Sie waren durchschnittlich 30 Jahre alt und bereits länger als vier Wochen vor Studienbeginn mit Antipsychotika eingestellt. Die Diagnostik wurde von klinischen Experten standardisiert durchgeführt. Die Probanden wurden zufällig zwei verschiedenen Gruppen zugewiesen: einer »Sportgruppe« und einer »Arbeitstherapiegruppe«. Die Gruppen erhielten folgende 36-wöchige Behandlung:

(a) *Sportgruppe*: Diese umfasste 31 Patienten, welche zweimal wöchentlich für eine Stunde eine Bewegungstherapie durchführen sollten. Sie wurde durch einen Sport- und Bewegungstherapeuten geleitet und strikt nach einem bestimmten Protokoll durchgeführt. Um Überforderung und frühzeitiges Ausscheiden zu verhindern, wurde die Intensität sukzessive gesteigert: Woche 1–3: 45 %, Woche 4–12: 65 % und Wochen 13–24: 75 % der maximalen Herzratenreserve (maximale Herzrate (HRmax) – Ruhepuls (RP)). Zusätzlich, um Langeweile zu verringern, wurde sechsmal pro Woche ein Krafttraining durchgeführt (10–15 Wiederholungen für 6 Hauptmuskelgruppen).

(b) *Arbeitstherapiegruppe*: Die Arbeitstherapie war hinsichtlich des Umfangs, der Dauer, der Frequenz und der ärztlichen Versorgung vergleichbar mit der »Sportgruppe«. Die Arbeitstherapie bestand aus Malen, Lesen, IT-Aktivitäten und verschiedenen Freizeitaktivitäten. Die Patienten durften maximal 60 Minuten körperlicher Aktivität nachgehen. Nach Beendigung der Studie durften die Patienten dasselbe Sportprogramm durchführen, das die Sportgruppe erhalten hatte.

Als abhängige Maße wurden vor und nach der 6-monatigen Intervention Positiv- sowie Negativsymptomatik und depressive Symptome gemessen. Die Ergebnisse zeigten, dass sich die Sportgruppe signifikant gegenüber der Plazebogruppe verbesserte und zwar bei der Positiv- sowie Negativsymptomatik und bei der depressiven Symptomatik. Zu erwähnen sind die hohen Drop-out-Quoten von fast 40 Prozent. Nur 65 Prozent der Sportgruppe zeigte minimale Adhärenz zum Sportprogramm. Somit verbesserten sich insbesondere diese 65 Prozent, jedoch nahmen immerhin 35 Prozent der ursprünglich eingeschlossenen Patienten nicht am Sportprogramm teil. Die Autoren folgern, dass regelmäßige SpA im Rahmen einer Sport- und Bewegungstherapie zusätzlich zu antipsychotischer Medikation an ein bis zwei Tagen in der Woche wirksam in der Behandlung von Patienten mit Schizophrenie ist.

Potenzielle Wirkmechanismen

Wie bei allen anderen Störungen ist die Studienlage zu den Wirkmechanismen noch vorläufig. Studien fokussieren auf spezifische kognitive Prozesse, die bei schizophrenen Patienten, insbesondere mit ausgeprägter Negativsymptomatik, beeinträchtigt sind. Eine aktuelle Meta-Analyse aus dem Jahr 2017 konnte zeigen, dass ausdauerorientierte Sportaktivitäten kognitive Prozesse wie das Arbeitsgedächtnis, die Aufmerksamkeit, soziale Kognitionen und allgemeine Wachsamkeit verbessern konnten (Firth et al., 2017). Auf neuronaler Ebene könnten diese Verbesserungen mit gesteigerter neuronaler Funktionalität und einer Volumenvergrößerung des Hippocampus einhergehen (van der Stouwe et al., 2018).

! SpA kann die Positiv- und Negativsymptomatik von Patienten mit Schizophrenie verbessern. Die Effekte sind insbesondere bezogen auf die Verbesserung der Negativsymptomatik von Schizophrenie-Patienten beachtlich. Über die Art, die Dauer, den Umfang, die Intensität und die Frequenz der SpA können keine konkreten Empfehlungen gegeben werden, da die Studienlage sehr heterogen ist. Eindrückliche klinische Effekte zeigen sich schon bei ein bis zwei Stunden moderater, aerober Sportaktivität in der Woche über einen Zeitraum von mehreren Wochen. Auch Yoga scheint eine wirksame sportliche Intervention zu sein.

1.5.4 ADHS

ADHS wird vornehmlich im Kindes- und Jugendalter diagnostiziert (vor dem 12. Lebensjahr), scheint jedoch bis ins Erwachsenenalter hinein anzuhalten. So liegt die 12-Monats-Prävalenz im Kindes- und Jugendalter in Deutschland bei ca. 5 Prozent (Döpfner et al., 2008) und bei Erwachsenen bei ca. 3 Prozent (Willcutt, 2012). Obwohl die meisten Studien zu den Effekten von SpA bei Patienten mit ADHS Kinder und Jugendliche untersuchten, wird dieses Kapitel im Manual aufgenommen, da auch junge Erwachsene mit ADHS in Studien eingeschlossen wurden (18- bis 21-Jährige), welche zum Teilnehmerkreis von ImPuls gehören. In diesem Kapitel werden nachfolgend Aspekte thematisiert, die nahelegen, dass SpA auch bei Erwachsenen positiv auf die ADHS-Symptomatik wirken sollte.

Als Kardinalsymptome der ADHS gelten Aufmerksamkeitsstörungen, wie beispielsweise das Abbrechen von fremdbestimmten Aufgaben, hohe Ablenkbarkeit und Nichtbeenden von Tätigkeiten. Weiterhin leiden Patienten an Impulsivität auf kognitiver, emotionaler und motivationaler Ebene. Zudem sind sie hyperaktiv, d. h. Patienten zeigen eine wenig kontrollierbare, überschießende motorische Aktivität und Ruhelosigkeit.

Symptomatologie ADHS

Zeitkriterium. Die Symptome müssen mindestens sechs Monate lang vorliegen (ICD-10).

(1) Mindestens sechs Symptome aus den Bereichen Aufmerksamkeitsstörungen (z. B. hört nicht zu; vergisst Dinge; ablenkbar durch diverse Reize etc.), Hyperaktivität (z. B. zappelt häufig mit den Füßen / Händen; steht in der Schule oft unaufgefordert vom Stuhl auf; kann nicht ruhig spielen) oder Impulsivität (z. B. unterbricht andere; kann nicht warten etc.)
(2) Symptome treten in einem mit dem Entwicklungsstand nicht zu vereinbarenden und unangemessenen Ausmaß auf
(3) vor dem Alter von 12 Jahren treten die ersten Symptome auf
(4) Symptome führen zu Beeinträchtigungen in zwei oder mehr Lebensbereichen
(5) deutliche Hinweise auf klinisch bedeutsame Beeinträchtigungen in sozialen, schulischen oder beruflichen Funktionsbereichen

Wichtig zu erwähnen sind verschiedene Ausprägungen, im DSM-5 auch diagnostisch in verschiedene Subtypen kategorisiert. Man unterscheidet zwischen primär aufmerksamkeitsauffälliger und primär hyperaktiver ADHS-Symptomatik oder einer Kombination beider Merkmalsklassen.

Standardinterventionen und S3-Leitlinien

Bei einer mittelschweren ADHS-Symptomatik empfehlen die S3-Leitlinien (jeweils Empfehlungsgrad A) für Kinder über 5 Jahren psychoedukative Maßnahmen für die

Betroffenen und das direkte Umfeld (Eltern, Lehrer etc.) und anschließend entweder eine pharmakologische Intervention (vornehmlich mit Stimulanzien wie Methylphenidat), psychosoziale Interventionen (wie z. B. Psychotherapie) oder eine Kombination aus beiden (DGPPN, Deutsche Gesellschaft für Kinder- und Jugendpsychiatrie & Deutsche Gesellschaft für Sozialpädiatrie und Jugendmedizin e. V. (DGSPJ), 2018). Erstaunlicherweise wird SpA oder Sport- und Bewegungstherapie in den Leitlinien nicht einmal erwähnt, was evtl. an der geringen Qualität der aktuellsten Meta-Analyse liegen könnte (s. nächster Abschnitt).

Aktuelle Befunde

Letzte Meta-Analysen zur Wirkung von Methylphenidat (Storebo et al., 2015) und psychosozialen Interventionen (Van der Oord et al., 2008) zeigen moderate bis große Effekte auf die ADHS-Symptomatik (s. Tab. 1.8). Eine Kombination aus beiden Standardinterventionen hat größere Effekte (Van der Oord et al., 2008). Zu erwähnen ist hier, dass die Meta-Analyse von Van der Oord und Kollegen Studien mit diversen Interventionen, wie z. B. Kognitive Verhaltenstherapie, Elterntraining und Schultrainings, in ihre Untersuchung integrierte. Aktuelle Meta-Analysen zu schulischen Interventionen als alleinige Intervention zeigen keine signifikanten Effekte auf die Symptomatik (Moore et al., 2018).

Die aktuellste und anspruchsvollste Meta-Analyse zur Wirksamkeit SpA auf die ADHS-Symptomatik (Cerrillo-Urbina et al., 2015) zeigt mittlere bis große Effekte. Hauptsächlich wurden ausdauerorientierte Sportaktivitäten moderater Intensität an zwei bis drei Tagen pro Woche untersucht. Die Einheiten sind jedoch, mit einer Länge von durchschnittlich 50 Minuten, länger als in Studien bei anderen Störungsbildern. Leider ist die Meta-Analyse von Cerrillo-Urbina und Kollegen als qualitativ sehr niedrig einzuschätzen. So integrierten die Autoren auch Studien ohne Randomisierungsprozedur und definierten SpA nicht nach aktuellen Richtlinien. Wichtig zu erwähnen ist auch, dass seit der Veröffentlichung bereits neue Studien publiziert wurden (Benzing & Schmidt, 2019; Garcia-Gomez et al., 2016; Gelade et al., 2016; Oh et al., 2015; Pan et al., 2016), was eine neue Meta-Analyse unumgänglich macht.

Tabelle 1.8. Meta-analytische Ergebnisse zur Wirkung von sportlicher Aktivität, psychosozialen Interventionen und Methylphenidat auf die ADHS-Symptomatik

Autoren	Intervention	Kontrollbedingung	Effekt (Gesamtsymptomatik) (Cohen's *d* /Hedges *g*)
Cerillo-Urbina et al. (2015)	Achtung: insgesamt große Bandbreite aus aeroben ausdauerorientierten Sportaktivitäten; durchschnittlich: ca. zwei- bis dreimal pro Woche ca. 50 Min. pro Einheit ca. 5 Wochen; moderate Intensität	Aktive und passive Kontrollgruppen	$g = -0.7$
Storebo et al. (2015)	Methylphenidat	Plazebo	$g = -0.77$
Van der Oord et al. (2018)	psychosoziale Interventionen	Aktive und passive Kontrollgruppen	g = -0.75 (Within-Effekt)

Exkurs

Exemplarische Studie zur Wirksamkeit von SpA bei Patienten mit ADHS

Eine groß angelegte Multicenter-Studie aus dem Jahr 2016 (Gelade et al., 2018, 2016) hatte das Ziel, die Wirkung von Methylphenidat mit der Wirkung von Neurofeedback und SpA zu untersuchen. Neurofeedback ist ein Training, bei welchem bei Patienten online ein Elektroenzephalogramm (EEG) aufgezeichnet wird und bestimmte EEG-Signale, welche vermeintlich mit ADHS korrelieren, auf einem Computerbildschirm rückgemeldet werden. Patienten sollen lernen, diese Signale zu verändern.

An der Studie haben 122 Kinder und Jugendliche mit diagnostizierter ADHS teilgenommen. Die Stichprobe bestand aus Kindern zwischen 7 und 13 Jahren. Die Diagnostik wurde von klinischen Experten standardisiert durchgeführt. Die Probanden wurden zufällig drei verschiedenen Gruppen zugewiesen: einer »Methylphenidat«, einer »Neurofeedback« und einer »Sportgruppe«. Die Gruppen erhielten folgende 12-wöchige Behandlung:

(a) *Sportgruppe*: Diese umfasste 37 Patienten, welche dreimal wöchentlich für 20 Minuten effektive Trainingszeit mit SpA durchführten. Eine Gesamteinheit dauerte 45 Minuten. Eine Sporteinheit bestand aus 5 Minuten Aufwärmen, danach ein 5-minütiges Training mit einer Intensität von 70 bis 80 Prozent der maximalen Herzrate, 5 Minuten Pause und abschließend 5 Minuten hochintensives Training bei 80 bis 100 Prozent der maximalen Herzrate. Das Training wurde mit einem 5-minütigen Abwärmprogramm abgeschlossen.

(b) *Methylphenidat*: Diese Gruppe umfasste 36 Patienten. Die Einstellung mit Methylphenidat erfolgte nach Standardprozeduren. Für jedes Kind wurde die niedrigste Dosis festgesetzt, die in verblindeten Fremdbeurteilungen (Eltern) zu klinischen Effekten führte (Dosiserhöhungen gaben keine zusätzlichen Effekte).

(c) *Neurofeedback:* Diese Gruppe umfasste 39 Patienten. Ein klassisches Neurofeedbacktraining (Verringerung des Theta-Beta Ratios am motorischen Kortex) wurde dreimal pro Woche für jeweils 20 Minuten effektive Trainingszeit angewandt. Eine gesamte Einheit dauerte 45 Minuten. Wenn die Patienten eine Verringerung des Ratios erreichten, wurden sie mit dem visuellen Reiz einer Sonne belohnt. Die jeweiligen Strategien (implizit gelernt) sollten die Patienten auch in ihrem Alltag anwenden.

Als abhängige Maße wurden vor und nach der dreimonatigen Intervention die ADHS-Symptomatik mit verschiedenen Skalen erfasst. Es zeigten sich bei allen drei Gruppen deutliche Verbesserungen in der Symptomatik, jedoch zeigten sich die stärksten Effekte bei Methylphenidat. Kritisch anzumerken ist die Tatsache, dass sich die Symptomatik der ADHS, gemessen durch eine spezifische Skala (strengths and weaknesses of ADHD symptoms and normal behavior; SWAN) kaum durch SpA verbesserte. Die Effekte zwischen SpA und Neurofeedback unterschieden sich nicht signifikant. Die Effekte dieser methodisch sehr wertvollen Studie zeigen somit deutlich geringere Wirkungen von SpA im Vergleich zu Methylphenidat. Zugleich fand SpA an allen Einheiten effektiv nur für 20 Minuten statt, was im Vergleich zu vielen anderen Studien eine sehr geringe Dauer darstellt.

Additive Effekte

Wie schon im vergangenen Kapitel zu Schizophrenie ist es auch bei der ADHS-Forschung nicht möglich, Effekte von SpA als Standardintervention von Add-on-Effekten zu unterscheiden. Alle Studien, welche in der Meta-Analyse von Cerrillo-Urbina und Kollegen eingeschlossen wurden, waren additive Effekte zu Standardinterventionen. Da in der eben berichteten Studie von Gelade und Kollegen aus dem Jahr 2016 Methylphenidat SpA überlegen war, spricht die aktuelle Studienlage insbesondere dafür, dass SpA als Zusatzintervention zu Standardinterventionen, wie Psychopharmaka und Psychotherapie, einzusetzen ist.

Potenzielle Wirkmechanismen

Ein relevanter und gut untersuchter potenzieller Wirkmechanismus könnte die Verbesserung von Exekutivfunktionen sein. Exekutivfunktionen regulieren zielgerichtetes und adaptives Verhalten und gehen mit Sozialkompetenz, akademischer Leistung und Selbstregulation einher. Bei Patienten mit ADHS sind Exekutivfunktionen nachweislich beeinträchtigt (Willcutt et al., 2005). SpA und hier insbesondere ausdauerorientierte Sportaktivität verbessert Exekutivfunktionen bei Kindern und Jugendlichen mit und ohne ADHS (Cornelius et al., 2017; De Greeff et al., 2018; Northey et al., 2018; Xue et al., 2019).

> **!** SpA als Add-on-Therapie zu Standardinterventionen wie Methylphenidat kann Symptome der ADHS wie Unaufmerksamkeit und Hyperaktivität verbessern. Im Durchschnitt wurden insbesondere ausdauerorientierte Sportaktivitäten moderater Intensität für ca. zwei- bis dreimal pro Woche für durchschnittlich ca. 50 Minuten pro Einheit über einen Zeitraum von ca. 5 Wochen durchgeführt. Ein potenzieller Wirkmechanismus könnte die Verbesserung von Exekutivfunktionen darstellen. Bei direkten Vergleichen von SpA und Methylphenidat schneidet das Medikament tendenziell besser ab.

1.5.5 Primäre nicht-organische Insomnie

Viele Menschen berichten von Störungen des gesunden Schlafes (Riemann et al., 2017). Die primäre nicht-organische Insomnie ist dabei die häufigste Diagnose. Ca. 6 Prozent der deutschen Bevölkerung leiden an Schlafstörungen (s. Abschn. 1.1). Abzugrenzen ist die primäre nicht-organische Insomnie von organischen Insomnien, bei welchen eine körperliche Erkrankung, z. B. das Restless-Legs-Syndrom, Herz-Kreislauf-Erkrankungen oder Parkinson, die Schlafstörung verursacht. Schlafstörungen treten häufig als Begleitsymptom einer anderen psychischen Erkrankung, etwa Depressionen, Angststörungen, Schizophrenie oder ADHS auf oder auch als Nebenwirkung von psychiatrischen Medikamenten, wie beispielsweise aktivitätssteigernden Medikamenten, wozu auch SSRI gehören.

Die primäre nicht-organische Insomnie ist ein Krankheitsbild, das von einer Störung der Dauer und Qualität des Schlafes gekennzeichnet ist. Kardinalsymptome sind Ein- und Durchschlafstörungen sowie frühmorgendliches Erwachen. Wichtig sind hier auch das subjektive Leid und die subjektive Einschätzung der Betroffenen, ein gestörtes Schlafverhalten zu haben. So gibt es in den Diagnosekriterien keine exakten Zeitkriterien, ab welcher Schlaflatenz beispielsweise von einer Insomnie gesprochen werden kann. Patienten mit Durchschlafstörungen werden mehrfach in der Nacht wach und können erst verzögert (teilweise 1–2 Std. später) wieder einschlafen. Kann eine Person nach subjektiv deutlich zu frühem Erwachen nicht wieder einschlafen, spricht man von Früherwachen. Primäre Insomnien führen häufig zu Einschränkungen im sozialen und beruflichen Leben oder anderen wichtigen Funktionsbereichen. Der folgende Kasten verdeutlicht die Symptomatik und Diagnosekriterien nach ICD-10.

Symptomatologie primäre nicht-organische Insomnie

Zeitkriterium. Die Symptome müssen mindestens einen Monat lang anhalten (ICD-10).

(1) Unzufriedenheit mit der Schlafqualität oder -quantität, verbunden mit Schwierigkeiten, einzuschlafen oder durchzuschlafen (häufige Wachperioden oder Schwierigkeiten, wieder einzuschlafen) oder frühmorgendlichem Erwachen
(2) Mindestens dreimal pro Woche
(3) Vermehrte Beschäftigung mit der Schlafstörung und deren Konsequenzen, subjektiver Leidensdruck
(4) Die Schlafstörung ist nicht auf eine andere körperliche Erkrankung kausal zurückzuführen (z. B. Restless-Legs-Syndrom, Herz-Kreislauf-Erkrankungen, Parkinson o. ä.)
(5) Die Schlafstörung ist nicht auf eine andere psychische Erkrankung zurückzuführen (Depressionen, Angststörungen, Schizophrenie, ADHS)
(6) Die Schlafstörung ist nicht auf physiologische Effekte von Substanzen (Drogen, Medikamente) zurückzuführen

Standardinterventionen und S3-Leitlinien

Laut den nationalen S3-Leitlinien aus dem Jahr 2017 (Riemann et al., 2017) ist eine spezifische kognitiv-verhaltenstherapeutische Behandlung (KVT-I) einer pharmakologischen Behandlung vorzuziehen (Empfehlungsgrad A). KVT-I ist eine spezifisch auf primäre Insomnie zugeschnittene Verhaltenstherapie und umfasst unter anderem Bausteine wie Psychoedukation, Schlafhygiene, Schlafrestriktion, Psychohygiene, Entspannung und Achtsamkeit. Eine medikamentöse Behandlung kann angeboten werden, sollte eine Psychotherapie nicht erfolgreich sein. Wenn medikamentös behandelt wird, sollte diese nur kurzzeitig in der Akutphase einer Schlafstörung (3–4 Wochen) mit Benzodiazepinrezeptoragonisten (z. B. Zopiclon) oder sedierenden Antidepressiva (z. B. trizyklische Antidepressiva wie Doxepin) behandelt werden. Beide Medikationsklassen haben jeweils den Empfehlungsgrad A.

Erstaunlicherweise taucht SpA in den S3-Leitlinien zu Schlafstörungen nicht auf, was aufgrund der aktuellen Befundlage für einen Überarbeitungsbedarf der Leitlinien in diesem Bereich spricht.

Aktuelle Befunde

Eine Reihe sehr aussagekräftiger Meta-Analysen existieren mittlerweile zur Wirkung von KVT-I (Koffel et al., 2015; Trauer et al., 2015) und medikamentöser Behandlung (Liu et al., 2017), welche mittlere bis große Effektstärken aufweisen. Darüber hinaus gibt es eine aktuelle Meta-Analyse zur Wirkung von SpA bei Patienten mit Insomnie

(Banno et al., 2018). Tabelle 1.9 gibt einen Überblick zur Wirksamkeit der Standardinterventionen bei primärer Insomnie im Vergleich zu SpA.

Tabelle 1.9. Meta-analytische Ergebnisse zur Wirkung von sportlicher Aktivität, psychosozialen Interventionen und trizyklischen Antidepressiva auf die Schlafsymptomatik

Autoren	Intervention	Kontrollbedingung	Effekt (Cohen's *d* /Hedges *g*)
Banno et al. (2018)	Hauptsächlich aerobe ausdauerorientierte Sportaktivitäten (meistens »Walking« und Mind-Body Exercises wie Tai Chi; zwischen 1–7-mal / Woche zwischen 8 Wochen und 6 Monaten	Standardinterventionen oder Interventionen, die nicht die Schlafstörung behandeln	**g = 1.0** (Schlafqualität)
Liu et al. (2017)	Trizyklische Antidepressiva	Plazebo	**g = -0.61** (Gesamtschlafdauer)
Koffel et al. (2015)	Psychosoziale Interventionen	Kontrollgruppen mit Interventionen, die nicht die Schlafstörung behandeln	**g = -0.47** (Einschlaflatenz) **g = -0.84** (Schlafeffizienz)

Die Ergebnisse der aktuellen Meta-Analyse von Banno und Kollegen zeigt hohe Effektstärken vergleichbar zu denen von Standardinterventionen. Trotzdem muss hier eingewandt werden, dass die Studienlage noch nicht robust genug ist, da in den Haupteffekt der Meta-Analyse lediglich sechs Studien mit großer Heterogenität und Verzerrungspotenzial eingeschlossen wurden. Somit sind die aufgeführten Meta-Analysen im Bereich Psychotherapie und Psychopharmaka aussagekräftiger und robuster. Trotz allem ist es verwunderlich, dass SpA in den Leitlinien überhaupt nicht erwähnt wird, betrachtet man insbesondere auch die positiven Effekte von SpA auf den Schlaf gesunder Patienten und die Präventionseffekte (Kredlow et al., 2015; Sporndly-Nees et al., 2017).

Exkurs

Exemplarische Studie zur Wirksamkeit von SpA bei Patienten mit Insomnie
Eine Studie aus dem Jahr 2015 (Hartescu et al., 2015) hatte das Ziel, die Wirkung von moderat bis höher intensiven ausdauerorientierten Sportaktivitäten (sportliches Gehen) auf die Schlafsymptomatik von Patienten mit primärer Insomnie zu untersuchen.

Teilnehmer der Studie waren 41 Frauen und Männer mit einem Altersdurchschnitt von 60 Jahren und diagnostizierter primärer Insomnie. Andere neurologische oder psychiatrische Störungen wurden ausgeschlossen und die Patienten durften nicht mehr als 60 Minuten moderat bis hochintensiven ausdauerorientierten Sportaktivitäten pro Woche nachgehen. Die Probanden wurden zufällig zwei verschiedenen Gruppen zugewiesen: einer »Sportgruppe« und einer »Wartekontrollgruppe«. Die Gruppen erhielten folgende 6-monatige Behandlung:

(a) *Sportgruppe*: Die Patienten der Sportgruppe sollten an fünf Tagen in der Woche für 30 Minuten sportliches Gehen durchführen. Sportliches Gehen ist eine olympische Disziplin und mit dem »Walking« verwandt. Wichtig ist hier, dass zu keinem Zeitpunkt beide Beine den Kontakt vom Boden verlieren dürfen. Die Adhärenz zum Programm wurde mit einem Bewegungstracker kontrolliert.

(b) *Warteliste*: Bei der Studie handelte es sich um ein klassisches Wartekontrollgruppendesign. Das heißt, dass die Kontrollgruppe zunächst keine Intervention erhält und zum Abschluss der Studie, also in diesem Fall nach sechs Monaten, dieselbe Intervention erhält.

Als abhängiges Maß wurde vor und nach der sechsmonatigen Intervention die Schlafsymptomatik mittels eines anerkannten Instruments erhoben. Es zeigte sich eine deutliche und starke Abnahme der Symptomatik in der Sportgruppe, nicht jedoch in der Kontrollgruppe. In der Sportgruppe zeigte sich eine Abnahme der Symptomatik um 67 Prozent, in der Kontrollgruppe betrug die Abnahme lediglich 14 Prozent.

Additive Effekte

Zum aktuellen Zeitpunkt sind uns keine Studien bekannt, die SpA als zusätzliche Intervention zu Psychotherapie oder pharmakologischer Behandlung integrieren.

Wirkmechanismen

Wie oben beschrieben ist die Forschung zu den therapeutischen Effekten von SpA auf primäre Insomnien noch ein recht junges Forschungsfeld. Somit gibt es zum jetzigen Zeitpunkt keine Studien, welche die Wirkmechanismen untersucht haben. Diese könnten basal-physiologische und hormonelle oder auch psychologische Faktoren betreffen. Eine relevante Theorie zu den Wirkmechanismen zum allgemeinen Zusammenhang zwischen SpA und Schlaf, die auch bei gesunden Patienten anwendbar ist, ist die Energieerhaltungs-Hypothese (Driver & Taylor, 2000). Da Schlaf in gewisser Weise die Funktion zu haben scheint, Energiespeicher wieder aufzufüllen, könnte SpA durch einen hohen Energieverbrauch zu einem längeren Tiefschlaf führen. Andere Ideen sind eine verbesserte Thermoregulation durch SpA. Auch Anstiege von Melatonin oder die bessere Anpassung circadianer Rhythmen werden als Hypothesen angebracht. Wie oben bereits erwähnt, ist die Studienlage hierzu allerdings noch nicht belastbar genug, um ein klares Bild abzuzeichnen.

! SpA und insbesondere ausdauerorientierte Sportaktivitäten haben positive Effekte auf die Schlafsymptomatik von Patienten mit primärer Insomnie, welche vergleichbar sind mit den Effekten von Psychotherapie und Pharmakotherapie. Die Anzahl hochwertiger Studien ist jedoch noch sehr gering, weshalb die Effekte vorläufig und aktuell noch nicht robust erscheinen. Über eine optimale Frequenz, Dauer und Intensität kann aufgrund der Heterogenität der Studien wenig gesagt werden. Vermehrte Studien berichten von höher-frequentierten Interventionen (bis zu siebenmal pro Woche), jedoch haben auch Studien mit niedrigeren Frequenzen (ein- bis dreimal pro Woche) positive Effekte gezeigt. Die Intensitäten sind meistens moderat. In allen Studien werden die Interventionen für mindestens acht Wochen durchgeführt.

1.5.6 Transdiagnostische Effektivität / Wirkmechanismen

In allen vorangegangenen Abschnitten wurden spezifische Wirkmechanismen des Effektes von SpA auf die psychopathologische Symptomatik diskutiert. Bei einigen Störungen gibt es bereits konkrete empirische Befunde (wie z. B. bei ADHS), bei den meisten Störungsbildern gibt es jedoch zu wenige Studien, um klare Aussagen zu treffen. In diesem Abschnitt werden einige Ideen und Befunde genannt, inwiefern SpA über alle Störungen hinweg positiv auf die Psychopathologie Einfluss nehmen könnte, und deshalb auch für ImPuls eine große Relevanz haben.

Alle beschriebenen Störungen zeigen untereinander große Komorbiditäten (Buckley et al., 2009; Ginzburg et al., 2010; Jacobi et al., 2004; Ohayon et al., 2000), so dass anzunehmen ist, dass nicht ausschließlich spezifische, sondern auch generelle psychopathologische Faktoren den Störungen zugrunde liegen. Eine aktuelle Meta-Analyse (Jacquart et al., 2019) konnte zeigen, dass SpA bei Probanden mit verschiedenen psychopathologischen Auffälligkeiten folgende transdiagnostische Faktoren verbessern kann:

- die generelle Selbstwirksamkeit,
- die Stressreaktivität und
- die Angstsensitivität.

Selbstwirksamkeit ist die generelle Überzeugung in die eigenen Fähigkeiten, mit schwierigen oder neuen Aufgaben umzugehen und ist damit ein sehr wichtiges Ziel in quasi jeder Psychotherapie. Dieser Befund ist nicht erstaunlich, da Patienten bei SpA, insbesondere bei moderater Schwierigkeit, schnell Erfolge erleben (30 Minuten durchzulaufen, eine Runde zu schaffen, sich in der Fitness zu verbessern etc.), was zu positivem Feedback, Selbstkontrollüberzeugungen und somit zu Selbstwirksamkeitserfahrungen führt.

Angstsensitivität wurde bereits im Abschnitt über Angststörungen (s. Abschn. 1.7.2) ausführlich erläutert. Ergänzend ist zu erwähnen, dass neben der Bedeutung bei Angststörungen eine erhöhte Angstsensitivität auch mit akuten Depressionen einhergeht.

Somit ist dieser Effekt gut erklärbar. SpA scheint zu einer besseren Akzeptanz von körperlichen Symptomen zu führen, was im Umkehrschluss zu einer Reduktion von Ängsten und depressiver Verstimmung führen könnte.

Eine erhöhte Stressreaktivität, also eine starke physiologische und / oder psychologische Reaktion auf Stressoren, spielt in der Ätiologie und Aufrechterhaltung vieler psychischer Erkrankungen wie Depression, Angststörungen, Schlafstörungen und Schizophrenie eine große Rolle (Hall et al., 2007; Kalmbach et al., 2018; Moreno-Peral et al., 2014). Wie bereits in Abschnitt 1.7.1 zur Wirkung von SpA auf die depressive Symptomatik angedeutet, scheint SpA die Stressreaktivität abzuschwächen. Das ist in der Literatur als *Cross-Stressor-Adaptionshypothese* bekannt (Sothmann et al., 1996) und auch empirisch belegt (Klaperski et al., 2014). Somit könnte SpA durch eine allgemeine Verbesserung der Stressreaktivität die Psychopathologie diverser Störungen verbessern.

Der anxiolytische Effekt SpA könnte ein allgemeiner Wirkfaktor sein, da Ängste auch bei anderen Störungsbildern wie Depression und Schlafstörungen eine große Rolle spielen (Asmundson et al., 2013; Aylett et al., 2018). So könnte die Reduktion von Ängsten als ein zusätzlicher transdiagnostischer Wirkfaktor angesehen werden. Bekanntlich sind negativer Affekt und negative Emotionen ein sehr häufiges Kardinal- oder Begleitsymptom aller hier erwähnten psychischen Erkrankungen. SpA kann bei gesunden und psychisch erkrankten Menschen die subjektive Lebensqualität (Anokye et al., 2012; Gillison et al., 2009) und den positiven Affekt (Liao et al., 2015; Reed & Buck, 2009) steigern. Die Erhöhung des positiven Affekts durch SpA könnte somit einen Wirkmechanismus darstellen oder aber auch einen Mechanismus, der zur Adhärenz beiträgt. Ein direkter positiver Affekt erhöht die Motivation, sich erneut sportlich zu betätigen

Patienten mit Angststörungen, Depressionen, ADHS und Schizophrenie leiden häufig gleichzeitig an Schlafproblemen (Breslau et al., 1996; Pigeon et al., 2008). Völlig unabhängig von der Diagnose einer primären Insomnie zeigt eine aktuelle Meta-Analyse, dass SpA die Schlafqualität bei Patienten mit verschiedenen psychiatrischen Erkrankungen verbessern kann (Lederman et al., 2019). Somit kann die Verbesserung der Schlafqualität als weiterer wichtiger transdiagnostischer Wirkfaktor angesehen werden.

> **!** Psychische Erkrankungen weisen eine hohe Komorbidität und somit auch gemeinsame transdiagnostische psychopathologische Faktoren auf. SpA scheint über diverse Patientengruppen hinweg auf diese Faktoren zu wirken. Verschiedene Studien sprechen dafür, dass SpA die generelle Selbstwirksamkeit, die Stressreaktivität, den positiven Affekt, die Angstsensitivität und die Schlafqualität bei Patienten mit verschiedenen psychopathologischen Auffälligkeiten verbessern kann.

1.6 Nebenwirkungen sportlicher Aktivität

Der Großteil der hier zitierten Studien berichtet von Interventionen mit SpA im moderaten bis hohen Intensitätsbereich. Diese werden häufig von Sport- und Bewegungstherapeuten, Sportwissenschaftlern oder Fitnesstrainern supervidiert. Insgesamt gilt SpA als sehr nebenwirkungsarm (Fiuza-Luces et al., 2013), insbesondere im Vergleich zu diversen Standardinterventionen wie Psychopharmaka (Bandelow et al., 2014a; Cipriani et al., 2018; DGPPN, 2019; DGPPN et al., 2015; DGPPN, Deutsche Gesellschaft für Kinder- und Jugendpsychiatrie, & Deutsche Gesellschaft für Sozialpädiatrie und Jugendmedizin e. V. (DGSPJ), 2018; Flatten et al., 2011a; Liu et al., 2017; Riemann et al., 2017).

Mögliche Nebenwirkungen könnten muskuloskeletale Verletzungen oder plötzliche kardiologische Ereignisse sein (z. B. ein Herzinfarkt). Empirische Studien zeigen jedoch, dass diese Nebenwirkungen sehr selten sind. Eine finnische Kohortenstudie berichtet von muskulären Verletzungsraten von 1,6 Verletzungen pro 1000 Stunden bei SpA ohne Körperkontakt (Parkkari et al., 2004). Das Risiko bei SpA von moderater bis höherer Intensität, an plötzlichem Herzversagen zu sterben, ist extrem gering: Die Wahrscheinlichkeit liegt bei 1 von 36.5 Million Std. SpA (Whang et al., 2006). Somit können wir schlussfolgern, dass supervidierte ausdauerorientierte Sportaktivitäten im moderaten bis höher intensiven Bereich eine nebenwirkungsarme und gut verträgliche Intervention darstellen.

1.7 Körperliche Aktivität und kardiovaskuläre Erkrankungen

Erinnern wir uns daran, dass Herz-Kreislauf-Erkrankungen gemeinsam mit psychischen Erkrankungen einen Großteil der Krankheitslast und Kosten des Gesundheitssystems in Deutschland ausmachen (s. Abschn. 1.2). Gleichzeitig gehen psychische Erkrankungen mit Herz-Kreislauf-Erkrankungen einher und verschlechtern deren Verlaufsprognose (De Hert et al., 2018). Aufgrund der hohen Krankheitslast versuchten Forscher und Ärzte in den letzten Jahrzehnten ein Medikament zu entwickeln, welches alle Herz-Kreislauf-Erkrankungen oder deren Risikofaktoren wie Bluthochdruck, koronare Herzerkrankung, Diabetes II usw. auf einmal behandelt – die sogenannte Polypille. Betrachtet man jedoch die Studienlage, wird deutlich, dass körperliche Aktivität als Polypille angesehen werden kann (Fiuza-Luces et al., 2013). Diverse Studien zeigen, dass SpA häufig ähnlich wirksam oder Medikamenten zu Herz-Kreislauf-Erkrankungen teilweise sogar überlegen ist. Gleichzeitig ist SpA kostengünstiger und nebenwirkungsärmer. All diese Befunde verdeutlichen, wie sinnvoll es wäre, SpA stärker in den Fokus der Gesundheitsversorgung in Deutschland zu stellen.

1.8 Zusammenfassung und Schlussfolgerung

Abschnitt 1.5 macht deutlich, dass die aktuelle Studienlage zur Wirksamkeit von SpA bei Depression, Angststörungen (hier Panikstörung), PTBS, Schizophrenie, ADHS und primären Insomnien vielversprechend ist und mit den in Leitlinien charakterisierten Standardinterventionen vergleichbar ist. Gleichzeitig ist die Studienlage insgesamt noch zu gering und es sollte weiterhin intensiv Forschung betrieben werden. Insbesondere mangelt es an hochqualitativen randomisiert-kontrollierten Studien mit hohen methodologischen Standards, welche SpA mit Standardinterventionen vergleichen. Dies gilt insbesondere für weitgehend fehlende Studien, die innerhalb des gesundheitlichen Versorgungssystems in Deutschland realisiert wurden. Zudem gibt es kaum Studien, welche verschiedene Sportprogramme in ihrer Wirkung miteinander vergleichen. Aufgrund der begrenzten Studienlage ist es zum jetzigen Zeitpunkt deshalb leider nicht immer möglich, Aussagen zu den exakten Attributen der SpA zu geben, also über die Art, Dauer, Frequenz und Intensität. Viele Studien halten sich an nationale oder internationale SpA-Richtlinien zur Verbesserung und Erhaltung von Gesundheit (s. Tab. 1.2) oder Richtlinien zur Ausführung von SpA zur Erhaltung oder Steigerung der körperlichen Fitness (ACSM, 2018). Die Interventionen vieler Studien umfassen daher drei- bis fünfmal pro Woche für 30 bis 45 Minuten ausdauerorientierte Sportaktivitäten, was auch nachweislich effektiv ist (s. Tab. 1.10). Wichtig ist jedoch, dass einige Studien große Effekte bei einer deutlich geringeren Dauer von vier Wochen bei Depression (Morres et al., 2018) und geringen Frequenzen bei Schizophrenie (Scheewe et al., 2013) oder PTBS (Powers et al., 2015) zeigen konnten. Betrachtet man jedoch die Gesamtevidenz (s. Tab. 1.10) und bildet Durchschnittswerte, kommt man zu dem Schluss, dass SpA im moderat-hohen Intensitätsbereich ca. dreimal wöchentlich bei mindestens 30 Minuten pro Einheit für ca. zehn Wochen durchgeführt, Effekte auf alle Störungen annehmen lassen und damit auch einen guten Kompromiss darstellt. Somit können die internationalen Empfehlungen für SpA auch auf Patienten mit psychischen Erkrankungen angewandt werden. Wichtig scheint jedoch zu sein, dass SpA mindestens im moderaten Intensitätsbereich durchgeführt wird, da sich für leichte Intensitäten bisher keine substanziellen Effekte auf diverse psychische Funktionen konsistent zeigen ließen. Höher-intensive SpA scheint in Studien ebenso wirksam zu sein, jedoch sei hier auf die therapeutische Herausforderung einer potenziellen Überforderung von Patienten hingewiesen.

Tabelle 1.10. Übersicht über die kurativen Effekte sportlicher Aktivität bei Depression, Panik, PTSD, ADHS, Schizophrenie und Insomnie. Es werden Durchschnittswerte der FITT-Kriterien über alle Studien hinweg angegeben.

Störung	Art	Intensität	Frequenz/ Einheitsdauer	Programm-dauer	Besonderheiten
Depression	hauptsächlich ausdauerorientierte Sportaktivitäten	moderat	Ø dreimal / Woche 30–50 Minuten	Ø 9 Wochen	auch kurze Interventionen (4 Wochen) effektiv
Panik/ PTSD	Ausdauer, Yoga; Ausdauer und Krafttraining	moderat, moderat-hoch oder hoch	Ein- bis dreimal / Woche 20–60 Minuten	Ø 8 Wochen	hohe Add-on-Effekte auf Psychotherapie: SpA vor Exposition
ADHS	ausdauerorientierte Sportaktivitäten	moderat moderat-hoch	Zwei- bis dreimal / Woche Ø 50 Minuten	Ø 5 Wochen	hauptsächlich Add-on zu Medikation neue Studien mit diversen Sportinterventionen (Reiten / High-Intensity Training etc.)
Schizophrenie	ausdauerorientierte Sportaktivitäten oder Yoga	moderat-hoch	Ø dreimal / Woche (90–120 Min)	Ø 12 Wochen	hauptsächlich Add-On-Effekte
Insomnie	ausdauerorientierte Sportaktivitäten (Walking)	moderat	Ein- bis siebenmal / Woche	Ø 11 Wochen	tendenziell höher-frequente Interventionen

Derzeit kann noch keine Aussage über diverse Fragen gemacht werden: Wirkt SpA besser im Gruppenrahmen als im Einzelsetting? Hat Sport in der Natur einen noch stärkeren Effekt? Könnten spezifische Sportprogramme (z. B. kognitiv-anspruchsvoller Sport bei ADHS oder High-Intensity Training bei ADHS oder sportliche Programme komplett auf die individuellen Bedürfnisse angepasst) besser abschneiden als allgemeines Ausdauertraining? Um all diese Fragen beantworten zu können, benötigt es intensive Forschung.

Die Durchführung von SpA dreimal pro Woche (vornehmlich ausdauerorientierter Sportaktivitäten) im moderat bis hohen Intensitätsbereich für ca. 10 Wochen zeigt bei Depression, PTBS, Panik, ADHS, Schizophrenie und primären Schlafstörungen klinische Effekte. Einige Studien zeigen Effekte mit geringerer Programmdauer und Frequenzen.

1.9 Sportliche Aktivität als Rückfallprophylaxe?

Bisher sind uns keine Studien bekannt, die gezielt untersucht haben, inwieweit SpA nach erfolgreicher Therapie (z. B. durch Psychotherapie oder Pharmakotherapie) Rückfälle bei psychischen Störungen verhindern kann. Wie wichtig es jedoch ist, SpA nach einer erfolgreichen Sport- und Bewegungstherapie aufrechtzuerhalten, wird in Abschnitt 2.1 beschrieben. Eine allgemeine rückfallprophylaktische Wirkung von SpA erscheint hochplausibel, insbesondere, wenn man die Präventionseffekte (s. Tab. 1.3) betrachtet. Hier zeigt sich beispielsweise, dass SpA bereits im geringen Umfang die Auftretenswahrscheinlichkeit depressiver Erkrankungen verringern kann. In diesem Feld sollte in Zukunft intensiv Forschung betrieben werden, doch schon jetzt lässt die Studienlage zu, Patienten mit remittierten psychischen Erkrankungen SpA zur Rückfallprophylaxe zu empfehlen.

2 Sportliche Aktivität im Alltag

2.1 Relevanz der langfristigen Integration sportlicher Aktivität in den Alltag

In den Abschnitten 1.6 und 1.7 wurde ausführlich auf die positiven, präventiven und kurativen Effekte von SpA auf die körperliche und psychische Gesundheit bei psychisch erkrankten Menschen eingegangen. Diese positiven Effekte, wie z. B. die Senkung der depressiven Symptomatik, zeigen sich jedoch erst, wenn SpA in einem bestimmten Umfang und einer bestimmten Regelmäßigkeit aus- und fortgeführt werden. In der »SMILE«-Studie von Blumenthal et al. (2007), bei der die Effekte von SpA mit denen von Psychopharmakotherapie bei depressiven Patienten verglichen wurden (s. Abschn. 1.7.1), wurde ein Jahr nach Studienende eine Katamnese-Untersuchung durchgeführt (Hoffman et al., 2011), bei der sowohl die depressive Symptomatik (Hamilton Depression Rating Scale) als auch der Depressionsstatus (depressiv, Teilremission, Vollremission) bei 174 verfügbaren Patienten erhoben wurde (85 % der Originalkohorte). Zur Erinnerung: Die Teilnehmer wurden entweder einer von zwei Sportgruppen (supervidiert oder alleine), einer Medikamentengruppe oder einer Plazebo-Gruppe zugeordnet. In der Originalstudie wiesen Teilnehmer der Sportgruppen und Medikamentengruppe ähnliche Verbesserungen der depressiven Symptomatik auf. Bei der Katamnese-Untersuchung allerdings traf das nur auf diejenigen zu, die regelmäßig sportlich aktiv waren. Je mehr SpA die Teilnehmer nachgingen, desto stärker verbesserte sich ihre depressive Symptomatik (Stagnation nach 180 Minuten pro Woche). Z. B. wies eine Person, die regelmäßig 180 Minuten pro Woche sportlich aktiv war, im Vergleich zu einer Person, die keine SpA zeigte, eine dreifach höhere Wahrscheinlichkeit eines verbesserten Depressionsstadiums auf (Teil- oder Vollremission). Dies war weder abhängig von der Gruppenzuteilung noch von der Psychopharmaka-Einnahme. Die Autoren schlussfolgerten, dass regelmäßige SpA das Potential hat, Behandlungserfolge von einer Sportintervention und Psychopharmaka-Behandlung aufrechtzuerhalten.

In einer anderen Studie mit schizophrenen Patienten, die an einer Sportintervention teilgenommen hatten, hielten die positiven Effekte auf die psychopathologische Symptomatik nur bei denjenigen an, die nach sechs Monaten noch regelmäßig sportlich aktiv waren (Firth et al., 2018). Die Studienlage weist also darauf hin, dass SpA nach einer Sportintervention weiter fortgeführt werden muss, damit sich die positiven Effekte auf die psychopathologische Symptomatik bei psychisch erkrankten Menschen langfristig zeigen können.

! Regelmäßige SpA zeigt positive Auswirkungen auf die Symptomatik bei psychisch erkrankten Menschen. Wird diese nach einer Sportintervention jedoch nicht weitergeführt, kann es zu Rückfällen kommen. Dementsprechend muss regelmäßige SpA fest und langfristig in den Alltag integriert werden, damit die positiven Effekte aufrechterhalten werden.

2.2 Sedentäres Verhalten als Risikofaktor für die Entstehung psychischer Erkrankungen

Betrachtet man die zehn Hauptrisikofaktoren für das Auftreten derjenigen Erkrankungen mit der höchsten Krankheitslast in Deutschland (psychische Erkrankungen sind hier, wie in Abschnitt 1.2 beschrieben, an vierter Stelle), zeigt sich Bewegungsmangel als bedeutender Risikofaktor bei Frauen und Männern – wobei der Risikofaktor bei Frauen deutlich stärker ausgeprägt ist (Plass et al., 2014).

Interventionelle, prospektive und Langzeitstudien zu Bewegungsmangel als Risikofaktor für psychische Erkrankungen zeigen, dass sedentäres Verhalten wie beispielsweise »Zeit vor dem Computerbildschirm« bei Kindern und Jugendlichen mit depressiven Symptomen (Hoare et al., 2016; Khouja et al., 2019; Rodriguez-Ayllon et al., 2019; Stiglic & Viner, 2019) und Lebensunzufriedenheit (Rodriguez-Ayllon et al., 2019; Stiglic & Viner, 2019) einhergeht. Bei Erwachsenen führt sedentäres Verhalten zu einem erhöhten psychischen Stressempfinden (Hamer et al., 2014). Zudem steigert es nachweislich das Risiko, an Depressionen und Schlafstörungen zu erkranken (Yang et al., 2017; Zhai et al, 2015) oder an Ängsten zu leiden (Allen et al., 2019). Es gibt auch erste Studien, die zeigen, dass sedentäres Verhalten wie Computerspielen und Fernsehschauen das Risiko für das Auftreten von Symptomen der Aufmerksamkeitsdefizit-/Hyperaktivitätsstörung (ADHS) bei Kindern erhöht (Suchert et al., 2017; Tamana et al., 2019).

! Sedentäres Verhalten, also anhaltende bewegungsarme Aktivität, erhöht das Risiko an Depressionen, Ängsten, ADHS und Schlafstörungen zu erkranken.

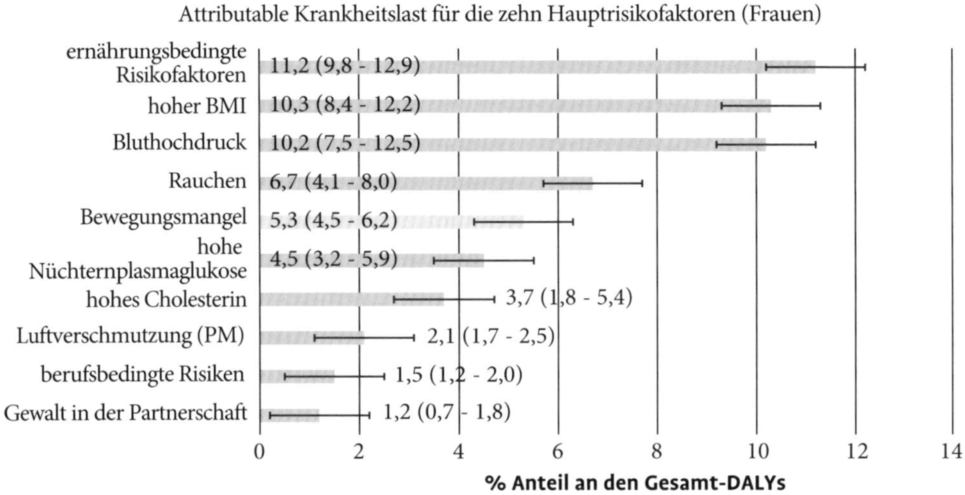

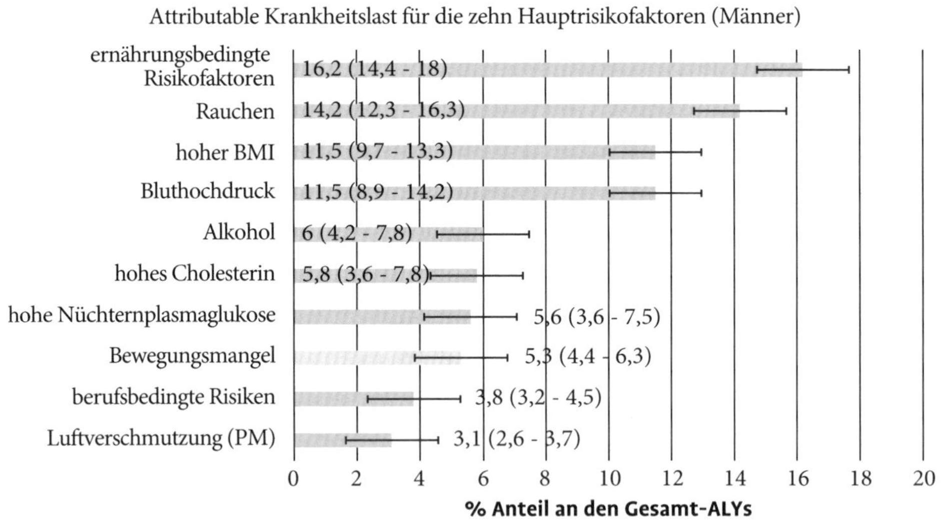

Abbildungen 2.1 und 2.2. Aufgeführt ist die attributionale Krankheitslast für die die 10 Hauptrisikofaktoren in Deutschland (Plass et al., 2014). Abbildung 2.1 bezieht sich auf Frauen und Abbildung 2.2 auf Männer. Abgebildet ist der durchschnittliche prozentuale Anteil an den Gesamt-DALYs. In Klammern sind die Standardabweichungen angegeben.

2.3 Wichtige Faktoren für eine langfristige Verhaltensänderung

Um langfristig SpA erfolgreich zu steigern, spielen zwei Aspekte eine bedeutsame Rolle:

- Motivation
- Volition

Motivation. Motivation beschreibt eine Intention für ein Verhalten, die aufgrund von Erwartungen an die Handlungsergebnisse (z. B. Senkung der depressiven Symptomatik durch regelmäßige SpA) und die persönlichen Fähigkeiten, dieses Handeln auch tatsächlich umsetzen zu können, gebildet wird.

Fallbeispiel

Herr M. leidet seit Jahren an Depressionen und verfolgte letzte Woche eine Dokumentation über die positiven Effekte von SpA auf die depressive Symptomatik (z. B. Verbesserung der Schlafqualität und Energielosigkeit). Da er noch vor zehn Jahren regelmäßig sportlich aktiv war, weiß er, dass er die Fähigkeit hat, regelmäßige SpA durchführen zu können. Er ist deshalb sehr motiviert, durch SpA seinen Schlaf und seine Energielosigkeit zu verbessern.

Verschiedene Untersuchungen zeigen allerdings, dass einer Intention (z. B. Ziel, regelmäßig sportlich aktiv zu sein) nicht unbedingt auch die tatsächliche Handlung (z. B. regelmäßige SpA) folgt (McDermott et al., 2016). Diese Lücke wird *Intentions-Verhaltens-Lücke* genannt (Sheeran & Webb, 2016). Sie weist darauf hin, dass zwischen Intention und Verhalten noch andere Konstrukte wirken, die dazu beitragen, das intendierte Verhalten auch tatsächlich zeigen zu können.

Volition. Volition, auch Umsetzungskompetenz genannt, ist die Fähigkeit, Ziele trotz innerer und äußerer Widerstände in gezielte Handlungen umzusetzen. Diese Fähigkeit bewirkt die Umsetzung der Intention in tatsächliches Handeln und kann die angesprochene Intentions-Verhaltens-Lücke schließen (Gollwitzer & Malzacher, 1995). Volitionale Prozesse beinhalten z. B. die konkrete Planung der Handlung oder die Entwicklung von Strategien, um auftretende Hindernisse bei der Ausführung abzuschirmen. Es gibt Hinweise darauf, dass insbesondere volitionale Strategien helfen, regelmäßige SpA zu fördern (Carraro & Gaudreau, 2013; R. Rhodes & Yao, 2015; Zhang et al., 2019).

Fallbeispiel

Herr M. wird die Intention, regelmäßig sportlich aktiv zu sein, nur dann umsetzen, wenn er sich bestimmte Fähigkeiten zur Zielumsetzung, wie z. B. genaue Umsetzungspläne oder Strategien zur Barrierenüberwindung, angeeignet hat.

Aktuelle Untersuchungen zeigen, dass erst mit dem Vorliegen einer hohen Motivation *und* Umsetzungsfähigkeit die Wahrscheinlichkeit steigt, dass Verhaltensänderungen bzgl. SpA langfristig erfolgreich sein können (Zhang et al., 2019).

Für die Entwicklung einer starken Motivation (Implementierungsintention) und Volition sind spezifische Variablen zu fördern (Geidl et al., 2012; Michie et al., 2011). Beim motivationalen Prozess geht es um die Merkmalsbereiche *Wissen*, *Risikowahrnehmung*, *Konsequenzerwartungen* und *-erfahrungen*, *Zielintention*, *Selbstkonkordanz* und *Zielkontrolle*; im volitionalen Prozess um die Konstrukte *Ausführungspläne*, *Bewältigungspläne* und *Handlungskontrolle*. Die Konstrukte *Selbstwirksamkeit* und *soziale Unterstützung* werden während beider Prozesse benötigt (Michie et al., 2011; Zhang et al., 2019). Im Folgenden wird eine kurze Definition der zu fördernden Variablen gegeben sowie der Zusammenhang mit der Integration regelmäßiger SpA in den Alltag aufgezeigt.

2.3.1 Der motivationale Prozess – die Intentionsbildung

Wissen. Das Wissen über potenzielle Wirkungen von SpA (*Effektwissen*) und das Wissen über die Ausführung der SpA (*Handlungswissen*) erhöht die Intention, SpA auszuführen (Bös & Brehm, 2006; McDermott et al., 2016). *Effektwissen* bezieht sich sowohl auf körperliche als auch psychische Effekte der SpA, wie z. B. die Vorbeugung koronarer Herzkrankheiten oder die Verbesserung der Stimmung oder Schlafqualität. *Handlungswissen* bezieht sich demgegenüber auf die direkte Ausführung gesundheitsförderlicher SpA (optimale Dosierung, Intensität, Dauer, Häufigkeit etc.). Diese beiden Arten des Wissens sind verantwortlich für die Bildung nachfolgender Kognitionen, wie z. B. *Konsequenzerwartungen* und *Selbstwirksamkeit*.

Risikowahrnehmung. Die Determinante Risikowahrnehmung stammt aus den Furchtapell-Theorien, wie z. B. dem Modell gesundheitlicher Überzeugungen (Rosenstock, 1966, 1974) und der Theorie der Schutzmotivation (Rogers, 1975). Diese Theorien nehmen an, dass das Bewusstmachen der Gefahren bestimmter Lebensstile Gesundheitsüberzeugungen ausbildet, die wiederum zu gesundheitlichem Handeln motivieren. Die wahrgenommene gesundheitliche Bedrohung, die sich aus der wahrgenommenen Verwundbarkeit und dem Schweregrad der Erkrankung zusammensetzt, erhöht die Wahrscheinlichkeit einer Verhaltensveränderung. Die Risikowahrnehmung kann durch demografische Variablen (z. B. sozioökonomischer Status) und psychologische Charakteristika (z. B. Persönlichkeit), soziale Faktoren (z. B. Mitmenschen, Gruppendruck), Gesundheitsmotivation (z. B. starke Belastung der psychischen Erkrankung) und Handlungsreize (z. B. Wahrnehmung eigener Symptome) beeinflusst werden.

Fallbeispiel

Herr M. merkt, dass seine Energielosigkeit und Schlafqualität von Woche zu Woche schlechter werden (Handlungsreize), was ihn stark in seiner Leistungsfähigkeit am Arbeitsplatz einschränkt (Gesundheitsmotivation). Sein Chef teilt ihm mit, dass es so nicht mehr lange weitergehen könne. Er schaffe es nicht einmal, »einfache« Aufgaben fertigzustellen, solle sich zusammenreißen und wieder zielführend arbeiten (soziale Faktoren). Herr M. reagiert sehr sensibel (psychologische Charakteristika) auf die Kritik seines Chefs und macht sich große Sorgen darüber, ob er jemals wieder leistungsstark sein kann. Herr M. wird sich dadurch seiner Einschränkung durch seine depressive Symptomatik bewusst und möchte etwas daran ändern. Er ist motiviert, etwas gegen seine Depression zu unternehmen.

Konsequenzerwartungen. Konsequenzerwartungen ergeben sich aus dem Wissen über die positiven und negativen Effekte regelmäßiger SpA (Effektwissen) und der Überzeugung, die antizipierten Effekte mit der SpA zu erreichen (Bandura, 1997). Eine Kosten-Nutzen-Bilanz, also die Gegenüberstellung positiver (z. B. regelmäßige SpA kann die Schlafqualität verbessern) und negativer Konsequenzen (z. B. regelmäßige SpA beansprucht viel Zeit), beeinflusst die Intention, sportlich aktiv zu werden (Zhang et al., 2019). Konsequenzerwartungen können sich auf physische (z. B. Risiko koronarer Herzkrankheiten reduzieren), soziale (z. B. Anerkennung durch Freunde) und selbstwertrelevante (z. B. Stolz) Effekte beziehen (Bandura, 1997). Für die Bildung einer starken Intention sollten die positiven Erwartungen bzgl. SpA gegenüber den negativen überwiegen (Geidl et al., 2014a).

Fallbeispiel

Herr M. weiß, dass seine Schlafprobleme und Energielosigkeit durch SpA verbessert werden (positive Konsequenzerwartungen). Ihm ist auch bewusst, dass er viel Zeit aufbringen und »seinen inneren Schweinehund« überwinden muss, um regelmäßig sportlich aktiv zu sein (negative Konsequenzerwartungen). Die Verbesserung seiner Symptome ist ihm allerdings so wichtig, dass sie die negativen Konsequenzen relativieren.

Selbstwirksamkeit. Die Selbstwirksamkeit (Bandura, 2004) ist definiert durch die Überzeugung einer Person, ein Verhalten (z. B. sportlich aktiv zu sein), das zu einem gewünschten und erwarteten Zielzustand (z. B. Verbesserung der Schlafqualität) führt, tatsächlich zeigen zu können (»Ich kann sportlich aktiv sein, auch wenn ich Zeitprobleme habe«). Selbstwirksamkeit nimmt gleichermaßen Einfluss auf die Intentionsbildung und auf das Verhalten selbst (Ajzen, 1991; Bandura, 2004). Selbstwirksamkeit ist aufgrund des Einflusses auf Intention *und* Verhalten relevant in allen Phasen der Verhaltensänderung (Bandura, 1997; Scholz et al., 2005; Zhang et al.,

2019). Abhängig vom Stand der Verhaltensänderung (motivationale oder volitionale Phase) werden verschiedene Selbstwirksamkeitsarten unterschieden. Die *präaktionale Selbstwirksamkeit* bezieht sich auf die erste Phase der Verhaltensänderung und gehört zur motivationalen Phase. Die Person handelt noch nicht, ist jedoch motiviert, eine Handlung zu beginnen (Intention). Individuen mit einer hohen präaktionalen Selbstwirksamkeit antizipieren Erfolg und bilden eine stärkere Intention, das Verhalten zu zeigen, als Menschen mit einer geringen präaktionalen Selbstwirksamkeit (Zhang et al., 2019). Die nächsten Formen der Selbstwirksamkeit sind dem volitionalen Prozess zuzuordnen: Die *Aufrechterhaltungs-Selbstwirksamkeit* kann durch die präaktionale Selbstwirksamkeit vorhergesagt werden und repräsentiert die Überzeugung, mit Barrieren, die während der Aufrechterhaltungsphase der SpA entstehen, umgehen zu können. Individuen mit einer hohen *Aufrechterhaltungs-Wirksamkeit* reagieren auf Schwierigkeiten mit besseren Strategien, mehr Anstrengung und einem längeren Durchhaltevermögen. Sie sagt außerdem direktes Verhalten vorher (Zhang et al., 2019). Die *Wiederaufnahme-Selbstwirksamkeit* thematisiert die Erfahrung eines Niederschlags und die Erholung von einem Rückschlag. Sie beschreibt die Überzeugung nach einer (längeren) Pause, die SpA wieder aufnehmen zu können und Rückschläge auf externale (z. B. Erkältung) und nicht auf internale Faktoren (z. B. Mangel an Fähigkeiten) zu attribuieren (Marlatt et al., 1995). Nach Bandura (2004) können eigene Erfolgserfahrungen, stellvertretende Erfahrungen, verbale Verstärkung und physiologische und affektive Zustände Quellen der Selbstwirksamkeitserwartung sein, wobei die eigenen Erfolgserfahrungen die Selbstwirksamkeitserwartung am stärksten beeinflussen können.

Zielintention. Die Zielintention ist das Produkt der vorher aufgeführten Determinanten. Sie beschreibt die Absicht, ein gewünschtes Ziel (z. B. Verbesserung der Schlafqualität) durch die Ausführung einer bestimmten Verhaltensweise (z. B. regelmäßige SpA) zu erreichen (Gollwitzer, 1999). Die Zielintention beruht auf der Auswahl gleichzeitig existierender Wünsche und Bedürfnisse. Erst wenn eine *starke* Zielintention vorliegt, steigt die Wahrscheinlichkeit, das gewünschte Verhalten auch tatsächlich zeigen zu wollen (Koestner et al., 2002). Die Ausprägung der Zielintention beeinflusst demnach die Stärke der Motivation, das gewünschte Verhalten zu zeigen (Implementierungsintention).

Selbstkonkordanz. Die Selbstkonkordanz wird definiert als das Ausmaß, in dem Ziele mit den persönlichen Wünschen, Interessen und Bedürfnissen übereinstimmen (Sheldon & Elliot, 1999). Je selbstkonkordanter das Ziel ist, also je mehr das Ziel mit den eigenen Wünschen, Interessen und Bedürfnissen übereinstimmt, desto stärker ist die Anstrengungsbereitschaft bei der Zielverfolgung und desto höher damit die Wahrscheinlichkeit der Zielerreichung. Die Selbstkonkordanz und die Zielintention können demnach nur als zusammenhängende Konstrukte betrachtet werden. Die Selbstkonkordanz beruht in wesentlichen Merkmalen auf der Selbstdeterminations-Theorie (Deci & Ryan, 1990; Ryan & Deci, 2002). Diese postuliert, dass eine Zielintention entweder freiwillig (selbstreguliert) oder aufgrund äußerer Zwänge (fremdreguliert) aufgebaut wird. Je nach Qualität der Zielintention wird zwischen vier verschiedenen Modi der Selbstkonkordanz unterschieden: Bei einer sehr hohen Selbstkonkordanz liegt der *intrinsische Modus* vor. Das Ziel wird um seiner selbst willen angestrebt (»Ich beabsichtige Sport zu treiben, weil ich davon begeistert bin.«). Wird das Ziel aufgrund von übergeordneten Werten angestrebt, spricht man vom *identifizierten Modus* (»Ich beabsichtige Sport zu treiben, weil es gut für mich ist.«). Sowohl der intrinsische als auch der identifizierte Modus wird als selbstgesteuert empfunden, weil die Zielauswahl aufgrund eigener Interessen und Bedürfnisse getroffen wurde. Wenn die Zielauswahl nicht aufgrund von eigenen Wertvorstellungen getroffen, jedoch als sinnvoll akzeptiert wird, spricht man vom *introjezierten* Modus. Die Person fühlt sich zur Zielverfolgung verpflichtet und fühlt sich schuldig, wenn dieses nicht erfüllt wird (»Ich beabsichtige Sport zu treiben, weil ich mir sonst Vorwürfe machen müsste.«). Liegt der *extrinsische Modus* vor, ist die Selbstkonkordanz sehr gering ausgeprägt und die Zielintention basiert in einem hohen Maße auf äußeren Anreizen oder Zwängen (»Ich beabsichtige Sport zu treiben, weil Personen, die mir wichtig sind, mich dazu drängen.«). Zielintentionen, die aufgrund eigener Bedürfnisse und Wertvorstellungen getroffen wurden (intrinsischer und identifizierter Modus bzw. *autonome Motivation*), werden mit einer höheren Wahrscheinlichkeit verfolgt als Zielintentionen, die auf externen Gründen gebildet wurden (Teixeira et al., 2012). Ein Review von Teixeira et al. (2012) zeigte, dass autonome Motivation SpA erhöhen kann. SpA kann gleichzeitig sowohl externe (z. B. Anerkennung durch andere) als auch interne (z. B. Begeisterung durch Sport) Gründe haben. Hierbei ist wichtig, dass interne Gründe überwiegen und / oder dass externe Gründe ebenfalls als wertkonform gesehen werden (z. B. persönliche Relevanz der sozialen Anerkennung).

Konsequenzerfahrungen. Eine weitere wichtige Komponente des motivationalen Prozesses sind die Konsequenzerfahrungen. Anders als bei den Konsequenzerwartungen sollen die Konsequenzen des Zielverhaltens (z. B. regelmäßige SpA) nicht vorgestellt, sondern unmittelbar erfahren werden. Befunde weisen darauf hin, dass positive Konsequenzerfahrungen (z. B. positiven Erwartungen wurden erfüllt und / oder negative Erwartungen erwiesen sich als weniger zutreffend) zu einer Aufrechterhaltung der SpA führen kann, während negative Konsequenzerfahrungen (z. B. fehlende Erfolgserlebnisse, Überanstrengung) mit einer verringerten Aufrechterhaltung verbunden sein können (Göhner et al., 2007). Positive Konsequenzerfahrungen führen zu positiven Konsequenzerwartungen, die wiederum die Intention, sportlich aktiv zu sein, stärken.

Fallbeispiel

Herr M. merkt, dass er nach einer Joggingeinheit schneller einschlafen kann (positive Konsequenzerwartungen wurden erfüllt) und dass der Zeitaufwand doch nicht so groß war, wie er erwartet hatte (negative Konsequenzerwartungen waren nicht zutreffend). Das motiviert ihn, auch weiterhin sportlich aktiv zu sein.

Zielkontrolle. Der Zielkontrolle wird ebenfalls eine hohe Bedeutung bei der Initiierung und Aufrechterhaltung der SpA beigemessen (Michie et al., 2011). Damit ist die stetige Evaluation der Zielerreichung gemeint.

Fallbeispiel

Herr M. hat sich zum Ziel gesetzt, seine Schlafqualität und Energielosigkeit zu verbessern. Jede Woche dokumentiert er, inwieweit er seinem Ziel nähergekommen ist (»Diese Woche habe ich nicht mehr an fünf, sondern nur noch an drei Tagen pro Woche länger als eine Stunde zum Einschlafen gebraucht«).

Die Zielkontrolle hilft, sein Ziel stetig vor Augen zu haben, kleine Erfolgserlebnisse wahrzunehmen und somit die Motivation für regelmäßige SpA aufrechtzuerhalten.

2.3.2 Der volitionale Prozess – die Handlungsdurchführung

Trotz einer selbstkonkordanten Zielintention, positiven Konsequenzerwartungen und einer starken Selbstwirksamkeit ändern viele Menschen ihr Verhalten nicht.

Fallbeispiel

Herr M. ist in einem hohen Maße überzeugt davon, regelmäßig sportlich aktiv sein zu können und zu wollen. Irgendwie will es ihm trotzdem nicht gelingen. Nach der Arbeit ist er oft zu müde und der Fernseher erscheint ihm wesentlich attraktiver als das graue Wetter draußen. Aus dem Grund bleibt er doch häufig auf dem Sofa sitzen anstatt draußen im Stadtpark joggen zu gehen.

Die bereits erwähnte Intentions-Verhaltens-Lücke kann durch volitionale Aspekte geschlossen werden.

Ausführungspläne. Ausführungspläne sind konkrete Umsetzungspläne der gewünschten Handlung (z. B. SpA). Sie sind erforderlich, damit konkrete Zielintentionen auch tatsächlich umgesetzt werden. Sie definieren genau, wann, wo und wie das gewünschte Verhalten ausgeführt werden soll: »Ich habe die Absicht, jeden Mittwoch um 18 Uhr (wann) im Stadtpark (wo) eine halbe Stunde joggen zu gehen (wie)«. Hinweisreize des definierten Plans (z. B. Mittwoch, 18 Uhr) lösen die geplante Handlung aus (im Stadtpark joggen gehen) und erleichtern somit die Umsetzung. Je konkreter die Pläne formuliert werden, desto wahrscheinlicher ist ihre Umsetzung (Gollwitzer, 1999). Bei der Förderung der Initiierung und Aufrechterhaltung regelmäßiger SpA werden Ausführungspläne eine hohe Bedeutsamkeit zugesprochen (Gollwitzer & Sheeran, 2006; Lippke et al., 2004; Milne et al., 2002). Eine Meta-Analyse von Gollwitzer and Sheeran (2006) ermittelte eine mittlere bis große Effektstärke (d = .65) von Ausführungsplänen auf das Erreichen von Zielen.

Fallbeispiel

Herr M., Frau G. und Herr S. haben sich alle vorgenommen, am Abend sportlich aktiv zu sein. Herr M. berichtet, dass er heute Abend um 18 Uhr, direkt nach der Arbeit, für eine halbe Stunde im Stadtpark joggen gehen möchte. Frau G. möchte ins Fitnessstudio gehen und Herr S. ist auch sehr motiviert, Sport zu machen. Er sagt, dass er auf jeden Fall irgendwas Sportliches machen möchte, was ihn zum Schwitzen bringt. Tatsächlich setzt nur Herr M. seinen Plan durch.

Dieses Fallbeispiel zeigt, dass Ausführungspläne, die konkret formulieren, wann, wo und wie die SpA erfolgen soll, helfen, die Absichten auch in tatsächliche Handlungen umzusetzen. Trotz Motivation kann es schwierig sein, SpA ohne konkrete Pläne wirklich auszuführen.

Bewältigungspläne. Bei der Veränderung von einer gesundheitsschädlichen (z. B. sportliche Inaktivität) hin zu einer gesundheitsförderlichen Lebensweise (z. B. regelmäßige SpA), können unerwartete Hindernisse und Barrieren auftreten, die die vorher formulierten Ausführungspläne hindern können. Diese können sowohl von internalem (z. B. Energielosigkeit) als auch von externalem Charakter (z. B. Zeitknappheit) sein. Es ist wichtig, diese Barrieren so früh wie möglich zu identifizieren, damit diese noch vor Auftreten antizipiert und minimiert werden können. Sind die Barrieren identifiziert, können passende Bewältigungspläne formuliert werden. Diese beinhalten die Barriere und das konkrete Verhalten, das gezeigt werden soll, wenn diese Barriere auftritt.

Fallbeispiel

Herr M. nimmt sich vor, Montag, Mittwoch und Freitag um 18 Uhr im Stadtpark 30 Minuten joggen zu gehen (Ausführungsplan). Er weiß aber, dass er sich nach der Arbeit häufig zu energielos fühlt, um es tatsächlich durchzuführen (Barriere). Nun kann Herr M. einen Bewältigungsplan für sich formulieren. »Wenn ich mich nach der Arbeit zu energielos fühle (Barriere), gehe ich gar nicht erst ins Haus, sondern ziehe direkt meine Laufschuhe an (Bewältigungsplan)«.

Bewältigungspläne erleichtern die Handlungsinitiierung, da es durch die Verknüpfung zu einer automatischen Auslösung des zielgerichteten Verhaltens kommt, sobald die spezifische Situation auftritt. Aus diesem Grund ist das spezifische Formulieren der Barrieren so wichtig. Die Kombination aus Ausführungs- und Bewältigungsplänen führt zu einer langfristigeren Ausübung von SpA als Ausführungspläne allein (Sniehotta et al., 2006). Das Ausblenden von Informationen, die Hindernisse größer werden lassen (z. B. das Fernsehprogramm anschauen) ist ein weiterer Bewältigungsplan und ist positiv mit SpA assoziiert (Olander et al., 2013; Sniehotta et al., 2006).

Handlungskontrolle. Die Handlungskontrolle ist eine Selbstregulationsstrategie, die die aktuelle *Durchführung* des intendierten Verhaltens (z. B. dreimal pro Woche für mindestens 30 Minuten im moderaten bis intensiven Intensitätsbereich sportlich aktiv sein) stetig evaluiert. Die Person protokolliert, ob sie das intendierte Verhalten auch tatsächlich gezeigt hat (z. B. in Form eines Bewegungstagebuchs). Die Handlungskontrolle erleichtert die tatsächliche und korrekte Ausführung der SpA und ist, neben den anderen Konstrukten, besonders wichtig für die Initiierung und Aufrechterhaltung von SpA (Geidl et al., 2012; Knittle et al., 2018; Schwarzer et al., 2011).

Fallbeispiel

Seitdem Herr M. jedes Mal aufschreibt, dass er joggen war, fällt es ihm sofort auf, wenn er nicht wie geplant dreimal, sondern nur zweimal pro Woche laufen war. Es fällt ihm dann viel leichter, noch ein drittes Mal joggen zu gehen, da er so seinen Wochenplan »abhaken« kann. Nun hat er es bereits zwei Wochen am Stück geschafft, dreimal pro Woche 30 Minuten lang joggen zu gehen. Das motiviert ihn, es auch in der nächsten Woche wieder zu schaffen.

Soziale Unterstützung. Der Einbezug sozialer Unterstützung ist ein wichtiger Bestandteil bei der Initiierung und Aufrechterhaltung von SpA. Das soziale Umfeld kann unterstützend zur Zielerreichung (z. B. regelmäßige SpA) beitragen (Michie et al., 2011). Freunde oder Familie können z. B. helfen, bestimmte Barrieren (z. B. keine Zeit für SpA) zu minimieren.

Fallbeispiel

Herr M. hat sich fest vorgenommen, nach der Arbeit eine halbe Stunde joggen zu gehen. Doch eigentlich muss er noch seine Wohnung aufräumen. Als er nach Hause kommt, sieht er, dass seine Mitbewohnerin schon alles aufgeräumt hat. Er ist seiner Mitbewohnerin sehr dankbar, zieht seine Sportschuhe an und läuft los. Das Aufräumen hätte sicherlich zwei Stunden gedauert und danach wäre er vermutlich nicht mehr joggen gegangen.

Denkbar wären auch Verabredungen zum gemeinsamen Sporttreiben. So wird ein Ausführungsplan noch konkreter (mit wem?) und man geht eine soziale »Verpflichtung« ein, die das Einhalten des Plans wahrscheinlicher macht. Eine andere Möglichkeit der sozialen Unterstützung wäre das Motivieren zum Sport (»Na los! Beim letzten Mal konntest du nach dem Joggen doch so gut schlafen«), das Erinnern (»Wolltest du nicht heute laufen gehen?«) und das Nachfragen, ob derjenige tatsächlich sportlich aktiv war (»Warst du gestern wie geplant laufen?«). Das Nachfragen und Erinnern ist eine externe Handlungskontrolle (siehe oben), die es vereinfacht, das intendierte Verhalten auch zu zeigen. Die soziale Unterstützung ist zudem wichtig, da sie auch bei anderen Variablen des motivationalen und volitionalen Prozesses eine Rolle spielt. So kann sie positive Konsequenzerwartungen (z. B. Anerkennung durch Freunde) und eine selbstkonkordante Motivation (»Es ist mir wichtig, dass mein Chef mit mir zufrieden ist. Durch SpA kann ich wieder konzentrierter arbeiten, was meine Arbeitsqualität steigert«) fördern. Auch Wissen (Vermitteln von Informationen über die positiven Effekte von SpA) und Risikowahrnehmung (»In letzter Zeit siehst du wirklich immer sehr müde und erschöpft aus«) kann durch Angehörige gesteigert werden. Stellvertretende Erfahrungen und verbale Verstärkung durch Angehörige können zudem Quellen der Selbstwirksamkeit sein, die wichtig für die Intentionsbildung und Durchführung von SpA ist (Bandura, 2004).

Für eine langfristige Integration von SpA in den Alltag sind eine starke Motivation und gleichzeitig Umsetzungsfähigkeit der Intention in tatsächliche Handlungen erforderlich. Folgende Variablen führen zu einer starken Motivation und Volition:

- Wissen,
- Risikowahrnehmung,
- Konsequenzerwartungen und -erfahrungen,
- Zielintention,
- Selbstkonkordanz,
- Zielkontrolle sowie Ausführungspläne,
- Bewältigungspläne,
- Handlungskontrolle,
- Selbstwirksamkeit und
- soziale Unterstützung.

Abbildung 2.3 veranschaulicht den Zusammenhang der einzelnen Variablen untereinander und ihren Zusammenhang mit der Implementierungsintention und Umsetzung dieser Intention (Handlung) der SpA.

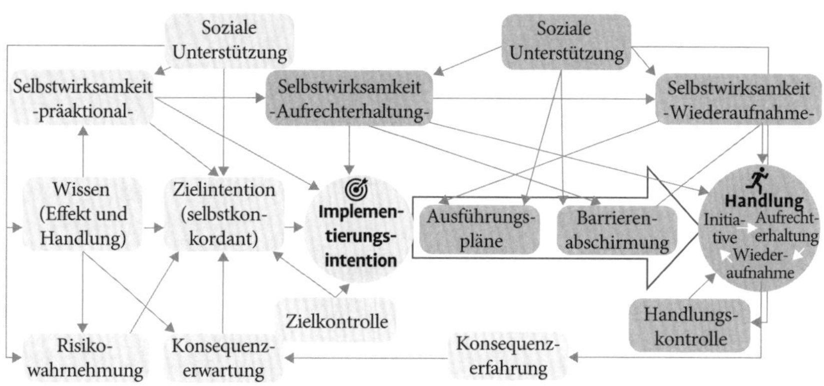

Abbildung 2.3. Zusammenhang der motivationalen und volitionalen Variablen untereinander und mit der Intention und der tatsächlichen Umsetzung von SpA. Helle Variablen sind dem motivationalen und dunklere Variablen dem volitionalen Prozess zuzuordnen. Die Pfeile geben die Zusammenhänge der Variablen untereinander an. Angelehnt an den Health Action health action process approach (HAPA; Schwarzer, 2008) und das Motivations-Volitions-Prozessmodell (MoVo-Pozessmodell; Fuchs et al., 2010).

2.4 Motivation und Volition bei Menschen mit psychischen Erkrankungen

Untersuchungen zeigen, dass Menschen mit psychischen Erkrankungen, im Vergleich zu psychisch nicht Erkrankten, einzigartige und stärkere motivationale und volitionale Defizite aufweisen (Firth et al., 2016; Glowacki et al., 2017; Kramer et al., 2014; Rebar & Taylor, 2017). Ein Grund dafür ist, dass ihre psychopathologische Symptomatik, wie z. B. Energielosigkeit und Angst, bestimmte Prozesse der Motivations- und/oder Volitionsbildung erschweren bzw. unterdrücken. Z. B. erschwert eine durch die Symptomatik bedingte Antriebslosigkeit die Bildung einer selbstkonkordanten Motivation, da es zunächst »keinen Spaß macht« (intrinsische Motivation), aktiv zu werden. Ein weiteres Beispiel ist der soziale Rückzug, ein Symptom, das viele psychische Erkrankungen begleitet. Durch den sozialen Rückzug fällt es schwerer, das soziale Netzwerk zu mobilisieren, das für viele der motivationalen und volitionalen Komponenten eine wichtige Rolle spielt (s. Abschn. 2.3). Weitere Gründe für Defizite der Motivation und Volition sind eine schlechte physische Gesundheit, medikamentöse Nebenwirkungen und zusätzlich weniger soziale Unterstützung aufgrund von Stigmatisierungen (Chen et al., 2017; Firth et al., 2016; Rebar & Taylor, 2017). Abbildung 2.4 verdeutlicht die Zusammenhänge der störungsbedingten Barrieren mit motivationalen und volitionalen Defiziten bei Menschen mit psychischen Erkrankungen.

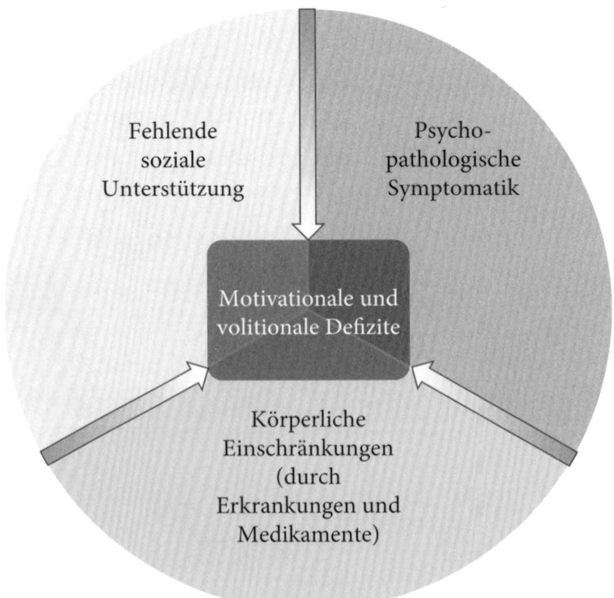

Abbildung 2.4. Gründe für motivationale und volitionale Defizite für sportliche Aktivität bei Menschen mit psychischen Erkrankungen

Im Folgenden werden störungsspezifische Symptome bei Depressionen, Angststörungen, Schizophrenie, ADHS und primärer Insomnie und deren Konsequenzen für den Aufbau von Motivation und Volition für SpA beschrieben. Im Anschluss folgen weitere störungsübergreifende Barrieren für den Aufbau von Motivation und Volition (für einen Überblick s. Tab. 2.1).

Tabelle 2.1. Übersicht der störungsspezifischen und -übergreifenden Symptome und deren Auswirkungen auf Hürden bei der SpA und Konsequenzen für die Motivation und Volition für SpA

Störungsbild	Symptomatik	Spezifische Hürden	Konsequenz (motivational und volitional)
Depression	Depressive Stimmung und / oder Verlust von Interesse und Freude an Aktivitäten	SpA wird als Verpflichtung und Belastung wahrgenommen, mangelnde Bereitschaft für Wissensaneignung, positive Aspekte der SpA werden nicht wahrgenommen	Motivation für SpA kann nicht gebildet werden (geringe *Selbstkonkordanz*), es werden negative Konsequenzen (z. B. Überforderung) der SpA angenommen (negative *Konsequenzerwartung*)
	Negativer Attributionsstil	Misserfolg wird als internal, global, überdauernd, kleine Fortschritte werden als Zufall (und nicht als eigene Fähigkeit) angesehen oder nicht wahrgenommen	Fördert eine negative Einstellung gegenüber eigenen Fähigkeiten und die Antizipation zukünftigen Versagens sowie negative Erfahrungen (z. B. keine Erfolge) gegenüber der SpA (geringe *Selbstwirksamkeit* und negative *Konsequenzerwartungen* und *-erfahrungen*); fördert einen Negativvergleich mit anderen Teilnehmern; Erschwert Glauben daran, das Ziel erreichen zu können, weshalb möglicherweise die Ausführung erst gar nicht geplant wird (*Ausführungs- und Bewältigungspläne* werden nicht durchgeführt)
	Energielosigkeit, Müdigkeit	Senkung der Freude an Sportaktivität, Reduktion der Verhaltenskontrolle	Keine Motivation für SpA kann gebildet werden (geringe *Selbstkonkordanz*)
	Sozialer Rückzug	Mobilisierung des sozialen Netzwerkes erschwert	Einbezug des sozialen Umfeldes schwieriger, das unterstützend für die Ausführung regelmäßiger SpA sein kann (*soziale Unterstützung, Selbstwirksamkeit, Bewältigungspläne* reduziert)

Tabelle 2.1. (Fortsetzung)

Störungsbild	Symptomatik	Spezifische Hürden	Konsequenz (motivational und volitional)
Angststörungen	Angstsymptome, Hypervigilanz, Fokussierung auf Angstsymptome	Vermeidung von SpA, körperliche Reaktionen SpA können als Angstsymptome missinterpretiert werden	Fürchten sich vor der SpA (*negative Konsequenzerwartungen*) → Motivation für SpA kann sich nicht bilden (*geringe Selbstkonkordanz*); Sport wird in einem unterfordernden Maß geplant und ausgeübt, um Angstsymptome zu vermeiden (*keine positiven Konsequenzerfahrung*, weil die SpA zu gering ist, um positive Effekte zu erfahren)
	Fokussierung auf angstauslösende Stimuli und Konzentrationsschwierigkeiten	Erschwert Fokussierung auf Planung, leichtere Ablenkung von angstauslösenden Stimuli von SpA	Alternative Lösungsstrategien für Barrieren (z. B. angstauslösende Stimuli) sind schwer zu finden, da Aufmerksamkeit nur auf Barriere liegt (Schwierigkeiten *Bewältigungspläne* zu formulieren)
	Sozialer Rückzug	Mobilisierung des sozialen Netzwerkes erschwert	Einbezug des sozialen Umfeldes schwieriger, das unterstützend für die Ausführung regelmäßiger SpA sein kann (*soziale Unterstützung, Selbstwirksamkeit, Bewältigungspläne* reduziert)
Schizophrenie	Defizite der autonomen Motivation	Mangelnde Bereitschaft für Wissensaneignung; SpA wird nicht als etwas wahrgenommen, dass mit den eigenen Bedürfnissen übereinstimmen könnte	Fehlende intrinsische Motivation für SpA (*geringe Selbstkonkordanz);* kein Wissen über und keine positiven Erwartungen an die SpA für Verbesserung der Symptome (keine positiven *Konsequenzerwartungen*, mangelndes *Effektwissen)*
	Gestörte Reizverarbeitung, Herstellung von Assoziationen und Verknüpfung mit wahnhaften Vorstellungen	Reizüberflutung durch Gruppensetting oder zu viele Gegenstände bei Sportintervention möglich, negative Gefühle, Anspannung und Angst vor Sportgeräten oder Musik etc. bei der Sportintervention	Es werden negative Erfahrungen bei der SpA gemacht (negative *Konsequenzerfahrungen),* die die negative Einstellung gegenüber der SpA steigern (negative *Konsequenzerwartungen)*
	Misstrauen gegenüber anderen Personen, sozialer Rückzug	Erschwert die Kontaktaufnahme zu anderen Menschen, Mobilisierung des sozialen Netzwerkes erschwert	Einbezug des sozialen Umfeldes schwieriger, das unterstützend für die Ausführung regelmäßiger SpA sein kann (*soziale Unterstützung, Selbstwirksamkeit, Bewältigungspläne* reduziert)

Tabelle 2.1. (Fortsetzung)

Störungsbild	Symptomatik	Spezifische Hürden	Konsequenz (motivational und volitional)
ADHS	Dysregulation der Exekutivfunktionen	Defizite der Selbstregulation und des adaptiven Verhaltens	Formulierung und Durchführen von *Ausführungs-* und *Bewältigungsplänen* (z. B. Mobilisierung des sozialen Netzwerkes, Überwindung von antizipierten Hürden) erschwert, *Verhaltens-* und *Zielkontrolle* erschwert
	Aufmerksamkeitsschwierigkeiten	Leichte Ablenkbarkeit von störenden Reizen / Hindernissen	Schwierigkeiten, Pläne für Barrierenüberwindung zu erstellen und auch durchzuführen, weil es schwieriger ist, Barrieren zu ignorieren bzw. überlegte Pläne anzuwenden (erschwerte Bedingungen Planung und Ausführung von *Bewältigungsplänen*)
	Hyperaktivität und Impulsivität	Defizite in der Selbstregulation und des adaptiven Verhaltens; Bevorzugung kleinerer unmittelbarer Belohnungen vor großen verzögerten Belohnungen; Schwierigkeiten lange an einer Aktivität dranzubleiben	Formulierung und Durchführen von Ausführungs- und Bewältigungsplänen (z. B. Mobilisierung des sozialen Netzwerkes, Überwindung von antizipierten Hürden) erschwert, Verhaltens- und Zielkontrolle erschwert; langfristige Zielverfolgung erschwert; keine selbstkonkordante *Zielintention* langfristig sportlich aktiv zu sein; erhalten Negatives von anderen Teilnehmerinnen und Trainerinnen / Therapeutinnen, da es ihnen schwerfällt, sich an Sportprogramme anzupassen, was zu negativen *Konsequenzerfahrungen* führt
Primäre Insomnie	Ein- und Durchschlafschwierigkeiten	Senkung der Freude an Sportaktivität, Reduktion der Verhaltenskontrolle	Ausbildung einer Motivation für SpA erschwert, weil keine Freude empfunden wird (geringe *Selbstkonkordanz*; erschwert das Entwerfen und Durchführen von *Ausführungs- und Bewältigungsplänen*; erschwert die *Verhaltens-* und *Zielkontrolle*
	Konzentrationsschwierigkeiten	Leichte Ablenkbarkeit von störenden Reizen / Hindernissen	Schwierigkeiten, Pläne für Barrierenüberwindung zu erstellen und auch durchzuführen, weil es schwieriger ist, Barrieren zu ignorieren bzw. überlegte Pläne anzuwenden (erschwerte Bedingungen Planung und Ausführung von *Bewältigungsplänen*)

Tabelle 2.1. (Fortsetzung)

Störungsbild	Symptomatik	Spezifische Hürden	Konsequenz (motivational und volitional)
Störungsübergreifende Barrieren	Angst vor oder tatsächlich erfahrene Stigmatisierung durch Andere	Mobilisierung des sozialen Netzwerkes erschwert	Einbezug des sozialen Umfeldes schwieriger, das unterstützend für die Ausführung regelmäßiger SpA sein kann (*soziale Unterstützung, Selbstwirksamkeit, Bewältigungspläne* reduziert)
	Körperliche Probleme (z. B. koronare Herzkrankheiten)	Erschwerte Bedingungen für SpA	Negative Erwartungen an die SpA und ggf. erlebte negative Erfahrungen (z. B. durch Übergewicht) (negative *Konsequenzerwartungen,* negative *Konsequenzerfahrungen*); Glaube an die eigenen Fähigkeiten wird erschwert (geringe *Selbstwirksamkeit*)
	Medikamentöse Nebenwirkungen	Psychische und physische negative Auswirkungen → erschwerte Bedingungen für SpA	Negative Erwartungen an die SpA und ggf. erlebte negative Erfahrungen (z. B. durch Übergewicht) (negative *Konsequenzerwartungen,* negative *Konsequenzerfahrungen*); Glaube an die eigenen Fähigkeiten wird erschwert (geringe *Selbstwirksamkeit*)

2.4.1 Symptomspezifische Barrieren

Depression

Eine ausgeprägte depressive Stimmung und / oder deutlicher Verlust von Interesse und Freude an Aktivitäten können zu einer mangelnden Bereitschaft für Wissensaneignung bzw. Interesse an Wissensvermittlung führen. Daraus resultiert, dass depressive Patienten die positiven Effekte von SpA nicht kennen und es ihnen deshalb schwerfällt, Motivation für deren Ausführung aufzubauen. Aufgrund der eingeschränkten Freude an Aktivitäten kann es depressiven Menschen schwerfallen, positive Aspekte oder Effekte der SpA wahrzunehmen, was den Aufbau einer Motivation für SpA zusätzlich erschwert (Glowacki et al., 2017; Kramer et al., 2014). Die fehlende autonome Motivation von Seiten der Patienten kann dazu führen, dass SpA als Verpflichtung und nicht als etwas Angenehmes wahrgenommen wird. Es ergeben sich negative Erwartungen und negative Erfahrungen durch die SpA. Zudem neigen depressive Patienten dazu, sehr hohe Anforderungen an sich selbst zu stellen und eine hohe Leistungsorientierung zu zeigen (Flett et al., 2003; Hewitt & Flett, 1991). Aus diesem Grund setzen sie sich unerreichbare Ziele, die rasch zu Misserfolg und Überforderung führen. Der Misserfolg wird auf die eigene »schlechte« Leistung attribuiert und als nicht veränderbar und übergreifend (auch auf andere Leistungen bezogen) angesehen (Alloy et al., 1988). Dieser negative

Attributionsstil ist typisch für depressive Personen und fördert eine (oft schon zuvor bestehende) negative Einstellung gegenüber eigenen Fähigkeiten, Antizipationen zukünftigen Versagens und zu Negativvergleichen (z. B. »Andere fühlen sich nach dem Sport besser; bei mir funktioniert das nicht«). Das führt wiederum dazu, dass depressive Personen gar nicht erst versuchen, das intendierte Verhalten zu zeigen. Dieser negative Attributionsstil erschwert es depressiven Patienten zusätzlich, an eine Zielerreichung (z. B. Integration regelmäßiger SpA in den Alltag) zu glauben und kleine Fortschritte wahrzunehmen. Zudem fördert dieser die Fokussierung auf negative Empfindungen während und nach Sportaktivitäten. All diese Auswirkungen des negativen Attributionsstils mindern die Motivation für SpA.

Fallbeispiel

Herr M. setzt sich zum Ziel, fünfmal die Woche jeweils 60 Minuten am Stück joggen zu gehen. Er schafft es nur einmal in der Woche, 30 Minuten am Stück joggen zu gehen. Er ist frustriert, weil er das vorgenommene Ziel nicht erreicht hat. Da er »sich sicher ist«, dass er sowieso ein Versager sei und seine Ziele nie erreichen werde, setzt er sich nun keine sportlichen Ziele mehr. Dass er es zumindest geschafft hat, einmal in der Woche joggen zu gehen, nimmt er gar nicht wahr.

Energielosigkeit und Müdigkeit, die ebenfalls mit Depressionen einhergehen, senken die Freude an Aktivitäten und stellen deshalb weitere Hürden für die Entwicklung einer selbstkonkordanten Zielintention dar (Fraser et al., 2015; Glowacki et al., 2017). Außerdem sind diese Symptome mit einer reduzierten Verhaltenskontrolle assoziiert (Meldrum et al., 2015), was die Planung und Durchführung von intendierten Plänen und den Umgang mit auftretenden Hürden verhindern kann. Die Kontrolle des intendierten Verhaltens und der Zielerreichung ist durch die Müdigkeit bzw. Energielosigkeit ebenfalls erschwert.

Eine verminderte Denk- und Konzentrationsfähigkeit, an der viele depressive Patientinnen leiden, kann dazu beitragen, Instruktionen für SpA nicht folgen oder umsetzen zu können sowie die SpA und den Umgang mit Hindernissen zu planen. Weitere Symptome der Depression, wie z. B. Gewichtszunahme durch Appetitsteigerung, erschweren die Ausübung von SpA, da ein höheres Gewicht mit mehr Unwohlsein während der SpA einhergeht (Smits et al., 2010). Ein möglicher Appetitverlust hingegen führt zu weniger Nahrungsaufnahme und verstärkt die Energielosigkeit, die es wiederum erschwert, SpA zu initiieren. Die Gewichtsveränderungen tragen damit zu weiteren negativen Erwartungen und Erfahrungen an die SpA bei. Darüber hinaus erschwert der soziale Rückzug depressiver Patientinnen den Aufbau bzw. die Mobilisierung eines sozialen Netzwerkes, das förderlich für die Umsetzung regelmäßiger SpA ist (Ormel et al., 2018).

Eine wissenschaftliche Untersuchung der Barrieren für SpA bei depressiven Patientinnen bestätigt motivationale Schwierigkeiten und eine mangelnde Umsetzungsfähigkeit (Kramer et al., 2014). Depressive Patientinnen zeigten eine reduzierte

Intention für SpA, weniger Selbstwirksamkeit und erhöhte negative Erwartungen an die SpA als gesunde Kontrollprobandinnen. Außerdem zeigten Patientinnen, auch wenn sie eine hohe Intention für SpA hatten, weniger Strategien, diese Intention in die Tat umzusetzen.

> **!** Eine depressive Stimmung, Interessenverlust und Energielosigkeit erschweren den Motivationsaufbau und die Ausführung der SpA bei Depressiven. Aufgrund der Neigung zum Perfektionismus setzen sie sich oft unerreichbare Ziele, die zu Misserfolg und Überforderung führen. Ihr negativer Attributionsstil (internal, stabil, global) und ihr mangelndes Selbstwertgefühl sorgen dafür, dass Misserfolge als eigenes Versagen und mangelnde, nicht zu verbessernde Fähigkeiten interpretiert werden und kleine Verbesserungen nicht wahrgenommen werden. Depressive Personen haben zudem Schwierigkeiten, ihr soziales Netzwerk zu mobilisieren, das bei der tatsächlichen Ausführung von SpA helfen kann.

Angststörungen

Wie in Abschnitt 1.7.2 beschrieben zeigen Patienten mit Angststörungen Angstsymptome auf körperlicher, emotionaler, kognitiver und Verhaltensebene. SpA löst physiologisch die gleichen körperlichen Angstreaktionen aus, die Menschen mit einer Angststörung erfahren: So erhöht sich der Herzschlag, die Schweißproduktion wird gesteigert und die Kortisol-Konzentration im Blut steigt an. Die natürlichen Körperreaktionen können als Angstreaktion missinterpretiert werden. Personen mit Angststörungen fürchten sich vor diesen körperlichen Angstreaktionen (Angstsensitivität) (Collimore & Asmundson, 2014). Tatsächlich reagieren Personen mit Angststörungen ängstlich auf Übungen, die körperliche Angstreaktionen auslösen (Collimore & Asmundson, 2014). Aus dem Grund machen sie negative Erfahrungen mit SpA (z. B. Gefühl einer Panikattacke), was wiederum zu einer negativen Erwartungshaltung führt (z. B. Jedes Mal bei SpA könnte eine Panikattacke ausgelöst werden). Daher kann SpA von Patienten mit Angststörung vermieden werden. Die ständige Alarmbereitschaft bzw. Hypervigilanz, die ein Symptom der Angststörungen darstellt, ist assoziiert mit einer verminderten SpA (Vancampfort et al., 2016). Es ist anzunehmen, dass die Hypervigilanz die Angstsensitivität verstärkt, da eine ständig überhöhte Achtsamkeit auf Körperreaktionen vorherrscht, wodurch die Angst vor SpA zunimmt. Die Angst vor und Fokussierung auf körperliche Angstreaktionen lenken die Aufmerksamkeit davon weg, die SpA korrekt auszuführen. Sie können außerdem dazu führen, dass SpA immer mehr vermieden wird und somit keine Motivation für die Ausübung entstehen kann.

Fallbeispiel

Frau G. leidet seit zwei Jahren an einer Panikstörung und hat sich für ein Sportprogramm in ihrer Stadt angemeldet. Sie beginnt das Training und spürt sogleich die gewohnten Symptome einer beginnenden Panikattacke. Sie bricht das Training sofort ab und traut sich seitdem nicht mehr, sportlich aktiv zu sein, da sie glaubt, die SpA könnte bei ihr eine Panikattacke auslösen.

Kongruent zu Depressionen können Angststörungen mit sozialer Isolation einhergehen, wodurch das unterstützende soziale Netzwerk weniger gut mobilisiert werden kann. Durch die Fokussierung auf mögliche angstauslösende Stimuli wird die Aufmerksamkeitslenkung auf die korrekte Ausführung der SpA möglicherweise eingeschränkt. Die eingeschränkte Aufmerksamkeit verschlechtert gleichzeitig die Planung und tatsächliche Durchführung der Pläne (Ausführungs- und Bewältigungspläne).

! SpA löst die gleichen körperlichen Reaktionen wie eine Angstreaktion aus. Personen mit Angststörungen können die körperlichen Reaktionen missinterpretieren und daher SpA vermeiden. Die ständige Fokussierung auf Angstreaktionen während der SpA lenken die Aufmerksamkeit davon weg, die SpA korrekt auszuführen. Die Fokussierung auf angstauslösende Stimuli erschwert es zusätzlich, Pläne für SpA zu entwickeln und umzusetzen.

Schizophrenie

Bei Patientinnen mit Schizophrenie sind insbesondere Defizite der autonomen Motivation für SpA vielfach untersucht und bestätigt worden (Firth et al., 2016; Soundy et al., 2014; Tobe et al., 2016; Vancampfort et al., 2013). V. a. Patientinnen, die eine lange Krankheitsgeschichte der Schizophrenie aufweisen, zeigen verstärkt autonome motivationale Defizite für SpA (Carpiniello et al., 2013). Dies kann zusätzlich zu einer mangelnden Bereitschaft für Wissensaneignung bzw. Interesse an Wissensvermittlung führen. Dementsprechend fällt es ihnen schwerer, eine Intention auszubilden, sportlich aktiv zu sein. Neben den motivationalen Defiziten, sind, je nach Krankheitsphase der Schizophrenie, unterschiedliche Barrieren in der Ausübung der SpA zu verzeichnen. Im Rahmen der Positivsymptomatik kann es zu einer gestörten Reizverarbeitung kommen, die bei Konfrontation mit zu vielen Reizen (z. B. viele neue Übungen, Sportgeräte, viele Menschen, Musik) zu einer Zunahme der psychotischen Symptomatik (Halluzinationen und Wahn) führen kann (Zvyagintsev et al., 2017). Eine akute psychotische Symptomatik kann außerdem dazu führen, dass die Patientinnen Dingen bestimmte Bedeutungen zuweisen und Assoziationen herstellen. So könnten sie beispielsweise ein Sportgerät oder Musik mit bestimmten wahnhaften Gedanken verknüpfen (Oertel-Knöchel & Hänsel, 2016). Je nach Assoziation können negative Gefühle, Anspannung und Angst ausgelöst werden und die Symptomatik negativ beeinflussen. Diese Angst fördert eine negative Erwartungshaltung gegenüber

SpA und mindert wiederum die Motivation, sportlich aktiv zu sein. Misstrauen gegenüber anderen Menschen kann im Rahmen der Positivsymptomatik auftreten. Es erschwert die Kontaktaufnahme zu anderen Menschen und die Mobilisierung des sozialen Netzwerkes, das unterstützend bei der Durchführung von SpA sein kann. In einer qualitativen Studie von Firth et al. (2016) bewerteten schizophrene Patientinnen (erste psychotische Episode) die soziale Unterstützung als einen entscheidenden Faktor für die effektive Ausführung von SpA im moderaten bis höheren Intensitätsbereichen.

Fallbeispiel

Frau H. leidet seit ca. drei Monaten an einer Schizophrenie. Bisher erlebte sie zwei psychotische Phasen (Positivsymptomatik), die durch Antriebsminderung und Affektverflachung (Negativsymptomatik) unterbrochen wurden. Früher ist sie gerne ins Schwimmbad gegangen. Seitdem die Erkrankung bei ihr ausgebrochen ist, glaubt sie allerdings nicht mehr, dass das Schwimmen ihr noch guttun könnte. Aufgrund von Empfehlungen ihres sozialen Umfeldes geht sie doch ins Schwimmbad. Die Rutschen und Sprungbretter lösen bei ihr jedoch ein komisches Gefühl aus. Alles verschwimmt vor ihren Augen. Sie ist sich noch dazu sicher, dass alle Personen im Schwimmbad sie die ganze Zeit beobachten. Sie bekommt Angst und verlässt das Schwimmbad.

Neben der Positivsymptomatik trägt auch die Negativsymptomatik zu einer Reihe von Barrieren in der Ausübung von SpA bei (Soundy et al., 2014). Antriebsminderung und Affektverflachung verstärken die mangelnde Motivation und senken die Freude an Sportaktivitäten (Firth et al., 2016). Durch die Affektverflachung ist die Fähigkeit, Gefühle zu empfinden, herabgesetzt. SpA steigert gewöhnlich unmittelbar den Affekt (s. Abschn. 1.7), was die Motivation für SpA steigert. Es kann somit angenommen werden, dass schizophrene Patientinnen aufgrund ihrer Affektverflachung die positiven Gefühle nach dem Sport nicht so intensiv oder gar nicht wahrnehmen, sodass die Motivation, weiterhin sportlich aktiv zu sein, schwer entstehen kann. Die Antriebsminderung erschwert außerdem das Entwerfen und die tatsächliche Durchführung von Ausführungs- und Bewältigungsplänen. Für das Entwerfen und die Durchführung ist Eigenantrieb notwendig, der aufgrund der Negativsymptomatik defizitär oder nicht vorhanden ist.

Ein weiteres, häufig beobachtetes Defizit von schizophrenen Patientinnen in verschiedenen Krankheitsphasen ist eine Dysregulation der Exekutivfunktionen (Orellana & Slachevsky, 2013). Diese befähigen Menschen dazu, Pläne zu entwickeln, sich sozial konform zu verhalten, Probleme zu lösen, ihre Aufmerksamkeit flexibel zu steuern und störende bzw. unwichtige Reize für die Bewältigung einer Aufgabe auszublenden (Hughes, 2013). Aufgrund der Dysregulation der Exekutivfunktionen fällt es schizophrenen Patientinnen schwerer, SpA langfristig zu planen und diesen Plan, auch bei auftretenden Schwierigkeiten, weiterhin zu verfolgen. Außerdem erschweren Defizite in diesem Bereich die Kontrolle des intendierten Verhaltens und des Ziels, da Exekutivfunktionen für eine Steuerung solcher Prozesse essenziell sind. Die langfristige Aufrechterhaltung eines Verhaltens und langfristige Zielverfolgung sind somit erschwert. Dies spricht für Schwierigkeiten in der Umsetzungsfähigkeit langfristiger und regelmäßiger SpA bei dieser Stichprobe.

! Schizophrene Patientinnen haben aufgrund ihrer Symptomatik starke Schwierigkeiten, eine autonome Motivation für SpA aufzubauen. Außerdem stellen die gestörte Reizverarbeitung und das Misstrauen gegenüber anderen Personen eine weitere Barriere in der Entwicklung von Motivation und Umsetzungsfähigkeiten dar. Die Antriebsminderung im Rahmen der Negativsymptomatik senkt die Freude an Sportaktivität weiter und erschwert die Entwicklung von Fähigkeiten für die Ausführung. Störungen der Exekutivkontrolle tragen dazu bei, dass eine verminderte Verhaltenskontrolle und Zielverfolgung bei dieser Stichprobe vorliegen, die wichtig für die Planung und Durchführung von SpA sind.

ADHS

Die Hauptsymptome von ADHS sind Aufmerksamkeitsdefizite, Impulsivität und Hyperaktivität. Zwei Hauptmechanismen liegen diesen Symptomen zugrunde:

- eine Dysregulation der Exekutivfunktionen und
- ein dysfunktionaler Motivationsstil (Sonuga-Barke, 2002, 2003).

Charakteristisch für Patientinnen mit ADHS ist die Bevorzugung kleiner unmittelbarer Belohnungen vor großen verzögerten Belohnungen. Während sie auf Belohnungen warten, zeigen sie Symptome von Hyperaktivität (Anderson et al., 2002; Antrop et al., 2000; Hoerger & Mace, 2006; Kuntsi et al., 2001; Marco et al., 2009). Folglich kann davon ausgegangen werden, dass es Patientinnen aufgrund ihres dysfunktionalen Motivationsstils schwerer fällt, langfristig Ziele zu verfolgen, die erst nach einer gewissen Zeit eine Belohnung versprechen. SpA muss jedoch langfristig und regelmäßig durchgeführt werden, damit positive Effekte auf die psychopathologische Symptomatik bei ADHS erzielt werden können (Greenwood et al., 2011; MacRae et al., 1987). Es kann also davon ausgegangen werden, dass es Patientinnen mit ADHS schwerfällt, regelmäßig und in einem ausreichenden Ausmaß (z. B. 30 Minuten) sportlich aktiv zu sein, wenn sie nicht unmittelbar positive Effekte auf ihre Symptomatik erfahren. Das Symptom der Hyperaktivität kann ebenfalls dazu führen, dass Effektziele (z. B. Reduktion der Unruhe) nicht langfristig verfolgt werden, da es zu lange dauert, bis sich Erfolge einstellen. Eine Folge davon könnte sein, dass Ziele entwickelt und nach kurzer Zeit wieder verworfen werden. Eine starke und langfristige Zielintention ist allerdings wichtig, damit das Mittel für das Zielerreichen (regelmäßige SpA) auch tatsächlich langfristig durchgeführt wird. Zusätzlich erfahren Patientinnen mit ADHS negative Rückmeldungen von Trainerinnen / Therapeutinnen oder anderen Sportteilnehmerinnen, da sie aufgrund ihres hyperaktiven Verhaltens den Ablauf eines Sportprogramms stören. Dies steigert die Wahrscheinlichkeit für negative Erfahrungen bei der SpA.

Fallbeispiel

Herr F. leidet unter ADHS. Er meldet sich für ein Sportprogramm an, da er mitbekommen hat, dass sich dies positiv auf seine Symptomatik (z. B. Verminderung der inneren Unruhe) auswirken kann. Er beginnt mit dem Training und merkt nicht, dass es irgendetwas an seiner inneren Unruhe verändert. Er bricht das Training nach zehn Minuten ab und meldet sich gleich danach vom Kurs ab. Er ist nun davon überzeugt, dass SpA die Symptome von ADHS nicht reduzieren kann.

Ähnlich zu schizophrenen Patientinnen weisen solche mit ADHS eine Dysregulation der Exekutivfunktionen auf, die, wie oben beschrieben, zielführendendes, adaptives Verhalten regulieren (Hughes, 2013). Die mangelnde Verhaltenskontrolle bzw. Impulsivität geht mit einer defizitären Affektkontrolle einher, die zu Reizbarkeit und Wutausbrüchen führen kann. Dies kann Schwierigkeiten in sozialen Beziehungen zur Folge haben, die eigentlich förderlich für die Ausübung regelmäßiger SpA sind. Gleichzeitig erleben Patientinnen dadurch eine verringerte Frustrationstoleranz gegenüber eigenen Misserfolgen. Dies kann dazu führen, dass sie schnell die Motivation verlieren, SpA auszuführen. Die Impulsivität erschwert zudem die konkrete Planung und Organisation von Sportaktivitäten und Bewältigungsplänen sowie ihre langfristige Fortführung (s. Abschn. 1.7.3), da Pläne schnell wieder verworfen werden.

! ADHS geht mit einem dysfunktionalen Motivationsstil einher, der Betroffene eine kleine, unmittelbare Belohnung vor einer größeren, verzögerten Belohnung bevorzugen lässt. Dies kann dazu führen, dass Motivation für SpA nicht aufgebaut wird, da nur eine langfristige Integration in den Alltag zu positiven Effekten führt. Eine Dysregulation der Exekutivfunktionen und damit einhergehende Impulsivität erschwert die langfristige Planung und Durchführung von SpA.

Primäre Insomnie

Die primäre Insomnie ist durch Einschlaf- und Durchschlafschwierigkeiten gekennzeichnet, die Müdigkeit und Konzentrationsschwächen am nächsten Tag begünstigen (s. Abschn. 1.7.5). Übermüdung und Antriebslosigkeit senken die Freude an SpA und die Bereitschaft, SpA zu initiieren (Fraser et al., 2015). Durch die Müdigkeit können alltägliche Herausforderungen schnell zu einer Belastung werden und Stress erzeugen. SpA könnte somit nicht als Ausgleich, sondern als zusätzlicher Stressor gesehen werden, wodurch keine Motivation entstehen kann. Tatsächlich zeigen

Personen mit Insomnie insgesamt eine geringe Motivation für Tätigkeiten und weniger Aktivitäten als gesunde Personen (Fortier-Brochu & Morin, 2014). Auch das Planen von SpA kann als zusätzliche Belastung gesehen werden und fällt durch die Müdigkeit schwerer.

Die Fähigkeit, Emotionen zu regulieren, ist relevant, um auf alltägliche Stressoren angemessen reagieren zu können. Diese Fähigkeit kann aufgrund von Schlafmangel eingeschränkt sein (Levenson et al., 2015). Es kann somit angenommen werden, dass Patientinnen mit Insomnie bei alltäglichen Stressoren (z. B. Auseinandersetzung mit Vorgesetztem) »überreagieren« und nicht angemessen darauf reagieren können. Es ist folglich davon auszugehen, dass selbst kleine Schwierigkeiten im Alltag als großes Hindernis für die Ausübung von SpA interpretiert werden können.

Fallbeispiel

Frau A. leidet seit einiger Zeit unter Ein- und Durchschlafschwierigkeiten. Sie merkt, dass die Übermüdung sie tagsüber stark einschränkt und sie nicht mehr so belastbar ist wie früher, bevor ihre Schlafprobleme anfingen. Schon kleine Auseinandersetzungen lösen starke emotionale Gefühle in ihr aus und alles, was ihr früher Freude bereitet hat, wirkt wie eine große Belastung für sie (z. B. joggen gehen). Eigentlich hat sie sich vorgenommen, wieder sportlich aktiv zu werden, weil sie weiß, dass dies ihren Schlafproblemen entgegenwirken kann. Abends ist sie aber meistens zu müde und antriebslos. Es fällt ihr außerdem schwer, sich auf die Planung von Sportaktivitäten zu fokussieren, weil sie zu müde ist und dies eine zusätzliche Belastung für sie wäre.

Darüber hinaus erschweren Konzentrationsschwierigkeiten bei dieser Stichprobe zusätzlich die Planung von Sportaktivitäten oder den Umgang mit Barrieren, da sie sich leichter von auftretenden Schwierigkeiten ablenken lassen können. Durch Konzentrationsschwierigkeiten ist es schwierig, sich auf die Zielerreichung zu fokussieren und störende Barrieren zu ignorieren oder zu umgehen.

! Personen mit primärer Insomnie fällt es aufgrund von Müdigkeit und Antriebslosigkeit schwer, eine Motivation für SpA aufzubauen. SpA kann schnell als zusätzliche Belastung angesehen werden. Eine eingeschränkte Emotionsregulation und Konzentrationsschwierigkeiten erschweren die Planung und Ausführung von Ausführungs- und Bewältigungsplänen.

2.4.2 Störungsübergreifende Barrieren

Soziale Stigmatisierung

Personen mit psychischen Erkrankungen sind weiteren störungsübergreifenden Barrieren ausgesetzt, die die Ausbildung von Motivation und Volition bzgl. der SpA erschweren. Z. B. können sie soziale Stigmatisierung aufgrund ihrer psychischen Erkrankung erfahren oder befürchten, diese erfahren zu müssen. Die Angst vor Stigmatisierung wird von Menschen mit psychischen Erkrankungen häufig als eine demotivierende Barriere für SpA genannt (Chen et al., 2017; McDevitt, 2006). Sie könnte Menschen mit psychischen Erkrankungen davon abhalten, im öffentlichen Raum sportlich aktiv zu sein und Zugangsmöglichkeiten (z. B. Fitnessstudios) zu nutzen, da sie dort eine diskriminierende Haltung anderer Personen erfahren könnten. Es erschwert außerdem die Mobilisierung des sozialen Netzwerkes, womit psychisch erkrankte Menschen aufgrund ihrer Symptomatik (s. Abschn. 2.4) bereits Probleme aufweisen. Die soziale Unterstützung ist allerdings essentiell in der regelmäßigen Ausübung von SpA (s. Abschn. 2.3).

Versorgungsprobleme des Gesundheitssystems

Psychisch erkrankte Menschen haben aus diversen Gründen (auch motivationaler Art) weniger Kontakt zum Gesundheitssystem. Gleichzeitig wird ihnen, auch wenn sie ärztliche Hilfe aufsuchen, insgesamt seltener vom Arzt empfohlen, einen gesünderen Lebensstil (z. B. regelmäßige SpA) zu führen. Eine Querschnittsstudie von Hippisley-Cox et al. (2007) konnte beispielsweise zeigen, dass Menschen, die an einer koronaren Herzerkrankung litten und nicht psychisch erkrankt waren, signifikant häufiger beraten wurden als jene, die unter einer psychischen Erkrankung litten. Anzunehmen ist, dass Ärzte keinen zusätzlichen Stress durch Empfehlungen zur Lebensstilveränderung bei Menschen mit psychischen Erkrankungen induzieren möchten. Es kann somit davon ausgegangen werden, dass psychisch erkrankte Menschen weniger Wissen über die positiven Effekte von SpA haben. Gleichzeitig wird ihnen dadurch weniger Wissen über Zugangsmöglichkeiten (z. B. Sportvereine) zu SpA gegeben. Der mangelnde Zugang zur Versorgung des Gesundheitssystems stellt somit eine zusätzliche Barriere für den Aufbau von Motivation und Volition für SpA dar.

Schlechter körperlicher Gesundheitsstatus

Ein schlechterer körperlicher Gesundheitsstatus bei psychisch Erkrankten (z. B. koronare Herzkrankheiten) erschwert zusätzlich die Ausbildung einer starken Motivation sowie Volition für SpA (Choi et al., 2017; McDevitt, 2006). Z. B. kann es sein, dass eine Person aufgrund koronarer Herzkrankheiten bestimmte präferierte SpA nicht durchführen kann und deshalb die Motivation für SpA sinkt. Die Wahrscheinlichkeit negativer Erfahrungen und Erwartungen an die SpA steigt, wenn mehr körperliche Einschränkungen vorliegen. So sind psychisch erkrankte Menschen häufiger übergewichtig als Menschen ohne psychische Erkrankungen (Simon et al., 2006). Übergewicht führt allerdings dazu, dass das Gefühl des Unwohlseins während der SpA gesteigert ist (Smits et al., 2010). Durch negative Erfahrungen kann zusätzlich das Gefühl der Selbstwirksamkeit eingeschränkt werden. Das erschwert maßgeblich, SpA aufrechtzuerhalten und auch nach einer Pause (z. B. durch eine Krankheit) wieder aufnehmen zu können. Die Unsicherheit vor möglichen Schwierigkeiten, aufgrund von körperlichen Einschränkungen, ist zu hoch, um sicher zu sein, dass man SpA langfristig zeigen kann.

Medikamentöse Nebenwirkungen

Ferner können medikamentöse Nebenwirkungen weitere psychische und körperliche Einschränkungen bedingen, die die Ausbildung einer starken Motivation und Volition SpA erschweren (McDevitt, 2006). Typische Nebenwirkungen von trizyklischen Antidepressiva, a-typischen Neuroleptika und Methylphenidat (häufig eingesetzte Medikamente für die oben genannten Störungsbilder) sind beispielsweise Herz-Kreislauf-Erkrankungen, Blasenentleerungsstörungen, Magen-Darm-Beschwerden, Schläfrigkeit, Unruhe, Schwindel, Gewichtsschwankungen, Ängstlichkeit, Schlaflosigkeit, Konzentrationsprobleme und Kopfschmerzen. Betrachtet man die Nebenwirkungen, ist festzustellen, dass psychische und körperliche Einschränkungen, die motivationale und volitionale Prozesse hemmen (z. B. Schlaflosigkeit reduziert Motivation und Umsetzungskompetenzen, körperliche Probleme verschlechtern Konsequenzerfahrungen und -erwartungen) und die bei Menschen mit psychischen Erkrankungen bereits mit erhöhter Wahrscheinlichkeit auftreten (s. Abschn. 2.4), durch Nebenwirkungen der Medikamente zusätzlich verschlechtert werden können. Trotz einer Symptomreduktion durch Psychopharmaka können diese andere Barrieren für die Ausbildung der Motivation und Volition entstehen lassen. So kann die Einnahme von Antidepressiva zwar die depressive Symptomatik senken, die Nebenwirkungen, wie z. B. Magen-Darm-Beschwerden, können eine Person allerdings trotzdem vom Sporttreiben abhalten.

! Menschen mit psychischen Erkrankungen haben aufgrund ihrer psychopathologischen Symptomatik und weiterer störungsübergreifender Barrieren, wie z. B. soziale Diskriminierung, komplexe Versorgungssituationen, komorbide körperliche Erkrankungen und Nebenwirkungen von Medikamenten, erschwerte Bedingungen, um Motivation und Volition für SpA aufzubauen.

2.5 Mangel an regelmäßiger sportlicher Aktivität bei Menschen mit psychischen Erkrankungen

Wie wichtig die oben beschriebenen motivationalen und volitionalen Aspekte für die Initiierung und Aufrechterhaltung von SpA sind, zeigt sich darin, dass Menschen mit psychischen Erkrankungen insgesamt weniger sportlich aktiv sind als gesunde Personen. So erhöht der Bewegungsmangel nicht nur, wie in Abschnitt 2.2 beschrieben, das Risiko, zukünftig an einer psychischen Erkrankung zu leiden, sondern psychische Erkrankungen erhöhen auch die Wahrscheinlichkeit eines Bewegungsmangels. Eine Meta-Analyse von Vancampfort et al. (2017) mit über 35000 eingeschlossenen gesunden und psychisch erkrankten (Schizophrenie, Bipolare Störung, Major Depression) Personen zeigte, dass die durchschnittliche Zeit von SpA im moderaten bis höheren Intensitätsbereich bei Menschen mit psychischen Erkrankungen signifikant geringer ausfällt als bei gesunden Personen. Während Menschen mit einer psychischen Erkrankung im Durchschnitt 38,4 Minuten pro Tag in diesem Intensitätsbereich SpA ausüben, sind gesunde Menschen im Durschnitt 48,6 Minuten pro Tag in diesem Bereich aktiv. Bei allen in Abschnitt 1.7 beschriebenen Störungsbildern (bei ADHS liegen aktuell keine Studien vor) liegt eine im Vergleich zur Allgemeinbevölkerung höhere Wahrscheinlichkeit für sportliche Inaktivität vor. Insgesamt erfüllen 60 bis 70 Prozent der Menschen mit einer Depression nicht die Richtlinien für SpA und üben für 8,5 Stunden am Tag sedentäres Verhalten (z. B. Zeit vor dem Fernsehen verbringen) aus (Schuch et al., 2017; Vancampfort et al., 2017). Personen mit Angststörungen (Goodwin, 2003; van den Berk-Clark et al., 2018; Whitworth & Ciccolo, 2016), Schizophrenie (Vancampfort et al., 2017) und Insomnie (Kline, 2014) berichten ebenfalls signifikant weniger von SpA als die Allgemeinbevölkerung (Goodwin, 2003).

Aufgrund der positiven Effekte von SpA und dem Bewegungsmangel bei Menschen mit psychischen Erkrankungen wurden bereits zahlreiche Sportinterventionen durchgeführt (s. Abschn. 1.7). Diese sind allerdings meist wenig erfolgreich in der *nachhaltigen* Aufrechterhaltung der SpA. In der in Abschnitt 1.7.1 erwähnten »SMILE«-Studie (Blumenthal et al., 2007) berichteten 47 Prozent der Teilnehmerinnen der »sozialen Sportgruppe« und 40 Prozent der Teilnehmerinnen der »individuellen Sportgruppe« bei der einjährigen Nacherhebung, *gar keiner* SpA mehr nachzugehen. Dies verdeutlicht, dass fast die Hälfte der Teilnehmerinnen der Sportintervention die SpA ein Jahr nach Interventionsende überhaupt nicht mehr ausgeführt hatte. Die Autoren gaben nicht an, wie viele der noch sportlich aktiven Probandinnen in einem, den Richtlinien entsprechenden Ausmaß, sportlich aktiv waren. Zu vermuten ist, dass der prozentuale Anteil der Teilnehmer, die wöchentlich 150 Minuten im moderaten bis intensiven Intensitätsbereich sportlich aktiv waren, noch geringer ausgefallen wäre. Bei einer anderen Sportintervention mit 31 schizophrenen Patienten waren nach sechs Monaten lediglich noch 55 Prozent der Teilnehmer sportlich aktiv (Firth et al., 2018, 2017). In einer weiteren randomisiert-kontrollierten Studie untersuchten Rosenbaum, Sherrington und Tiedemann (2015) die Effektivität einer 12-wöchigen Sportintervention bei Menschen mit PTBS. Die Untersuchungen nach Abschluss der Intervention zeigten, dass das Ausmaß der SpA der Teilnehmer der Sportintervention sich nicht zu denen der Kontrollgruppe (TAU) unterschied. Der geringe Anteil der sportlich aktiven Teilnehmer bei Nachuntersuchungen der Sportinterventionen verdeutlicht, dass motivationale und volitionale Aspekte bzgl. der SpA der Teilnehmer auch *nach* der Teilnahme an Sportinterventionen nicht ausreichend vorhanden waren, um die SpA langfristig aufrechtzuerhalten. Die langfristige Aufrechterhaltung von SpA ist jedoch notwendig, um dauerhaft die psychopathologische Symptomatik zu reduzieren.

Allerdings ist es schwierig, zufriedenstellende Aussagen über eine langfristige Wirksamkeit von Sportinterventionen zu formulieren, da häufig keine Katamnese-Untersuchungen stattfinden bzw. diese nicht die Erhebung von SpA berücksichtigen (Ashdown-Franks et al., 2018; Broocks et al., 1998; Hartescu et al., 2015).

> **!** Menschen mit psychischen Erkrankungen weisen motivationale und volitionale Defizite auf, was sich daran zeigt, dass sie weniger sportlich aktiv sind als Personen ohne psychische Erkrankungen. Doch auch nach der Teilnahme an Sportinterventionen schaffen es viele Menschen mit psychischen Erkrankungen nicht, die SpA fortzuführen. Sportinterventionen fördern demnach nicht (oder in einem zu geringen Maße) die motivationalen und volitionalen Komponenten, die Menschen dazu befähigen, langfristig SpA in ihren Alltag zu integrieren. Vor allem die langfristige Fortführung der SpA ist jedoch notwendig, um dauerhaft positive Effekte auf die psychopathologische Symptomatik zu erfahren.

2.6 Sportintervention für Menschen mit psychischer Erkrankung

Motivationale und volitionale Defizite bei Menschen mit psychischen Erkrankungen und wenig erfolgreiche Sportinterventionen für eine langfristige Steigerung der SpA zeigen die Notwendigkeit auf, Sportinterventionen zu implementieren, die insbesondere gezielt die Steigerung von Motivation und Volition adressieren. Nach aktueller Literaturrecherche existiert bisher ein einziges Review zur Bewegungsförderung bei Menschen mit psychischen Erkrankungen (Schizophrenie, Bipolare Störung und Major Depression) von Ashdown-Franks et al. (2018). Die Ergebnisse des Reviews lassen vermuten, dass Sportinterventionen, die motivationale und volitionale Prozesse fördern, erfolgreich in der langfristigen Steigerung der SpA bei Menschen mit psychischen Erkrankungen sein können.

Eine randomisiert-kontrollierte Studie von Göhner et al. (2015), die vermutlich aufgrund einer eher wenig spezifizierten Stichprobe (affektive Störungen, neurotische, Stress- und somatoforme Störungen oder »andere Störungen«) nicht in die Übersichtsarbeit eingeschlossen wurde, zeigt ähnliche Ergebnisse: Die Autoren evaluierten eine motivational-volitionale Sportintervention, die stationär behandelten, psychisch erkrankten Menschen helfen sollte, SpA beim Übergang in den ambulanten Kontext aufrechtzuerhalten. Insgesamt wurden 112 stationäre und sportlich inaktive Patientinnen mit unterschiedlichen Diagnosen in die Studie eingeschlossen. Sie wurden zufällig einer Interventionsgruppe (Standard-Rehabilitation + Intervention) bzw. Kontrollgruppe (Standard-Rehabilitation) zugeteilt. Beide Gruppen nahmen an standardisierten Sportprogrammen der Rehabilitation teil. Die Intervention beinhaltete zwei Gruppentreffen und ein Einzelgespräch während des stationären Aufenthaltes, einen Telefonkontakt sechs Wochen nach Entlassung aus der Klink und regelmäßige Selbstbeobachtung der SpA während dieser Zeit. Themen der Gruppen- und Einzeltreffen und des Telefonkontaktes waren die Förderung der Motivation, sportlich aktiv zu sein und der Aufbau volitionaler Strategien (z.B. Barrierenabschirmung) in der Ausübung der SpA. Die motivational-volitionale Sportintervention zeigte Erfolg: Die Interventionsgruppe war nach drei und sechs Monaten signifikant sportlich aktiver als die Kontrollgruppe. Die Ergebnisse demonstrieren, dass die motivational-volitionale Sportintervention SpA nachhaltig aufrechterhalten konnte. Bei dieser Studie ist allerdings anzumerken, dass 42 Prozent der Teilnehmerinnen die Studie während des Interventionszeitraumes abbrachen und nicht mit in die Analyse eingeschlossen wurden. Wenn in die Analyse allerdings nur vollständige Datensätze einbezogen werden, können die Ergebnisse verzerrt werden (Gupta, 2011). So kann es beispielsweise geschehen, dass nur »erfolgreiche« Patienten in die Datenanalyse miteingeschlossen wurden. Folglich sind Aussagen über die Effektivität der Sportintervention bzgl. der nachhaltigen Steigerung der SpA nur eingeschränkt möglich.

2.7 Mangelnde Effektivität von Sportinterventionen

Da die Intervention von Göhner et al. (2015) den Übergang vom stationären zum ambulanten Setting begleitet hat, gibt die Studie *keine* Informationen über die Effektivität von Sportinterventionen im *rein* ambulanten psychiatrischen oder psychotherapeutischen Kontext. Für ambulant behandelte, psychisch erkrankte Patienten sind Sportinterventionen, trotz der Förderung motivationaler und volitionaler Aspekte, häufig nicht erfolgreich in der langfristigen Steigerung der SpA (Ashdown-Franks et al., 2018). Goldberg et al. (2013) testeten in einer randomisiert-kontrollierten Studie ambulante, übergewichtige Kriegsveteranen mit verschiedenen psychischen Erkrankungen. Die Studie namens »MOVE!« beinhaltete eine sechsmonatige Sportintervention. 109 Probanden wurden zufällig einer Interventionsgruppe (Teilnahme an MOVE!) und Kontrollgruppe (erhielten Informationen über Diät und SpA) zugeteilt. Das Ziel von »MOVE!« war die Steigerung der SpA, um das Gewicht der Teilnehmer zu senken. Diese erhielten in Einzel- und Gruppentreffen (ein- bis zweimal pro Woche) Informationen zur gesunden Ernährung sowie Selbstregulationsstrategien (z. B. persönliche Zielsetzungen und Problemlösestrategien) über einen Zeitraum von sechs Monaten. Die Nachuntersuchung direkt nach Abschluss der Intervention zeigte, dass Teilnehmer der »MOVE!«-Interventionsgruppe, trotz der Förderung motivationaler und volitionaler Strategien, ihre SpA nicht gesteigert hatten.

Die mangelnde Effektivität von Sportinterventionen bei Menschen mit psychischen Erkrankungen (im ambulanten Kontext) verdeutlicht, dass die Implementierung von Sportinterventionen bei dieser Zielgruppe mit verschiedenen Herausforderungen und Desideraten einhergeht, die im Folgenden erläutert werden.

Kein Zuschneiden auf individuelle Hürden und Bedürfnisse

Der ausbleibende Erfolg der Intervention könnte darin begründet sein, dass die Sportintervention nicht auf die spezifischen Bedürfnisse und Hürden von Menschen mit psychischen Erkrankungen zugeschnitten war. Die Intervention »MOVE!« wurde ursprünglich für Menschen mit Übergewicht ohne psychische Erkrankung entwickelt. Die Ergebnisse lassen vermuten, dass eine Adaptation an die Bedürfnisse von Menschen mit psychischen Erkrankungen möglicherweise unzureichend erfolgte. Auch andere Sportinterventionen verwenden das Ziel der körperlichen Fitness oder Reduktion körperlicher Einschränkungen als Mittel zur Steigerung der SpA (Ashdown-Franks et al., 2018; Göhner et al., 2015). Betrachtet man die relevantesten Barrieren in der Ausübung regelmäßiger SpA bei Menschen mit psychischen Erkrankungen, sind körperliche Einschränkungen allerdings als zweitrangig einzustufen (Firth et al., 2016; Glowacki et al., 2017). Dementsprechend ist es schwierig, eine selbstkonkordante Zielintention (Ziele stimmen mit den eigenen Bedürfnissen überein) zu bilden, die langfristig von den Patientinnen verfolgt werden möchte. Gleichzeitig sind psychopathologische Symptome und fehlende soziale Unterstützung erhebliche Barrieren für Menschen mit psychischen Erkrankungen, auf die vermutlich zu wenig eingegangen wird. Die Sportintervention von Göhner et al. (2015) und Kollegen basierte ebenfalls auf einer Intervention, die bisher für Menschen mit chronischen körperlichen Erkrankungen angewendet wurde.

Mangelnder Transfer in den Alltag

Sportinterventionen werden meist in klinisch stationären Settings angeboten, in denen zum einen viele verschiedene supervidierte Sportangebote etabliert sind und zum anderen viele der alltäglichen Barrieren der Patientinnen (z. B. Frust bei der Arbeit) nicht existent sind. Um SpA langfristig in den *Alltag* zu integrieren, sollte die Sportaktivität der Klinik in den Alltag übertragbar sein. In der Realität sind jedoch möglicherweise die Sportangebote nicht existent (z. B. keine supervidierte Laufgruppe in der Nähe). Zudem können alltägliche Barrieren (z. B. Frust bei der Arbeit), die in der Klinik nicht präsent waren, die Patienten nach Entlassung aus der Klinik vom regelmäßigen Sporttreiben abhalten. Um SpA tatsächlich in den Lebensalltag zu integrieren, sollten z. B. Bewältigungspläne erlernt und im realen Rahmen (der im stationären Setting nicht gegeben ist) geübt werden, um mit diesen alltäglichen Barrieren umzugehen. Demnach ist von einer geringen Effektivität von Sportinterventionen im rein stationären Setting auszugehen.

Komplexität der Interventionen

Ein weiterer Grund für die geringe Effektivität von motivational-volitionalen Sportinterventionen könnte darin begründet sein, dass häufig verschiedene Verhaltensänderungen angestrebt werden. Sportinterventionen, bei denen explizit nur das Bewegungsverhalten und nicht noch weitere Gesundheitsverhaltensweisen angesteuert werden, sind erfolgreicher in der Steigerung von SpA als Interventionen, die noch weitere Gesundheitsverhaltensweisen (z. B. Ernährungsumstellung) anstreben (Conn et al., 2008). Dies könnte darin begründet liegen, dass die Veränderung von mehr als einer Verhaltensweise eine starke Umstrukturierung des Alltags erfordert (Druss et al., 2010). Betrachtet man die vielen zusätzlichen Barrieren von Menschen mit psychischen Erkrankungen (z. B. soziale Stigmatisierung), wird deutlich, dass schon die langfristige Veränderung eines einzigen Verhaltens anspruchsvoll sein kann.

Fehlende evidenzbasierte theoretische Grundlage

Ein weiterer Grund für die geringe Effektivität von motivational-volitionalen Sportinterventionen könnte sein, dass viele dieser Interventionen nicht auf einer wissenschaftlich fundierten Theorie begründet liegen. In einem systematischen Review über Sportinterventionen bei Menschen mit psychischen Erkrankungen (Schizophrenie, Bipolare Störung und Major Depression) von Ashdown-Franks et al. (2018) waren lediglich 9 der 32 inkludierten Studien theoriebasiert. Der Einsatz gezielter theoriebasierter Veränderungstechniken ist allerdings erfolgreicher in der Förderung langfristiger Integration der SpA (Gourlan et al., 2016). Der Grund dafür ist, dass sie sich an wissenschaftlich fundierten Erkenntnissen zur langfristigen Förderung von SpA orientieren. Eine mangelhafte Orientierung an evidenzbasierter Theorie für die Förderung von SpA mindert zum einen die Vergleichbarkeit von Sportinterventionen (Michie et al., 2013) und erklärt zum anderen erfolglose Ergebnisse von Sportinterventionen (Gourlan et al., 2016).

Ferner sind Sportinterventionen erfolgreicher, die möglichst viele der motivationalen und volitionalen Variablen fördern (Webb et al., 2010). Dies ist wenig verwunderlich, wenn man bedenkt, dass die *Kombination* der Variablen zu einer starken Motivation und Volition führen. Werden z. B. nur Ausführungspläne entwickelt, kann die Person nur so lange sportlich aktiv sein, bis das erste Hindernis auftritt.

Fallbeispiel

Herr M. hat sich einen konkreten Plan gemacht, wie, wo und wann er in der kommenden Woche sportlich aktiv sein möchte. Eine Woche lang schafft er dies problemlos. In der kommenden Woche hat er eine heftige Auseinandersetzung mit seinem Chef. Er ist niedergeschlagen und macht sich große Sorgen um seine finanzielle Zukunft. Er hat keine Lust, an diesem Tag joggen zu gehen, obwohl er sich dies fest vorgenommen hat. Da er keinen Bewältigungsplan für diese Situation entworfen hat, bleibt er an diesem Tag zu Hause und hält seinen Ausführungsplan nicht ein.

Insgesamt ist es also wichtig, wenn möglich alle der oben beschriebenen motivationalen und volitionalen Aspekte zu fördern, um eine langfristige und erfolgreiche Verhaltensänderung zu erzielen.

Zusammenfassung

Notwendige Voraussetzungen von Sportinterventionen

Die geschilderte Studienlage zeigt, dass motivational-volitionale Sportinterventionen, die SpA bei Menschen mit verschiedenen psychischen Erkrankungen fördern können, wenn

- sie an die Realität und Bedürfnisse von (ambulanten) Patienten mit psychischen Erkrankungen angepasst sind (Berücksichtigung störungsspezifischer und störungsübergreifender Motivatoren und Barrieren) (Rebar & Taylor, 2017);

- sie nur auf die Veränderung der SpA abzielen (Conn et al., 2008);
- sie eine evidenzbasierte theoretische Grundlage haben (Gourlan et al., 2016);
- sie nach Möglichkeit alle der motivationalen und volitionalen Variablen gleichzeitig fördern (Webb et al., 2010).

2.8 Notwendigkeit der Entwicklung effektiver störungsübergreifender Sportinterventionen im ambulanten Kontext

Die Überschneidungen vieler störungsspezifischer Symptome der beschriebenen Patientengruppen und die störungsübergreifenden Barrieren bei der Integration regelmäßiger SpA in den Alltag sowie das häufige Auftreten komorbider psychischer Erkrankungen (DGPPN, 2018) verdeutlichen die Notwendigkeit für störungsübergreifende Sportinterventionen. Allerdings sind Sportinterventionen meist auf eine spezifische Patientengruppe ausgerichtet und es existieren nur wenige Sportinterventionen, die für die gleichzeitige Anwendung mehrerer Patientengruppen geeignet sind (Druss et al., 2010; Göhner et al., 2015; Goldberg et al., 2013).

Außerdem finden bei Sportinterventionen für Menschen mit psychischen Erkrankungen die Besonderheiten der Zielgruppe im Hinblick auf Bewegungsempfehlungen, die sich hauptsächlich an Bewegungsempfehlungen für die Allgemeinbevölkerung orientieren, wenig Berücksichtigung. Die meisten Sportinterventionen streben an, SpA in dem Ausmaß zu steigern, dass Richtlinien wie die des »Physical Activity Guidelines Advisory Committee 2018« erfüllt werden (z.B. 150–300 Minuten wöchentlich moderat-intensive körperliche Aktivität). Für eine effektive Senkung der psychopathologischen Symptomatik ist jedoch zum Teil ein anderes Maß an SpA notwendig (z.B. dreimal 45 Minuten moderate SpA in der Woche zur Senkung der depressiven Symptomatik) als es für die psychische und physische Gesundheit der Allgemeinbevölkerung empfohlen wird (s. Abschn. 1.5). Um effektiv die psychopathologische Symptomatik durch Sportinterventionen zu senken, sollten daher unbedingt evidenzbasierte wissenschaftliche Befunde über die Wirksamkeit von SpA auf die psychopathologische Symptomatik berücksichtigt werden.

Versorgungsdefizite im ambulanten Kontext sowie die vielversprechenden positiven Effekte von SpA auf die psychopathologische Symptomatik (s. Abschn. 1.7) betonen die Notwendigkeit der Entwicklung von Sportinterventionen, die im rein ambulanten Kontext Anwendung finden können. Die aktuelle Studienlage verdeutlicht, dass für die Versorgung von Menschen mit psychischen Erkrankungen die *Notwendigkeit* besteht, eine Sportintervention zu entwickeln, die

- niedrigschwellig und leicht zugänglich ist,
- störungsübergreifend Anwendung finden kann,
- alle aktuellen wissenschaftlichen Befunde über die Wirksamkeit von SpA und die effiziente Förderung der SpA integriert,
- in der ambulanten Versorgung eingesetzt werden kann.

3 ImPuls – starke Psyche durch Motivation und Bewegung

Ein sport- und bewegungstherapeutisches Programm für ambulante Psychotherapiepatienten

Trotz der überzeugenden Wirksamkeit von SpA bei in Abschnitt 1.7 aufgeführten Patientengruppen gibt es bisher kein sport- und bewegungstherapeutisches Programm, das die aktuelle Evidenz zur Wirksamkeit von SpA mit den spezifischen Anforderungen des ambulanten Versorgungskontextes in der Primärversorgung von Patienten mit psychischen Erkrankungen verbindet. Aus diesem Grund wurde das sport- und bewegungstherapeutische Programm »ImPuls – starke Psyche durch Motivation und Bewegung« (kurz: ImPuls) entwickelt. Im Rahmen von ImPuls werden Teilnehmer motiviert, SpA zu initiieren und langfristig aufrechtzuerhalten. Der Einbezug des sozialen Umfeldes der Teilnehmer sowie eine intensive Nachbetreuung unterstützen den Transfer der regelmäßigen SpA in den Alltag.

Folgende fünf Punkte zeichnen ImPuls aus:

(1) Integration aller aktuellen wissenschaftlichen Befunde über die Wirksamkeit von SpA auf psychische Erkrankungen
- SpA wird dreimal pro Woche 30 Minuten in einem moderaten bis intensiven Intensitätsbereich durchgeführt.
- Die SpA wird in Form von ausdauerorientierten Sportaktivitäten ausgeführt (die mit Krafttraining kombiniert werden kann).
- Das soziale Umfeld wird integriert.
- SpA wird durch Experten supervidiert und mit freien selbstorganisierten Trainingsphasen verbunden.
- Teilnehmer üben eine persönlich präferierte Sportart aus.

(2) Integration von evidenz- und theoriebasierten Techniken zur (langfristigen) Förderung von SpA
- Kombination von Techniken aus der Sport- und Bewegungstherapie, Allgemeinen Psychologie, Motivations- und Volitionspsychologie, Sportpsychologie sowie der Kognitiven Verhaltenstherapie
- Förderung *aller* motivationaler und volitionaler Variablen, die in Abschnitt 2.3 beschrieben wurden

(3) Kurzes (1 Monat Intervention + 5 Monate Monitoring) und ökonomisches (wenig Anschaffungen nötig, da SpA bei ImPuls als Outdoor-Aktivität durchgeführt wird) gruppentherapeutisches Angebot für den ambulanten psychotherapeutischen Kontext

(4) Störungsübergreifendes Konzept für Patientengruppen mit hohen Prävalenzraten und hoher Krankheitslast

(5) Anpassung an die Realität und Bedürfnisse von (ambulanten) Patienten mit psychischen Erkrankungen (Berücksichtigung störungsspezifischer und störungsübergreifender Motivatoren und Barrieren für SpA)

3.1 Inhalt und Aufbau des Manuals

Zunächst wird ein kurzer Überblick über den zeitlichen Ablauf und eine inhaltliche Übersicht von ImPuls gegeben. Im Anschluss werden die Voraussetzungen für die Anwendung des Programms thematisiert. Hierbei wird auf die Voraussetzungen an die Teilnehmer, Therapeuten und Räumlichkeiten eingegangen. Zum Schluss erfolgt die Beschreibung der konkreten Umsetzung von Impuls mit einer detaillierten Beschreibung der einzelnen Sitzungen. Auf benötigte Materialien und Vorbereitungsmaßnahmen sowie spezifische Programminhalte wird detailliert eingegangen. Zusätzlich wurden die einzelnen Programmpunkte mit spezifischen Hinweisen zum optimalen Therapeutenverhalten (*worauf sollte der Fokus gelegt werden?*) sowie zu ihrem Nutzen bzw. Ziel versehen. Anleitungen zu durchgeführten Übungen oder beispielhafte Ausführungen werden immer direkt in der Sitzungsbeschreibung zur Verfügung gestellt. Auf direkte Rede des Therapeuten wurde verzichtet, da die Freiheit für eine individuelle Formulierung gewährleistet werden soll. Fragen, die vom Therapeuten an die Patienten gestellt werden können, werden jeweils mit Aufzählungszeichen angegeben und sind inhaltlich, nicht wörtlich, zu verstehen. Präsentationen, Hausaufgaben oder Handouts, die für die Sitzungen benötigt werden, sind alle online herunterzuladen. Elektronische Versionen der Materialien können über einen Strichcode abgerufen werden. Darüber hinaus gewährleistet ein Therapeutenleitfaden (s. *Online-Arbeitsmaterial*) mit einer detaillierten Übersicht über einzelne Programminhalte eine anwenderfreundliche Unterstützung für den Therapeuten während der Durchführung von ImPuls.

Die Beschreibung von ImPuls wird durch Piktogramme begleitet, die einen schnellen Überblick verschaffen. Im Folgenden wird die Bedeutung der einzelnen Piktogramme spezifiziert:

Tabelle 3.1. Verwendete Piktogramme im Manual

Piktogramm	Definition
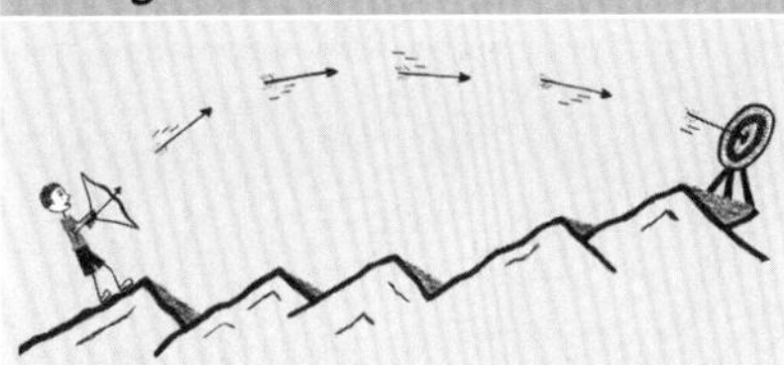	Diese Sitzung beinhaltet insbesondere Techniken zur Förderung der Motivation.
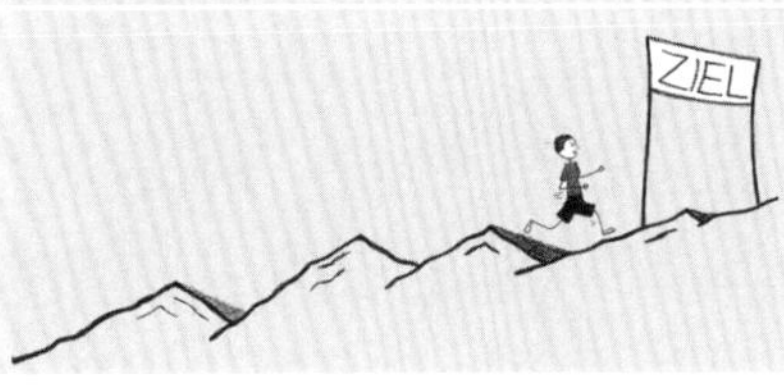	Dieser Sitzung beinhaltet insbesondere Techniken zur Förderung der Volition.

Tabelle 3.1. (Fortsetzung)

Piktogramm	Definition
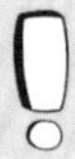	Auf diese Aspekte sollte der Therapeut bei der Übung / dem Programminhalt der Sitzung besonders Wert legen bzw. fokussieren.
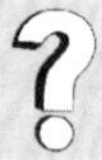	Beschrieben werden alle Ziele, die mit der Übung / dem Programminhalt verfolgt werden.
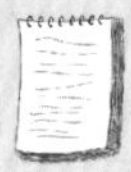	Materialien und Vorbereitungsmaßnahmen
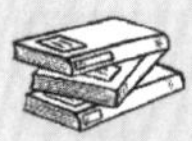	Hausaufgaben
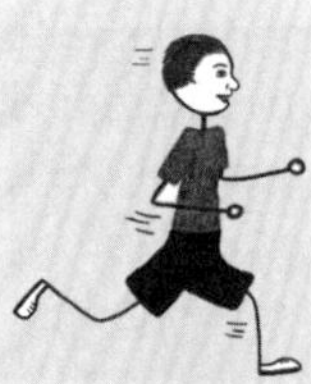	Symbol des standardisierten Lauftrainings (inklusive Auf- und Abwärmen, Stimmungsbarometer vor- und nach dem Lauftraining, Rückbesprechung des Lauftrainings, Dokumentation der Anstrengungsintensitäten, Aufschreiben positiver Effekte von SpA)
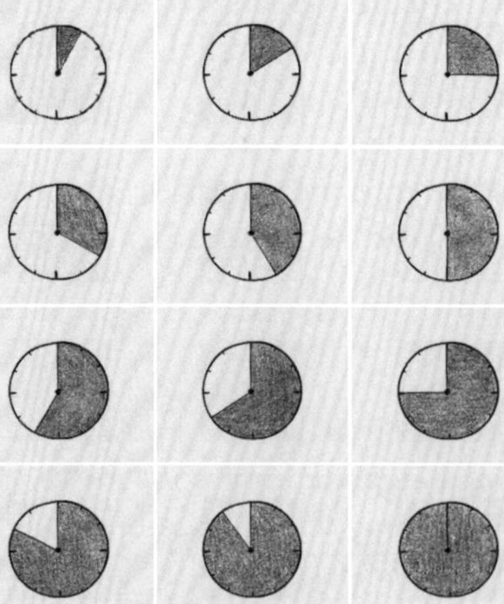	Dauer einer Übung / eines Programminhalts (5, 10, 15, 20, 25, 30, 40, 50, 60 Minuten)

3.2 ImPuls im Überblick

Zeitliche Programmstruktur und inhaltliche Übersicht

ImPuls erstreckt sich insgesamt über sechs Monate. Der Gesamtüberblick von ImPuls ist in Abbildung 3.1 grafisch dargestellt. Die ersten vier Wochen (mit insgesamt 13 Einheiten) werden hauptsächlich unter therapeutischer Leitung (supervidiert) und die darauffolgenden fünf Monate hauptsächlich eigenständig (teil-supervidiert) durchgeführt. Wichtig ist es im Vorfeld und / oder in der ersten Sitzung, einen Zeitplan für die vierwöchige supervidierte Zeit zu erstellen.

Während der supervidierten Zeit finden zweistündige Sitzungen statt, die Gruppensitzungen und Lauftrainings (ab Sitzung 3) beinhalten. Zwischen den supervidierten Sitzungen absolvieren die Teilnehmer eigenständig eine selbst gewählte Sportaktivität (ab Woche 2).

Die supervidierte Zeit zielt darauf ab, die Motivation und Volition bzgl. SpA zu steigern. In den ersten zwei Wochen liegt der Fokus insbesondere auf der Steigerung der Motivation, während die dritte und vierte Woche insbesondere auf die Steigerung der Volition abzielt.

Wie in Abbildung 3.1 ersichtlich, sind die Teilnehmer während der teil-supervidierten Zeit zwei- bis dreimal pro Woche eigenständig sportlich aktiv und werden durch Telefonkontakte mit dem Therapeuten begleitet. Zudem findet in Woche 5 ein Unterstützertreffen (für Familie, Freunde, Bekannte der Teilnehmer) sowie regelmäßige nicht-supervidierte Gruppentreffen (gemeinsame Ausführung des Lauftrainings) statt. Außerdem finden in Woche 12 und Woche 24 supervidierte Gruppensitzungen statt.

Die teil-supervidierten Monate sollen zur Stärkung und Aufrechterhaltung der Motivation und Volition bzgl. SpA und somit zur langfristigen Integration von SpA in den Lebensalltag beitragen.

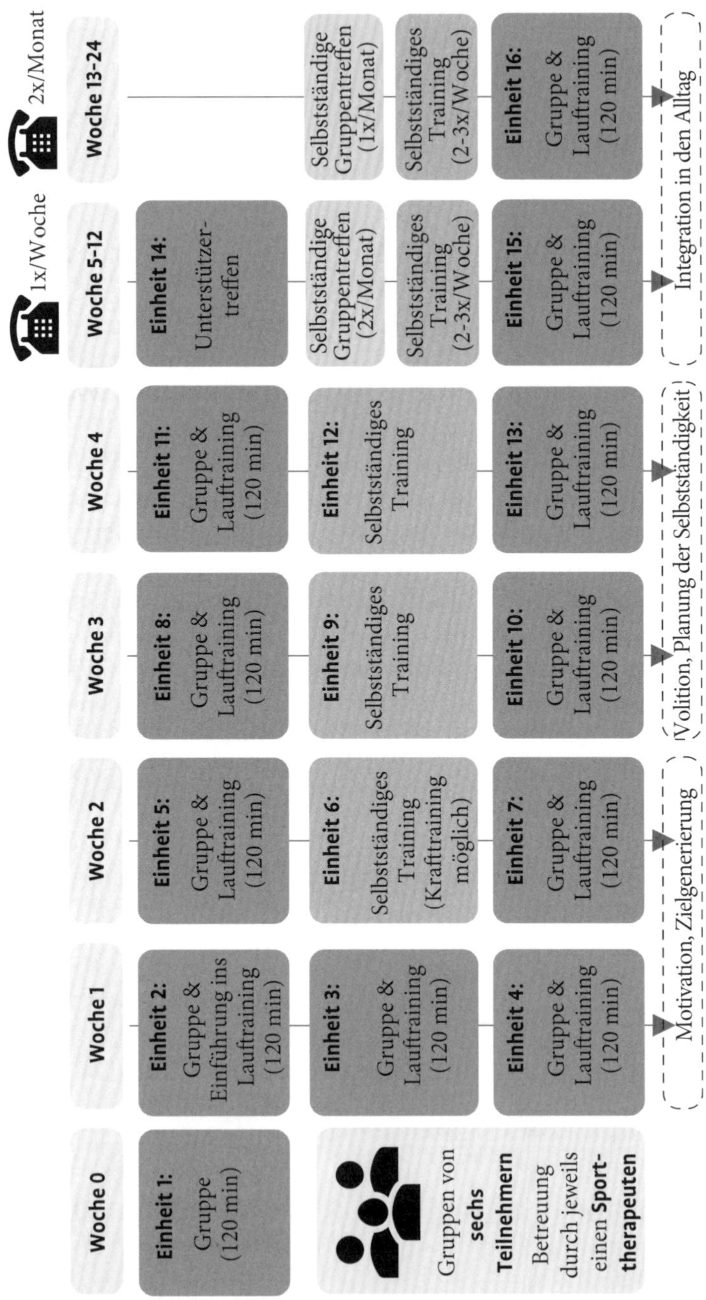

Abbildung 3.1. Die zeitliche Programmstruktur und inhaltliche Übersicht von ImPuls. Die dunklen Kästchen verdeutlichen die supervidierten Sitzungen mit Gruppengesprächen (»Gruppe«) und Lauftrainings (Woche 12 und 24) bzw. das Unterstützertreffen in Woche 5; die mittelgrauen Kästchen verdeutlichen die selbstständigen Sportaktivitäten; die hellen Kästchen veranschaulichen die selbstständigen Gruppentreffen, in denen Teilnehmer das Lauftraining absolvieren; die Telefone verbildlichen die Telefonkontakte während der teil-supervidierten Zeit.

3.2.1 Allgemeines zum Lauftraining

Das Lauftraining hat eine Dauer von 30 Minuten und wird im moderaten bis intensiven Intensitätsbereich durchgeführt. Der Intensitätsbereich wird sowohl durch ein objektives (Pulsuhr) als auch durch ein subjektives Maß (BORG-Skala) überprüft. Die Pulsuhr zeigt den prozentualen Anteil der maximalen Herzfrequenz an. Einem moderaten bis intensiven Intensitätsbereich entspricht 65 bis 94 Prozent der maximalen Herzfrequenz. Die BORG-Skala repräsentiert das subjektive Anstrengungsempfinden und weist eine Skalierung von 6 = »keine Anstrengung« bis 20 = »Maximale Anstrengung« auf. Werte ab 13 entsprechen einem moderaten bis intensiven Intensitätsbereich. Die BORG-Skala, die bei ImPuls verwendet wird, ist in der folgenden Abbildung dargestellt.

BORG-Skala	
6	Keine Anstrengung
7	Extrem locker
8	
9	Sehr locker
10	
11	Locker
12	
13	Ein wenig hart
14	
15	Hart
16	
17	Sehr hart
18	
19	Extrem hart
20	Maximal

Abbildung 3.2. BORG-Skala. Die einzelnen Werte von 6 bis 20 repräsentieren die Anstrengungsintensität. Bei ImPuls wird SpA im moderaten bis intensiven Bereich (ab 13) durchgeführt

Durch den Vergleich der wahrgenommenen Belastung mit der objektiven Belastung ist eine realistische Einschätzung der körperlichen Belastung möglich. Somit beugt man durch den Einsatz eines objektiven *und* subjektiven Maßes für körperliche Belastung häufigen Verzerrungen des wahrgenommenen Anstrengungsniveaus bei Menschen mit psychischen Erkrankungen vor.

Beim Laufen können die Teilnehmer zwischen einer Intervall- (Wechsel zwischen Gehen und Laufen) (Eisenhut & Zintl, 2013) und einer Dauerlaufmethode (30 Minuten am Stück laufen) wählen. Beide Methoden umfassen den gleichen Intensitätsbereich (moderat bis intensiv).

Bei der Intervallmethode wird die stetige Belastung intervallartig durch Gehpausen erleichtert. Von Woche zu Woche werden die Pausenzeiten und -häufigkeiten allmählich verkürzt, sodass nach 12 Wochen keine Gehpausen mehr vorhanden sind und die Intervallmethode in die Dauerlaufmethode übergeht (s. Tab. 3.2). Teilnehmer, die während der supervidierten Zeit mit der Intervallmethode beginnen, haben jederzeit die Möglichkeit (auch vor Ende der 12 Wochen), in die Dauerlaufmethode zu wechseln. Teilnehmer, die die Intervallmethode in der teil-supervidierten Zeit (nach Woche 4) weiter fortführen, erhöhen eigenständig bis Woche 13 die Laufsequenzen nach der vorgegebenen Intervallmethode (s. Tab. 3.2).

In der Praxis hat es sich bewährt, eine mobile »Timer-App« zu verwenden, die Teilnehmer durch ein Audiosignal darauf aufmerksam macht, vom Laufen ins Gehen (und andersherum) zu wechseln. Eine solche App findet sich auf jedem Smartphone oder kann im jeweiligen App-Store kostenlos heruntergeladen werden. Diese können entsprechend des vorgegebenen Intervalltrainings programmiert werden. Diese Apps sind für gewöhnlich sehr leicht zu bedienen und können von den Teilnehmern selbstständig eingestellt werden. Falls es Probleme bei der Einstellung gibt, kann der Therapeut während der Gruppengespräche (s. Abschn. 3.2.7) helfen, das Intervalltraining auf die App zu übertragen.

Die Intervallmethode ist für Teilnehmer geeignet, die sich (noch) nicht zutrauen, 30 Minuten am Stück durchzulaufen und / oder aus diversen Gründen (z. B. Schmerzen) die Intervallmethode bevorzugen. Die Intervallmethode ermöglicht einen Einstieg in den Dauerlauf.

Tabelle 3.2. Intervallmethode bei ImPuls

Woche	Gehen / Laufen	Dauer
1	G LL G LL G LL GGG LL GG LL GGG LL G LL GGGG	30 Minuten
2	G LL G LL G LL GG LL G LL GGG LL G LL GG LL GG	30 Minuten
3	G LL G LL G LL GG LL G LL GGG LL G LL GG LL GG	30 Minuten
4	G LLL G LL G LLL G LL GG LLL GG LLL G LL GGG	30 Minuten
5	G LL G LL G LL GGG LL GG LL GGG LL G LL GGGG	30 Minuten
6	G LL G LL G LL G LL G LL GGG LL G LL GG LL GG	30 Minuten
7	G LL G LL G LL GG LL G LL GGG LL G LL GG LL GG	30 Minuten
8	G LLL G LL G LLL G LL GG LLL GG LLL G LL GGG	30 Minuten
9	G LLL G LLL G LLL GG LLLL G LLL G LL LL GG	30 Minuten
10	LLLL G LLL G LLLL GG LLL G LLLL G LLLL GG	30 Minuten
11	LLLL G LLL G LLLL GG LLL G LLLL G LLLL GG	30 Minuten
12	LLLLL G LLLL G LLL GG LLLLL G LLLL G LLL	30 Minuten
13	LLLLLLLLLLLLLLLLLLLLLLLLLLLLLL	30 Minuten

Anmerkung. Ein Buchstabe steht für eine Minute; G = Gehen; L = Laufen. Nach 12 Wochen werden alle übrigen Geheinheiten durch Laufeinheiten ersetzt

Das Lauftraining wird durch ein 10- bis 15-minütiges Aufwärmen eingeleitet und durch ein 5- bis 10-minütiges Abwärmen abgeschlossen.

Das Aufwärmen dient der psychischen und physischen Vorbereitung auf das anschließende Lauftraining (McGowan et al., 2015). Obwohl die Studienlage bzgl. der Effektivität eines Aufwärmens heterogen ist, demonstrierten einige Studien, dass Aufwärmen vor der SpA das Verletzungsrisiko reduzieren, zur Leistungssteigerung beitragen und Muskelkater verringern kann (Law & Herbert, 2007). Beim Abwärmen wird die Belastungsintensität reduziert. Es stellt somit eine aktive Erholungsphase dar (Takahashi et al., 2002; Van Hooren & Peake, 2018). Die Studienlage über die Effektivität eines Abwärmens ist ebenfalls unvollständig. Obwohl ein Abwärmen insgesamt wenig Einflüsse auf die physiologische Erholung zu haben scheint (Van Hooren & Peake, 2018), empfinden Personen ein Abwärmen häufig als entspannend. Das Abwärmen kann aktiv als Reflexion der vorhergegangenen Sportaktivität genutzt werden (Van Hooren & Peake, 2018).

3.2.2 Aufwärmen

Das Aufwärmprogramm besteht aus vier unterschiedlichen Übungen: »Laufvariationen«, »laufende Kniebeuge«, »Handlauf« und »schnelle Füße«, die jeweils drei bis fünf Minuten andauern. Alle Übungen und deren Ziele werden im Folgenden detailliert beschrieben.

Übung 1: Laufvariationen

Bei der Übung nutzen Teilnehmer verschiedene Raumwege (gerade und diagonal) und wenden dabei unterschiedliche Laufvariationen an. Zwischen jeder neuen Laufvariation kann ein kurzes, lockeres Vorwärtslaufen eingebaut werden.

Mögliche Laufvariationen sind:

- Vorwärtslaufen
- Rückwärtslaufen
- seitliches Laufen (Seitgalopp)
- kleine Kniehebeläufe (45°)
- Kniehebeläufe (90°)
- Anfersen (die Fersen zum Gesäß führen)
- das Berühren des Bodens auf Signal

Diese Übung aktiviert das Herz-Kreislaufsystem.

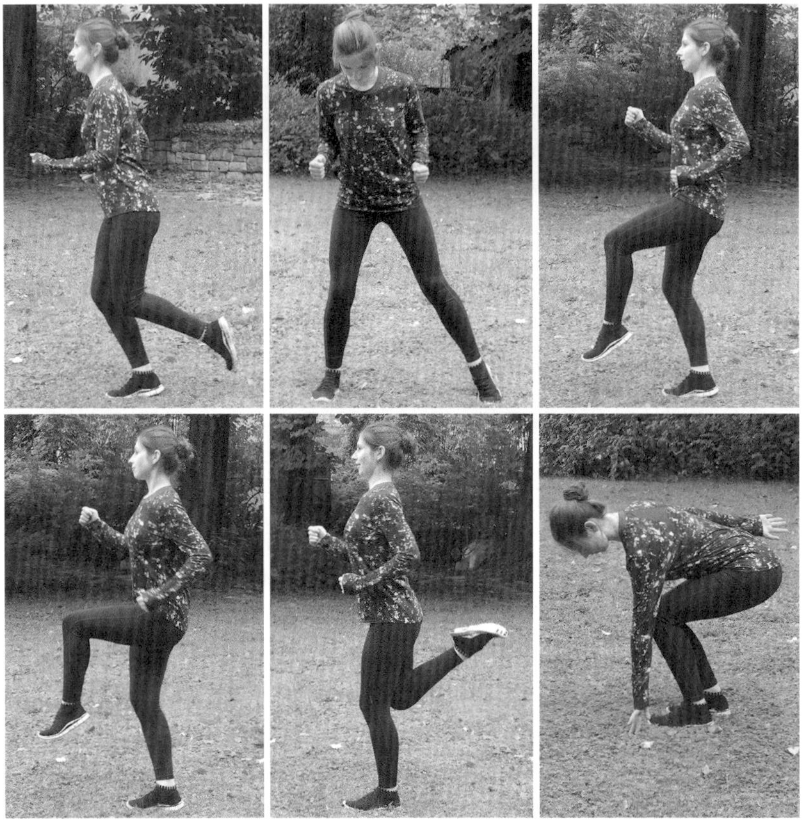

Abbildung 3.3. Übung 1 des Aufwärmprogramms: Laufvariationen. Oben links: Vorwärtslaufen und Rückwärtslaufen, oben Mitte: seitliches Laufen, oben rechts: kleine Kniehebeläufe, unten links: Kniehebeläufe, unten Mitte: Anfersen, unten rechts: Berühren des Bodens auf Signal

Übung 2: Laufende Kniebeuge

Bei dieser Übung werden die Knie gebeugt und das Gesäß wird nach hinten geschoben sowie das Gewicht auf die Fersen verlagert. Der Oberkörper sollte dabei möglichst aufrecht gehalten werden. Während die Haltung beibehalten wird, können Schritte vorwärts, rückwärts und seitlich gemacht werden. Wichtig ist, dass die ursprüngliche Position dabei nicht verlassen wird. Die Arme werden seitlich am Körper angewinkelt und gegengleich zur Bewegung mitgeführt.

Diese Übung trägt zur Aktivierung und Kräftigung der Oberschenkel- und Gesäßmuskulatur bei, die insbesondere im bevorstehenden Lauftraining genutzt werden.

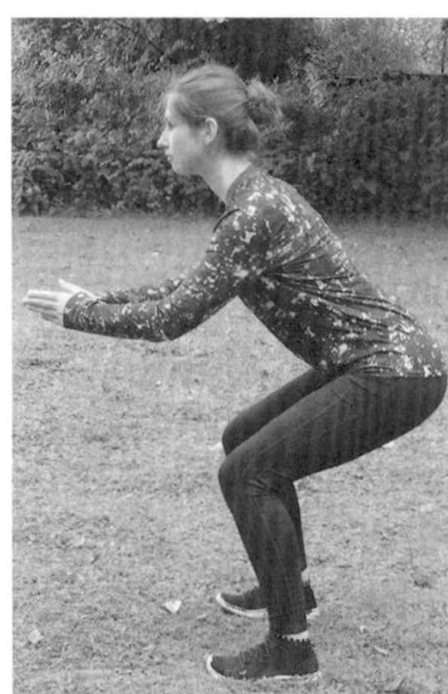

Abbildung 3.4. Übung 2 des Aufwärmprogramms: Laufende Kniebeuge

Übung 3: Handlauf

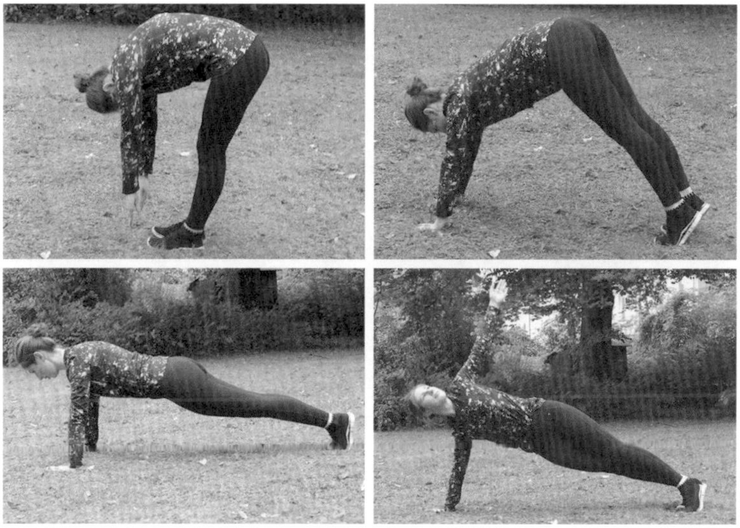

Abbildung 3.5. Übung 3 des Aufwärmprogramms: Handlauf. Reihenfolge der Bewegungsabfolge: oben links, oben rechts, unten links, unten rechts

Bei dieser Übung wird ein dynamisches Dehnen praktiziert. Der Oberkörper wird aus dem aufrechten Stand nach unten gebeugt und die Hände werden vor die Füße aufgesetzt. Die Knie sollten dabei möglichst gestreckt bleiben. Im nächsten Schritt läuft man mit den Händen in eine Liegestützposition. In der Liegestützposition ist besonders darauf zu achten, dass die Schultern über den Handgelenken sind und der untere Rücken nicht durchhängt. Die Teilnehmer sollten das Gefühl haben, sich vom Boden wegzudrücken. Wenn die Teilnehmer die Liegestützposition stabil halten, können sie ihren Oberkörper zur Seite öffnen. Der freie Arm sollte dabei möglichst senkrecht nach oben gestreckt werden. Aus der Liegestützposition können die Teilnehmer anschließend mit den Füßen zu den Händen laufen und sich dann wieder aufrichten. Bei Schneefall oder schneebedecktem Untergrund kann diese Übung weggelassen, ersetzt oder im Therapieraum durchgeführt werden.

Das Ziel dieser Übung ist eine Verringerung der Muskelsteifheit und die Erhöhung des Bewegungsumfanges.

Übung 4: Schnelle Füße

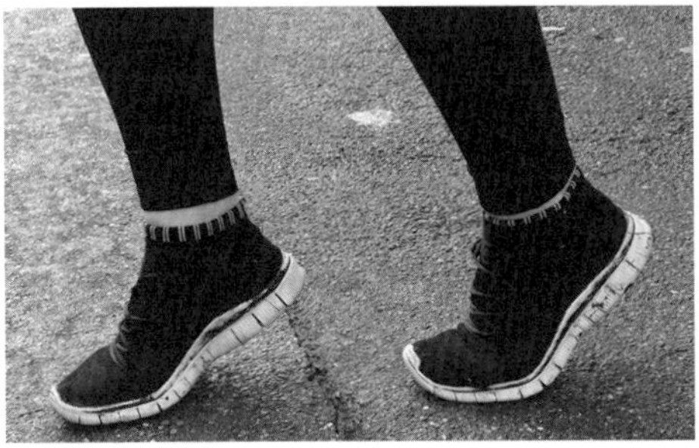

Abbildung 3.6. Übung 4 des Aufwärmprogramms: Schnelle Füße

Die Teilnehmer positionieren sich so, dass ihre Fußspitzen bzw. Fersen eine Plattenfuge oder einen Bordstein berühren. Dann machen sie kleine, schnelle Schritte vorwärts oder rückwärts über die Linie. Es werden vier verschiedene Variationen durchgeführt:

(1) Fußspitzen direkt hinter der Linie: Rechts vor, links vor, rechts zurück, links zurück
(2) Fußspitzen direkt hinter der Linie: Links vor, rechts vor, links zurück, rechts zurück
(3) Fersen direkt vor der Linie: rechts zurück, links zurück, rechts vor, links vor
(4) Fersen direkt vor der Linie: links zurück, rechts zurück, links vor, rechts vor

Wichtig ist hierbei, dass der Blick nach vorne gerichtet ist und die Arme gegengleich zur Bewegung, seitlich am Körper mitgeführt werden.

Das Ziel dieser Übung ist die schnelle, präzise Ansteuerung der Muskulatur und Steigerung der Aufmerksamkeit.

3.2.3 Das Laufen

Nach dem Aufwärmen folgt das Lauftraining in Form der Dauerlauf- bzw. Intervallmethode (s. o.). Alle Teilnehmer laufen gleichzeitig los. Jeder Teilnehmer läuft in einem moderaten bis intensiven Intensitätsbereich und demnach in seinem eigenen Tempo. Die Intervallmethode kann durch eine mobile Timer-App begleitet werden, sodass Teilnehmer ein Audiosignal für den Wechsel von Geh- zu Laufeinheiten bekommen. Die Teilnehmer sollten alle 5 bis 10 Minuten ihren objektiven und subjektiven Intensitätsbereich prüfen und ihre Laufgeschwindigkeit ggf. anpassen. Insbesondere zu Beginn von ImPuls (z. B. während der ersten drei Lauftrainings) sollte der Therapeut die individuelle Anstrengung (subjektiv und objektiv) jedes Teilnehmers alle 5 bis 10 Minuten erfragen und ggf. zu einer Geschwindigkeitsanpassung motivieren (z. B. bei einem Puls über 95% HRmax sollte der Patient motiviert werden, eine langsamere Geschwindigkeit zu wählen, auch wenn das subjektive Anstrengungsempfinden noch im moderaten bis intensiven Bereich liegt). Je nach Einschätzung des

Therapeuten und je nach Schwierigkeiten der Patienten (z. B. ständige Überforderung eines Patienten) kann die regelmäßige Überprüfung der Anstrengungsintensitäten auch länger fortgeführt werden.

Die Relevanz des Nachfragens zu Beginn des Lauftrainings besteht darin, mögliche Fehleinschätzungen des eigenen Anstrengungsempfinden bzw. der Neigung der Über- bzw. Unterforderung bei Menschen mit psychischen Erkrankungen (s. Abschn. 2.4) vorzubeugen. Außerdem werden durch die stetige Präsenz des Therapeuten zu Beginn mögliche Unsicherheiten genommen und Fragen (z. B. zum Laufstil, Seitenstechen) können beantwortet werden.

Die Auswahl der Laufstrecke kann individuell, je nach Möglichkeiten und Präferenzen des Therapeuten getroffen werden. Es kann sowohl eine gerade Strecke (z. B. am Fluss entlang) als auch eine Strecke gewählt werden, die eine Laufrunde ermöglicht (z. B. Parkgelände oder Tartanbahn). Bei der geraden Strecke ist es ggf. notwendig, zwischen den Teilnehmern hin und her zu laufen. Je nach Präferenz und Geschwindigkeiten der Teilnehmer kann der Therapeut sie mit einem Fahrrad begleiten. Nach 15 Minuten drehen die Teilnehmer um, sodass nach 30 Minuten alle wieder am Startpunkt angelangt sind. Bei der runden Strecke liegt der Vorteil darin, dass der Therapeut alle Teilnehmer gleichzeitig überblicken und bei Schwierigkeiten sofort unterstützen kann. Außerdem ist das Auftretens einer Konkurrenzsituation bzw. der Vergleich mit anderen unwahrscheinlicher, da keine »Rangfolge« beim Laufen entsteht.

3.2.4 Abwärmen

Das Abwärmprogramm besteht aus zwei unterschiedlichen Übungen: »Auslaufen« und »Dehnen im Stand«.

Übung 1: Auslaufen

Diese Übung stellt ein lockeres Laufen kombiniert mit Gymnastik- und Atemübungen dar. Die Teilnehmer sollen sich locker auslaufen. Während des Laufens können verschiedene Gymnastik- und Atemübungen durchgeführt werden. Eine Atemübung ist auch in Kombination mit einer Gymnastikübung möglich. Beispielsweise können die Schultern beim Einatmen angezogen und beim Ausatmen wieder fallengelassen werden.

Mögliche Gymnastikübungen sind:

- Schulterkreisen (vorwärts / rückwärts)
- Armkreisen (vorwärts / rückwärts / gegengleich)
- Schultern anziehen und fallen lassen

Mögliche Atemübungen sind:

- Einatmen auf 2 Schritten und anschließendes Ausatmen auf 4 Schritten
- Einatmen auf 2 Schritten und anschließendes Ausatmen auf 6 Schritten

Die Übung wird 5 Minuten lang durchgeführt.

Durch diese Übung wird eine langsame Senkung der Herzfrequenz und Körpertemperatur erreicht.

Übung 2: Dehnen im Stand

Bei dieser Übung werden die Beine auf drei unterschiedliche Weisen gedehnt:

(1) Kniebeuger: Die Teilnehmer stehen aufrecht und positionieren ihr linkes Bein im leichten Ausfallschritt vor das rechte Bein. Die Zehenspitzen zeigen dabei nach vorne. Dann wird der Oberkörper so weit wie möglich zum linken Bein gebeugt. Hierbei ist wichtig, dass die Teilnehmer versuchen, das linke Bein durchzustrecken. Die Hände können neben dem vorderen Fuß aufgesetzt werden. Anschließend wird die Seite gewechselt. Das vordere Bein kann bei dieser Dehnübung alternativ auch auf einer Erhöhung, wie einer Bank oder einem Geländer, abgelegt werden.

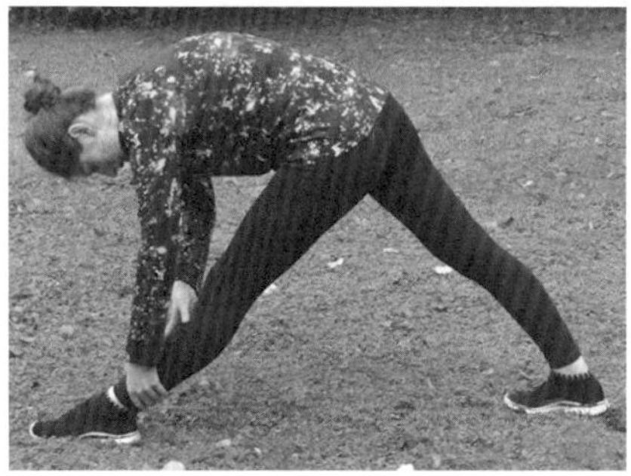

Abbildung 3.7. Übung 1 des Abwärmprogramms: Dehnen im Stand (Kniebeuger)

(2) Kniestrecker: Die Teilnehmer stehen aufrecht. Sie fassen das Sprunggelenk des linken Beins mit der linken Hand und ziehen dieses so weit wie möglich zum Gesäß. Wichtig ist, dass die Teilnehmer stabil und aufrecht stehen, ohne ein Hohlkreuz zu machen. Das Knie des Standbeins sollte leicht gebeugt sein, damit die Teilnehmer nicht nach innen kippen. Anschließend wird die Seite gewechselt. Teilnehmer, die Probleme mit dem Gleichgewicht haben, können sich bei dieser Dehnübung mit der freien Hand an einer Wand oder einem Geländer halten.

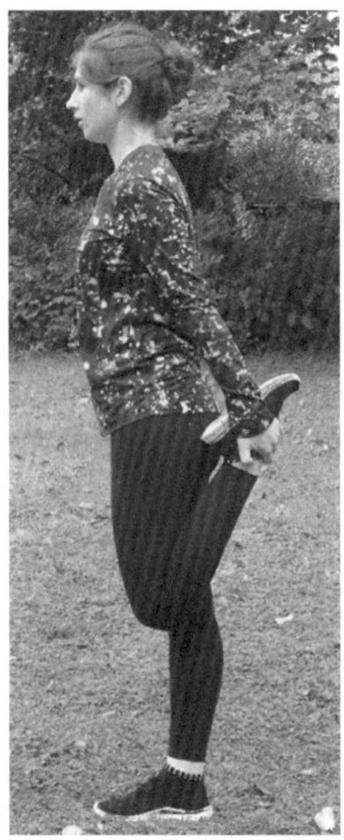

Abbildung 3.8. Übung 2 des Abwärmprogramms: Dehnen im Stand (Kniestrecker)

(3) Fußbeuger: Die Teilnehmer stellen sich mit einem Abstand von 30 bis 60 cm mit dem Gesicht zur Wand und stützen sich mit den Händen an der Wand ab. Das linke Bein wird in einem leichten Ausfall-

schritt hinter das rechte Bein gestellt. Das hintere Bein ist gestreckt und die Ferse bleibt auf dem Boden. Das Knie des vorderen Beins ist gebeugt. Die Hüfte wird nach vorne geschoben. Anschließend wird die Seite gewechselt. Bei dieser Dehnung sollte darauf geachtet werden, dass die Teilnehmer das Knie des vorderen Beins nicht über das Sprunggelenk hinausschieben. Hierzu kann der Ausfallschritt vergrößert werden. Jede Dehnposition wird 20 bis 30 Sekunden lang gehalten.

Das Ziel dieser Übung ist eine Verringerung der Muskelsteifheit und die Erhohung des Bewegungsumfanges.

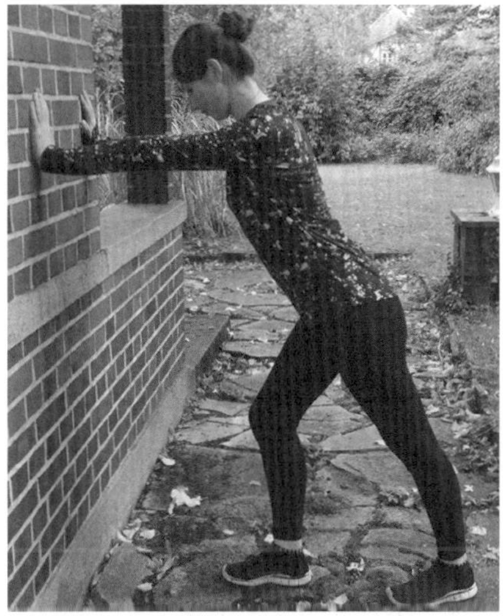

Abbildung 3.9. Übung 3 des Abwärmprogramms: Dehnen im Stand (Fußbeuger)

3.2.5 Das selbstständige Training

Die selbstständige Sportaktivität können die Teilnehmer nach eigener Präferenz auswählen. Voraussetzungen für das selbstständige Training sind eine Dauer von mindestens 30 Minuten und ein moderater bis intensiver Intensitätsbereich. Teilnehmer können während der supervidierten Zeit eine für sie passende Sportaktivität finden, die sie in den teil-supervidierten Monaten weiter fortführen.

Die freie Wahl einer präferierten Sportaktivität führt zu mehr Freude bei der Ausführung der SpA und trägt somit zu einer langfristigen Aufrechterhaltung der regelmäßigen SpA bei.

Krafttraining

Als erstes selbstständiges Training kann ein für ImPuls entwickeltes Krafttraining gewählt werden. Das Krafttraining kann individuell an das Leistungsniveau der Teilnehmer angepasst werden (Anzahl der Wiederholungen kann variiert werden). Das Training beginnt mit einem Aufwärmprogramm. Dann erfolgt ein Kraft-Zirkeltraining mit sechs verschiedenen Übungen: Kniebeuge, Unterarmstütz, Beckenheber, Superman, Crunches und Schwimmer. Die Reihenfolge wurde so konzipiert, dass jede Übung unterschiedliche Muskelgruppen anspricht, sodass die Muskulatur Regenerationszeit nach jeder Übung hat. Aus dem Grund ist auf die richtige Reihenfolge zu achten. Jeder Teilnehmer beginnt mit einer anderen Übung, sodass zu jeder Zeit alle Übungen durchgeführt werden. Die Übungen werden in sechs aufeinander folgenden Durchgängen wiederholt. Ein Durchgang besteht aus sechs Übungen. Jede Übung wird immer für 30 Sekunden durchgeführt. Zwischen den Übungen wird eine Pause von 15 Sekunden eingelegt. Zwei Durchgänge werden am Stück durchgeführt. Danach erfolgt eine Pause von zwei Minuten. Nach dem Krafttraining erfolgt ein Abwärmprogramm. Insgesamt dauert das Krafttraining 37:10 Minuten. Das Auf- und Abwärmprogramm ist leicht abgewandelt zu dem des Lauftrainings. Bei der gemeinsamen Durchführung in der Gruppe (Sitzung 6) kann das oben beschriebene Auf- und Abwärmprogramm des Lauftrainings verwendet werden. Im Folgenden werden die einzelnen Übungen des Krafttrainings erläutert.

Übung 1: Kniebeuge

Für die Grundposition der Kniebeuge setzen die Teilnehmer ihre Füße etwas weiter als hüftbreit auf und stellen sich gerade hin. Die Arme werden im 90°-Winkel vor dem Körper gebeugt und der Blick ist nach vorne gerichtet. Um die Kniebeuge auszuführen, werden die Beine angewinkelt und das Gesäß nach hinten geschoben. Die Teilnehmer können sich dabei vorstellen, dass sie sich auf einen imaginären Stuhl setzen. Um wieder in die Grundposition zu gelangen, drücken sich die Teilnehmer aus den Beinen heraus wieder in den geraden Stand. Es ist darauf zu achten, dass die Spannung im Bauch nicht verloren geht und der Oberkörper aufrecht gehalten wird.

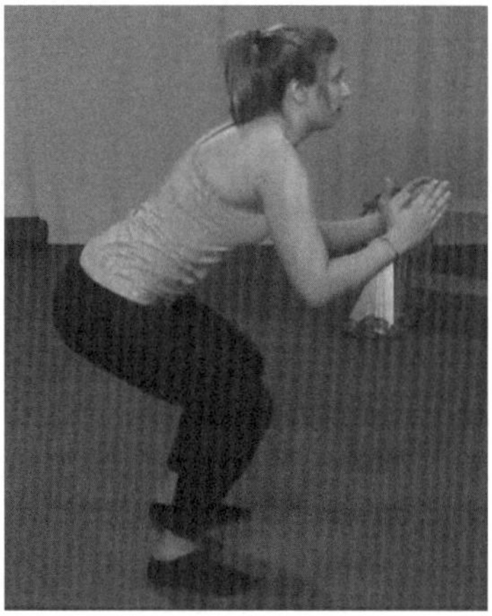

Abbildung 3.10. Übung 1 des Krafttrainings: Kniebeuge

Übung 2: Unterarmstütz

Bei dieser Übung legen die Teilnehmer ihre Unterarme schulterbreit auf der Matte ab und stützen ihren Oberkörper darauf. Sie können die Hände dabei ineinander verschränken. Die Beine werden im 90°-Winkel angewinkelt und die Füße ineinander verschränkt. Das Becken soll in der Luft gehalten werden. Es ist wichtig, dass der Bauch angespannt bleibt und sich die Ellenbogen unterhalb der Schultern befinden. Der Kopf bleibt immer in Verlängerung der Wirbelsäule.

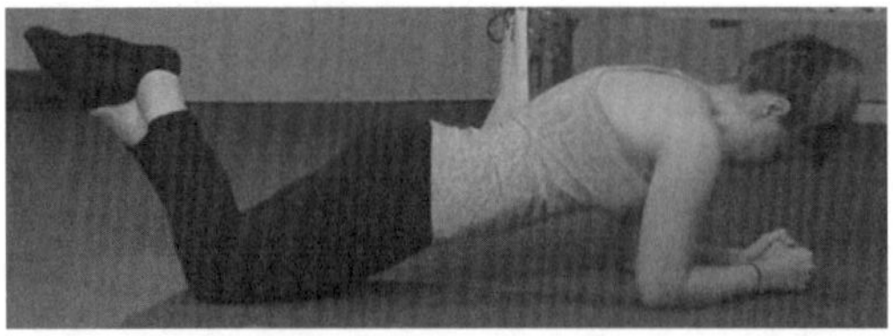

Abbildung 3.11. Übung 2 des Krafttrainings: Unterarmstütz

Übung 3: Beckenheber

Auf dem Rücken liegend stellen die Teilnehmer ihre Füße auf und positionieren diese nahe des Gesäßes unterhalb der Knie. Die Arme werden seitlich neben dem Körper abgelegt. Im nächsten Schritt wird das Becken in Richtung Decke gehoben, sodass der Körper mit den Oberschenkeln eine Linie bildet. Im nächsten Schritt wird das Becken bis kurz vor dem Boden wieder gesenkt, um daraufhin wieder erneut angehoben zu werden. Wichtig ist, dass das Gesäß und der Bauch fest angespannt sind und die Knie sich nicht nach außen bewegen. Die Kraft soll im ganzen Körper gehalten werden. Das Gesäß darf nie ganz abgelegt werden, damit eine dauerhafte Spannung vorhanden ist.

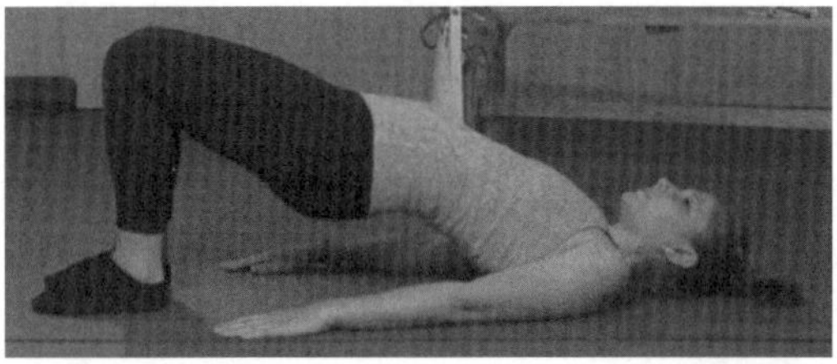

Abbildung 3.12. Übung 3 des Krafttrainings: Beckenheber

Übung 4: Superman

In Bauchlage beugen die Teilnehmer ihre Arme im 90°-Winkel neben den Oberkörper ab. Abschließend wird der Oberkörper leicht angehoben und bis kurz vor dem Boden wieder abgesenkt. Der Kopf ist dabei in Verlängerung zur Wirbelsäule und der Blick richtet sich zum Boden. Die Arme werden fest in der Position gehalten und der Bauch bleibt angespannt. Die Beine liegen entspannt am Boden.

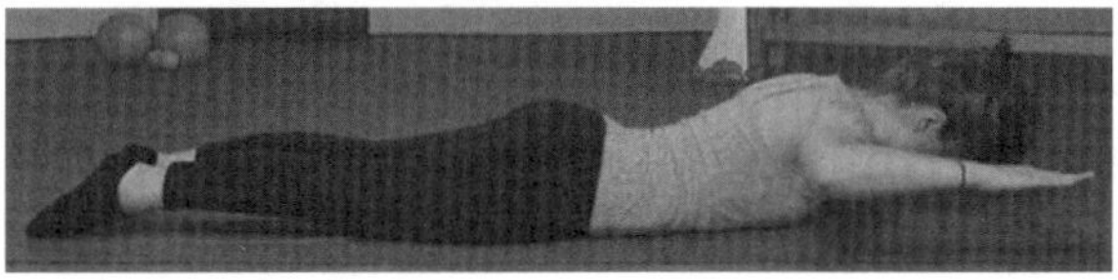

Abbildung 3.13. Übung 4 des Krafttrainings: Superman

Übung 5: Crunches

In Rückenlage stellen die Teilnehmer ihre Beine auf. Sie legen ihre Hände an die Schläfen und richten ihren Blick zur Decke. Im nächsten Schritt heben sie ihren Oberkörper an und versuchen dabei ihre Ellbogen weit auseinander zu halten. Der Oberkörper wird bis kurz vor dem Boden wieder abgesenkt, um danach wieder angehoben zu werden. Die Schultern werden nie abgelegt und sind durchgehend vom Boden gelöst.

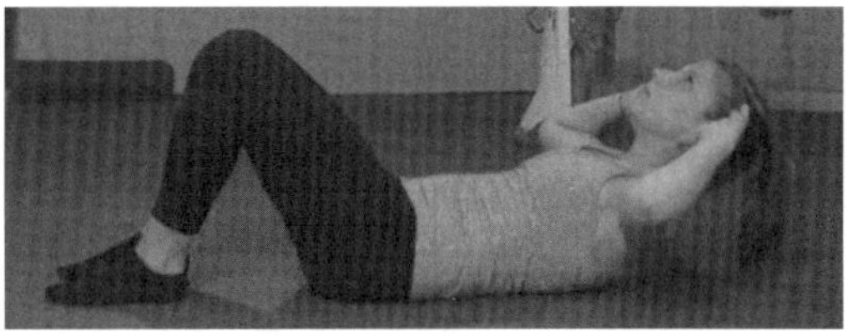

Abbildung 3.14. Übung 5 des Krafttrainings: Crunches

Übung 6: Schwimmer

In der Bauchlage strecken die Teilnehmer ihre Arme und Beine aus. Alternierend bewegen sie ihre Arme und Beine gegengleich (z. B. linkes Bein, rechter Arm). Dabei sollen sie darauf achten, dass der Kopf in der Verlängerung der Wirbelsäule gehalten wird und die Schultern nicht nach oben gezogen werden. Die Spannung wird während der gesamten Übung im ganzen Körper gehalten.

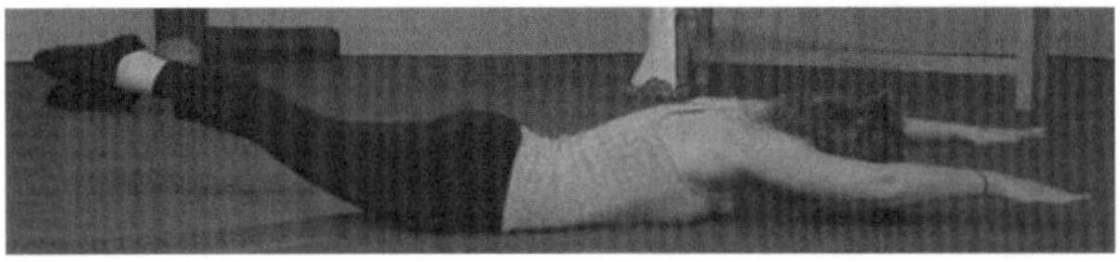

Abbildung 3.15. Übung 6 des Krafttrainings: Schwimmer

Damit Teilnehmer das Krafttraining zu Hause als ihre selbständige SpA durchführen können, wurde ein Video über die Durchführung (inklusive Auf- und Abwärmen) erstellt (s. Online-Arbeitsmaterial). In das Video wurde bewusst keine Hintergrundmusik integriert, damit sich Teilnehmer ihre eigene motivierende Musik während der Durchführung auswählen können. Persönlich präferierte Musik hat einen motivierenden Effekt auf die Durchführung von SpA, da sie die Freude während der Durchführung steigert (Stork et al., 2015).

Das Krafttraining wurde integriert, da auch hier positive Effekte auf die psychische Gesundheit gefunden wurden (in Kombination mit ausdauerorientierten Sportaktivitäten). Wenn präferiert, können Patienten das Krafttraining als ihr selbstständiges Training auswählen.

3.2.7 Gruppengespräche

Die Gruppengespräche haben eine Dauer von ein bis zwei Stunden. Diese »umrunden« das Lauftraining, indem ein Teil des Gruppengespräches vor und ein Teil danach stattfindet. Die Gruppengespräche beginnen jeweils mit einer Begrüßung der Teilnehmer, dem Nennen der Ziele der jeweiligen Sitzung und einer Rückbesprechung der letzten Sitzung (Eingehen auf die Inhalte der letzten Sitzung, Beantwortung von Fragen, Besprechung der Hausaufgaben). Im Anschluss erfolgen verschiedene Techniken zur Förderung der Motivation und Volition. Am Ende der Sitzung erhalten Teilnehmer ggf. eine Hausaufgabe, die sich auf die jeweiligen Sitzungsinhalte bezieht. Die Sitzung endet mit der Verabschiedung der Teilnehmer (Beantworten von Fragen und Verabschiedung).

Der standardisierte Ablauf der Sitzung sowie das Nennen der Ziele zu Beginn jeder Sitzung schafft Transparenz und Sicherheit. Die Hausaufgaben und die Rückbesprechungen dienen dem Einprägen des Gelernten und dem Transfer in den Alltag.

3.3 Techniken zur Förderung motivationaler und volitionaler Prozesse

Das Ziel von ImPuls ist die nachhaltige Förderung von Motivation und Volition und damit die langfristige Integration von SpA in den Lebensalltag. Durch die Gruppengespräche, das Lauftraining und die selbstständigen Sportaktivitäten sollen die in Abschnitt 2.3 beschriebenen motivationalen und volitionalen Variablen gefördert werden. Eine Übersicht der Techniken zur Steigerung der Motivation und Volition, die bei ImPuls angewendet werden, ist in Tabelle 3.3 zu finden. Die einzelnen Techniken sowie Programminhalte werden in den jeweiligen Sitzungsbeschreibungen detailliert erläutert (s. Abschn. 3.4).

Tabelle 3.3. Übersicht über Techniken zur Förderung der Motivation und Volition bei ImPuls

Fokus	Technik	Kurzbeschreibung	Variablen	Sitzung
Motivational	Wissensvermittlung zu positiven Effekten von SA	Vermittlung von Wissen zu den positiven Folgen von SpA bezogen auf psychopathologische Symptome (emotionaler, gedanklicher, verhaltens- und körperlicher Ebene)	(Effekt-)Wissen, Konsequenzerwartung	1, 4
	Wissensvermittlung zu negativen Effekten von SpA	Vermittlung von Wissen zu den negativen Folgen von SpA bezogen auf psychopathologische Symptome (emotionaler, gedanklicher, Verhaltens- und körperlicher Ebene)	Risikowahrnehmung	4
	Wissensvermittlung zur optimalen Dosis SpA	Evidenzbasierte Bewegungsempfehlungen zur gesundheitsförderlichen SpA (bezogen auf die psychopathologischen Symptome)	(Handlungs-)Wissen, Konsequenzerwartung	1, 2
	Angemessenen Schwierigkeitsgrad der SpA wählen	Monitoring der Trainingsintensität durch Pulsuhren (häufige Unter- oder Überforderung bei Menschen mit psychischen Erkrankungen), Trainingsart (Intervalltraining oder Dauerlauf) angepasst an die individuellen Voraussetzungen; Individuelle Bezugsnorm (insb. bei Depressionen häufig soziale Abwärtsvergleiche)	Selbstwirksamkeit, Handlungskontrolle, (Handlungs-)Wissen	3, 4, 5, 7, 8, 10, 11, 13, 15, 16

Tabelle 3.3. (Fortsetzung)

Fokus	Technik	Kurzbeschreibung	Variablen	Sitzung
	Eigene Sportart finden	Patienten finden mit Unterstützung des Therapeuten eine Sportart (moderater bis intensiver Intensitätsbereich), die ihnen selbst Spaß macht / machen könnte	Selbstkonkordanz	2, 4, 8, 11
	Zielsetzungen (S.M.A.R.T.-Ziele)	Konkrete Formulierung und schriftliche Fixierung individueller konkreter, messbarer, attraktiver (persönliche Interessen und Werte), realistischer (durch Sport zu erreichen) und terminierter Ziele bezogen auf die psychopathologische Symptomatik (auf emotionaler, gedanklicher, verhaltens- und körperlicher Ebene)	Selbstwirksamkeit, Selbstkonkordanz, Zielintention	1, 2, 3, 4, 5, 7, 8
	Vergegenwärtigung Zielzustand	Durchführung einer Imaginationsübung, bei der sich die Erreichung des Ziels vorgestellt werden soll (auf emotionaler, gedanklicher, Verhaltens- und körperlicher Ebene)	Konsequenzerwartung, Selbstwirksamkeit, Selbstkonkordanz, Zielintention	5
	Zielkontrolle (auf emotionaler, gedanklicher, verhaltens- und körperlicher Ebene)	Durch Visualisierungen (z. B. durch Stimmungsbarometer, prozentuale Zielerreichungsskala) und Nachfragen des Therapeuten (häufig negative kognitive Verzerrungen bei Menschen mit psychischen Erkrankungen); Bewegungstagebuch (Ziele und Zielerreichung werden notiert)	Selbstwirksamkeit, Konsequenzerfahrung und -erwartung, Zielkontrolle, Zielintention	Ab Sitzung 3
Volitional	Selbstbeobachtung von wahrgenommener (BORG-Skala) und objektiver Intensität (Pulsuhren)	Teilnehmer schätzen ihre wahrgenommene Belastung durch die Borg-Skala ein und gleichen diese mit einer objektiven Belastung (Pulsuhr) ab, sodass eine realistische Einschätzung der körperlichen Belastung möglich ist (häufige Verzerrung des Anstrengungsniveaus bei Menschen mit psychischen Erkrankungen)	Handlungskontrolle, Konsequenzerfahrungen	3, 4, 5, 7, 8, 10, 11, 13, 15, 16

Tabelle 3.3. (Fortsetzung)

Fokus	Technik	Kurzbeschreibung	Variablen	Sitzung
	Informationen über selbstständige SpA vermitteln	Teilnehmer erhalten konkrete Informationen über Möglichkeiten von SpA, die den Anforderungen (z. B. ausdauerorientierte SpA) und den eigenen Wünschen entspricht (Rücksichtnahme auf individuelle Schwierigkeiten, z. B. Angst vor Wettkampf oder Menschenmengen)	(Handlungs-)Wissen, Ausführungspläne	2, 3, 4
	Identifikation möglicher Barrieren bei der Ausübung von SpA	Individuelle Identifikation von Barrieren für selbstständige / supervidierte SpA	Bewältigungspläne	2,5, 10
	Soziale Unterstützung sicherstellen	Durchführung einer Sitzung für Bezugspersonen (Unterstützertreffen); Möglichkeiten der Unterstützung vorstellen	Ausführungspläne, Selbstwirksamkeit, soziale Unterstützung	14
	Bewältigungspläne erarbeiten	Entwicklung geeigneter Gegenstrategien für die ermittelten Barrieren und deren schriftliche Fixierung	Bewältigungspläne, Selbstwirksamkeit	10, 11, 15, 16
	Selbstbeobachtung anleiten und einsetzen	Einüben und Nutzung von Selbstbeobachtungmaterialien (Aktivitäts- und Zieltagebuch); Überprüfung des Ist- und Sollzustandes des formulierten Ziels	Handlungs- und Zielkontrolle	Jede Sitzung
	Rückfallprophylaxe einsetzen	Thematisierung von Rückfällen in einen körperlich inaktiven Lebensstil und Möglichkeiten im Umgang mit Rückfällen (ebenfalls Eingehen auf die Möglichkeit, dass der Rückfall mit psychopathologischer Symptomatik zusammenhängen kann)	Bewältigungspläne, Handlungskontrolle, Selbstwirksamkeit, Selbstwirksamkeit	16

Aufgrund der spezifischen psychopathologischen Symptomatik und deren psychologischen Konsequenzen (s. Abschn. 2.4), ist es möglich, dass die Anwendung einiger motivationaler und volitionaler Techniken bei Menschen mit psychischen Erkrankungen mit besonderen Herausforderungen verbunden ist. Beispielsweise fällt es Patienten mit einer Panikstörung schwer, ihre körperlichen Empfindungen realistisch einzuschätzen. Depressive Patienten öffnen sich ungern aufgrund sozialer Vergleiche. Es könnte ihnen außerdem schwerfallen, Verbesserungen der Symptomatik (wie z. B.

mehr Freude) überhaupt wahrzunehmen, wertzuschätzen und sich auch daran zu erinnern, da die Wahrnehmung ins Negative verzerrt ist. Diese Herausforderungen können die Wahrnehmung positiver Effekte von SpA auf den eigenen Körper und die Stimmung (positive Konsequenzerfahrungen) erschweren. Das stellt eine große Herausforderung für den Aufbau einer starken Motivation dar.

Übergreifende psychologische Techniken

Aus diesem Grund wurden über die in Tabelle 3.3 beschrieben Techniken hinaus psychologische Techniken integriert, die optimale Voraussetzungen für die Wirksamkeit der motivationalen und volitionalen Techniken für Menschen mit psychischen Erkrankungen schaffen.

Gruppenkohäsion. Durch gemeinsame Gruppenaktivitäten, Kennenlernspiele, dem Sammeln von Gemeinsamkeiten, dem gegenseitigen Nachfragen und Zeigen von Interesse wird eine vertrauensvolle und offene Gruppenatmosphäre und somit eine starke Gruppenkohäsion geschaffen.

Das Vertrauen und das Gefühl der Sicherheit in der Gruppe schafft Voraussetzungen, auch schwierige und sensible Themen anzusprechen (z. B. Symptomsammlung in der ersten Sitzung). Dies ist eine Voraussetzung, eigene Ziele mit dem Therapeuten und der Gruppe entwickeln zu können.

Transparenz und Sicherheit. Bei ImPuls wird auf Transparenz und Sicherheit Wert gelegt. Diese Aspekte werden beispielsweise durch einen standardisierten Sitzungsablauf, das transparente Nennen von Zielen, der Ziele zu Beginn jeder Sitzung sowie das häufige Wiederholen der korrekten Durchführung vom Lauftraining vermittelt.

Menschen mit psychischen Erkrankungen können, je nach Krankheitsbild, beispielsweise aufgrund negativer oder missbräuchlicher Lernerfahrungen misstrauisch gegenüber Therapeuten oder anderen Patienten sein. Transparenz und Sicherheit sind hier besonders wichtig, um eine negative Erwartungshaltung und Misstrauen bei den Teilnehmern zu reduzieren. Es ist zudem möglich, dass die Thematisierung von eigenen psychopathologischen Symptomen mit Scham besetzt ist. Das Schaffen einer sicheren (z. B. durch Betonung der Schweigepflicht und grundlegender Freiwilligkeit) und transparenten (alle Schritte werden genau erklärt und geplant) Atmosphäre kann Misstrauen, Scham und Angst (z. B. Informationen werden nach außen getragen) vorbeugen oder reduzieren.

Wiederholungen und engmaschige, individuelle Betreuung. ImPuls ist geprägt durch häufige Wiederholungen (z. B. häufige Thematisierung von Barrieren für SpA und deren Überwindung), sehr konkreten Erklärungen (z. B. ganz genaue, mehrmalige Erklärungen des Lauftrainings) und einer engmaschigen Betreuung durch den Therapeuten (z. B. häufige Gruppentreffen, Rückbesprechungen, wöchentliche Telefonkontakte während der teil-supervidierten Zeit, supervidiertes Lauftraining).

Konzentrationsschwierigkeiten sind ein häufiges Symptom der eingeschlossenen Patientengruppen. Häufige Wiederholungen und sehr konkrete Erklärungen von Inhalten reduzieren Probleme, die durch Konzentrationsschwierigkeiten der Teilnehmer entstehen können (z. B. können Instruktion für SpA nicht verstanden werden und werden deshalb fehlerhaft ausgeführt). Aufgrund ihrer psychischen Erkrankungen haben die eingeschlossenen Patientengruppen motivationale (z. B. genereller Motivationsverlust) und volitionale (z. B. Schwierigkeiten bei der Planung von SpA) Defizite. Die häufigen Wiederholungen von Inhalten (z. B. persönliche Zielverfolgung, Umgang mit Barrieren, Planung von SpA) berücksichtigen diese Schwierigkeiten. Die individuelle Betreuung jedes Teilnehmers (z. B. individuelle Hilfe bei der Formulierung von persönlichen Zielen) wird ebenfalls den motivationalen und volitionalen Defiziten der Teilnehmer gerecht.

Selbstwahrnehmung und Achtsamkeit. Das bewusste und achtsame Wahrnehmen von Körperempfinden und Stimmungen werden durch die regelmäßige Benutzung eines Stimmungsbarometers sowie der stetige Abgleich der objektiven und subjektiven Belastungsintensität geschult. Außerdem erhöhen die regelmäßigen Rückbesprechungen zu Beginn jeder Sitzung die Sensibilität für körperliche oder psychische Prozesse.

Menschen mit psychischen Erkrankungen haben häufig Schwierigkeiten, ihre eigenen körperlichen und psychischen Zustände adäquat einzuschätzen. Aus diesem Grund kann es ihnen schwerfallen, positive Effekte von SpA (z. B. Verbesserung der Stimmung, mehr Energie) wahrzunehmen. Die Förderung der Selbstwahrnehmung und Achtsamkeit bei ImPuls hilft den Teilnehmern, ihre psychischen und körperlichen Zustände und Veränderungen dieser wahrzunehmen und sich so die positiven Effekte von SpA bewusstzumachen. Zudem sind Selbstwahrnehmung und Achtsamkeit zur Trainingssteuerung wichtig, um die subjektive Anstrengungsintensität während der SpA realistisch einschätzen zu können, um in der nicht supervidierten Phase ohne Pulsuhr im moderaten bis intensiven Intensitätsbereich aktiv sein zu können.

3.4 Voraussetzungen für die Anwendung von ImPuls

Bezüglich der Anwendung von ImPuls sind folgende Voraussetzungen auf Seiten der Teilnehmer, Therapeuten, Räumlichkeiten und Materialien wünschenswert.

Teilnehmer

ImPuls richtet sich an ambulante Patienten, die unter einer depressiven Symptomatik, einer Angststörung (Panikstörung, Generalisierte Angststörung, Soziale Phobie), einer PTBS, Schizophrenie, ADHS oder Insomnie leiden und zwischen 18 und 65 Jahre alt sind. Bisher wurde das Programm insbesondere an Patienten evaluiert, die aktuell nicht mehr als einmal pro Woche sportlich aktiv sind. Es ist davon auszugehen, dass vor allem dann positive Effekte durch SpA erzielt werden, wenn Patienten noch nicht den Empfehlungen für SpA (s. Abschn. 1.5) nachgehen. Es ist außerdem wichtig, dass die Patienten keine Kontraindikation für SpA erfüllen. Nach medizinischen Empfehlungen (Shephard, 1988; Thomas et al., 1992; Warburton et al., 2011) sollte auf SpA bei folgenden Erkrankungen und Beschwerden verzichtet werden:

- schwerwiegende Stoffwechselkrankheiten (schlechteingestellter Diabetes, Hyperthyreose etc.) und andere unzureichend behandelte Erkrankungen
- fortgeschrittene Arteriosklerose (Gefäßverengung)

- Cor pulmonale mit respiratorischer Insuffizienz, akute kardiale Dekompensation
- frischer Myokardinfarkt, instabile Angina pectoris, Karditiden, schwerwiegende Klappenerkrankungen
- nicht kontrollierbare Herzrhythmusstörungen, AV-Block III. Grades
- akute Thrombose, Venenthrombose, hypertrophe Kardiomyopathie (asymmetrische Verdickung (Hypertrophie) der Muskulatur der linken Herzkammer)
- Hypertonie: chronische Hypertonie (WHO-Stadium III), unkontrollierte Hypertonie (syst. > 200 mm Hgu./o. diast. > 120 mmHg), die meisten Formen der sekundären Hypertonie
- schwerwiegende Gelenkerkrankungen

Hier ist anzumerken, dass die Risiken der sportlichen Inaktivität als wesentlich höher einzuschätzen sind als jene, die auftreten, wenn körperlich chronisch kranke Menschen sportlich aktiv sind (Warburton et al., 2011). Es empfiehlt sich, dass vor der Teilnahme an ImPuls ein ärztliches Konsil eingeholt wird, um körperliche Risiken aufgrund von SpA zu minimieren.

ImPuls ist ein Gruppenprogramm für eine Gruppengröße von sechs Personen. Diese ist damit mit der Gruppengröße von Gruppenpsychotherapie (3–9 Teilnehmer) vergleichbar. Eine Gruppengröße von sechs Personen sollte die Höchstgrenze sein, um auf jeden Teilnehmer individuell eingehen zu können. Dies ist sowohl bei den Gruppengesprächen (z. B. bei der individuellen Zielfindung) als auch beim Lauftraining (z. B. Motivieren, auf Fragen eingehen) relevant.

Therapeuten

Das Manual richtet sich insbesondere an zertifizierte Sport- und Bewegungstherapeuten (z. B. DVGS Zusatzqualifikation Psychiatrie, Psychosomatik und Sucht) und verwandte Bewegungsfachkräfte (Sportwissenschaftler, Physiotherapeuten) mit ausgewiesener Expertise im Bereich Psychiatrie, Psychosomatik und Psychotherapie. Jedoch ist auch denkbar, dass Psychologische Psychotherapeuten oder Fachärzte für Psychiatrie ImPuls oder einzelne Elemente des Programms durchführen (für rechtliche Voraussetzungen sei auf Abschnitt 6.3.1 verwiesen). Das Programm wurde für den ambulanten Kontext entwickelt, kann jedoch prinzipiell auch in psychiatrischen oder psychosomatischen Kliniken (stationär oder teilstationär) eingesetzt werden.

Folgende Voraussetzungen auf Therapeutenseite sollten gegeben sein:

- sportwissenschaftliche Expertise (Bewegungs- und Trainingswissenschaften, Sportphysiologie, Bewegung und Motorik, didaktisch-methodische Grundlagen)
- sport- und bewegungstherapeutische Expertise (bewegungsbezogener Umgang mit Gesundheitsstörungen, gruppentherapeutische Settings, Motivation, Volition)
- psychotherapeutische Expertise (Störungswissen, Umgang mit Menschen mit psychischen Erkrankungen, verhaltensorientierte Techniken, Umgang mit Krisen)
- Manual-Wissen: intensive Beschäftigung mit dem Manual oder / und Besuch von ImPuls-spezifischen Fortbildungen

Dokumentation und Qualitätssicherung

Es ist wichtig, den Verlauf der einzelnen Sitzungen sowie relevante Inhalte, die von den Teilnehmern genannt wurden, genau zu dokumentieren. Für die Dokumentation kann das online verfügbare Therapeutenmaterial verwendet werden. Zudem sollte vor jeder Sitzung der Therapeut die relevanten Informationen über die Teilnehmer bereithalten (z. B. Hauptprobleme, persönliche Ziele, Hürden, Strategien zur Barrierenüberwindung, selbstständige Sportaktivität etc.).

Die Dokumentation der Sitzungen gehört zum Standardwerk jedes therapeutischen Berufs. Besonders wichtig ist es jedoch, die individuellen Ziele, Hürden und Wenn-dann-Pläne jedes Patienten im Vorfeld jeder Sitzung zu kennen, um individuell mit den Patienten über diese reflektieren und sie anpassen zu können. Bei einer Gruppe von sechs Patienten ist eine Dokumentation unerlässlich, um sich an jeden Patienten erinnern zu können.

Räumlichkeiten

Die Räumlichkeiten für die Durchführung von ImPuls sollten so konzipiert sein, dass eine Gruppensitzung von sechs Teilnehmern und einem Therapeuten möglich ist. Zudem wird genug Fläche benötigt, um das Krafttraining und das Unterstützertreffen (Teilnehmer plus deren Freunde, Familie und Bekannte) ausführen zu können. Für die Vermittlung von Konsistenz und Sicherheit ist es wichtig, nach Möglichkeit immer den gleichen Raum zu benutzen. Zum Anbringen der einzelnen Poster und Mitschriebe bei einzelnen Sitzungen wird ein Flipchart, eine Tafel oder ein Whiteboard benötigt. Die Teilnehmer und der Therapeut benötigen jeweils einen Stuhl. Ein Tisch wird nicht benötigt, da die Gruppengespräche in einem Stuhlkreis stattfinden.

Das Lauftraining wird im Freien durchgeführt. Die Strecke für das Lauftraining ist frei wählbar, sollte jedoch nach Möglichkeit keine Verletzungsrisiken aufweisen (z. B. Schlaglöcher). Die Laufstrecke sollte sich direkt vor der Örtlichkeit befinden, in der die Gruppengespräche stattfinden. Optimalerweise wird eine attraktive Strecke in einem ruhigen Bereich (z. B. im Wald, am Fluss) gewählt.

Material

Für jede Sitzung werden Materialien benötigt, die im Vorfeld zu besorgen (z. B. Tennisball), vorzubereiten (z. B. Stimmungsbarometer basteln) oder auszudrucken sind (z. B. Handout für die Teilnehmer). Die zu treffenden Vorbereitungen für jede Sitzung sind in der jeweiligen Sitzungsbeschreibung spezifiziert. Sie finden sich zusätzlich im Therapeutenleitfaden (s. Online-Arbeitsmaterial). Online finden Sie eine Übersicht über alle eingesetzten Materialien, deren Namen und in welchen Sitzungen sie benötigt werden.

Die verwendeten Pulsuhren sollten folgende drei Funktionen aufweisen:

- Anzeige der prozentualen maximalen Herzfrequenz,
- Visualisierung des Intensitätsbereiches zum Ausdrucken (wird für Sitzung 4 benötigt),
- Anzeige der Dauer der Sporteinheit.

3.5 Konkrete Umsetzung von ImPuls

Im Folgenden werden ausführlich die Inhalte der einzelnen Sitzungen von ImPuls erläutert.

3.5.1 Sitzung 1: Einführung und Symptomsammlung

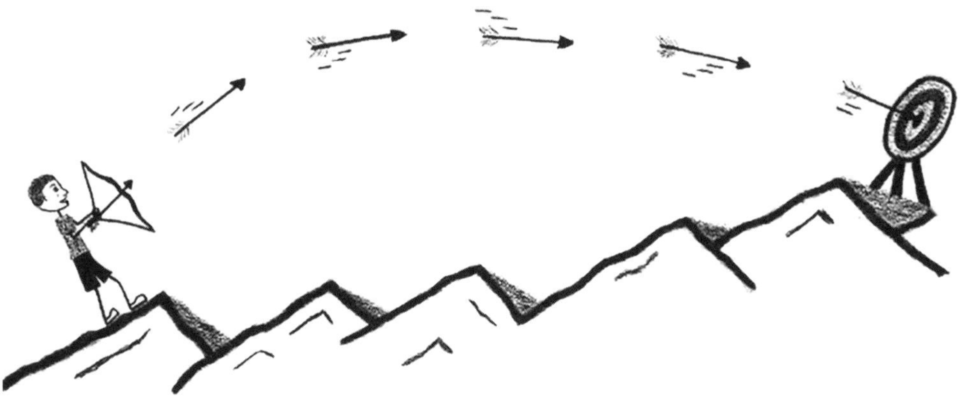

Vorbereitungen

- Packpapier (ca. 0,5 x 1 Meter) zurechtschneiden und aufhängen
- 4 Karteikarten mit »Gefühle«, »Gedanken«, »Verhalten«, »Körper« beschriften
- Deckblätter in die Spiralordner einheften

Einführung und Kennenlernen

Die erste Sitzung startet mit einer Einführung in das Programm und dem Kennenlernen untereinander.

Vorstellung des Therapeuten. Der Therapeut stellt sich vor und begrüßt jeden Teilnehmer. Er betont, dass er sich freut, die Teilnehmer kennenzulernen und sie in den nächsten sechs Monaten begleiten wird.

Für eine vertrauensvolle Atmosphäre sollte der Therapeut Offenheit und Interesse signalisieren und seine fachliche Kompetenz betonen (z. B. Fachwissen über die Anwendung und Effekte von SpA sowie über psychiatrische Erkrankungen, deren Entstehung, Auswirkung und Behandlungsmöglichkeiten). Gemeinsame SpA erzeugt Nähe. Um eine optimale Nähe-Distanz-Regulation herzustellen, wird empfohlen, die Patienten zu siezen und sich siezen zu lassen.

Ziele der Sitzung. Nach der persönlichen Vorstellung nennt der Therapeut die Ziele der ersten Sitzung:

- das Kennenlernen untereinander
- Einführung und Überblick über ImPuls
- Kennenlernen und Erfahren der Effekte von SpA

Ziele des Programms. Der Therapeut nennt die Ziele des Programms:
- Aufbau von Wissen über die positiven Effekte von SpA auf die psychische (und körperliche) Gesundheit
- Aufbau von Ausführungswissen von SpA (z. B. Wo und Wie?)
- die Steigerung der Motivation und Freude an SpA
- Erlernen des Umgangs mit allen psychologisch relevanten Barrieren in der Ausübung von SpA
- Erlernen der Mobilisierung von Ressourcen (z. B. soziales Umfeld) bei der Überwindung von Hürden in der Ausübung von SpA
- das Finden einer präferierten Sportart, die langfristig und gerne ausgeführt werden kann
- die langfristige Integration von SpA in den Alltag

Durch das Nennen der Ziele von ImPuls gibt der Therapeut den Teilnehmern einen Überblick und schafft Transparenz und Sicherheit. Erste positive Erwartungen an das Programm und SpA können außerdem hergestellt werden.
Schweigepflicht. Der Therapeut erklärt seine Schweigepflicht (die rechtliche Verpflichtung ihnen anvertraute Geheimnisse bzw. persönliche Informationen nicht unbefugt an Dritte weiterzugeben) gegenüber den Teilnehmern. Ein Auszug aus dem Gesetz zur Verschwiegenheit und Schweigepflicht der Landespsychotherapeutenkammer (2017, S. 5-6) gibt detaillierte Informationen über Anforderungen bzgl. der Schweigepflicht, die an Therapeuten gestellt werden:

> »Therapeuten sind verpflichtet, über das, was ihnen im Zusammenhang mit ihrer beruflichen Tätigkeit von Seiten des Patienten anvertraut und ihnen in diesem Zusammenhang über Dritte bekannt geworden ist – auch über den Tod ihrer Patienten hinaus – Schweigen zu bewahren. Die Verschwiegenheit erstreckt sich auch auf mündliche und schriftliche Mitteilungen sowie auf sonstige Untersuchungsbefunde […]. Im Falle krankheitsbedingter Suizidalität hat der Psychotherapeut eine Güterabwägung vorzunehmen, ob zusätzlich zur Behandlung durch weitere Interventionen Schaden für das Leben des Patienten abgewendet werden kann. Ist Gefahr für das Leben des Patienten im Verzug, ist die Durchbrechung der Schweigeverpflichtung gerechtfertigt […]. Die Schweigepflicht gilt auch zwischen Schweigepflichtigen untereinander. Im Rahmen kollegialer Beratung, Intervision, Supervision oder der Weitergabe von Informationen an Angehörige anderer Heilberufe ist eine Entbindung von der Schweigepflicht durch den Patienten erforderlich. Im Falle von Minderjährigen oder nicht geschäftsfähigen Patienten ist auch die Einwilligung der gesetzlichen Vertreter erforderlich […]«.

Neben den theoretischen Aspekten der Schweigepflicht sollte den Teilnehmern verdeutlicht werden, dass alles gesagt werden *darf*, aber nichts gesagt werden *muss*, wodurch Vertrauen und Offenheit zusätzlich gestärkt werden.
Kennenlernen. Der Therapeut leitet das Kennenlernspiel (Übung 1) ein.

Übung 1: Kennenlernspiel

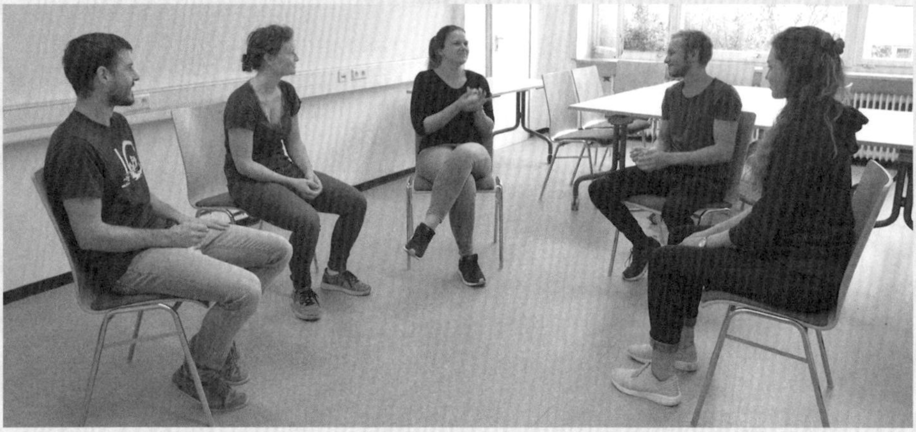

Die Teilnehmer stellen sich vor, indem sie sich einen Ball (z.B. Tennisball) zuwerfen. Derjenige, der den Ball in den Händen hält, nennt seinen Namen sowie die Erwartungen an das Programm und seine Erfahrungen mit SpA (der Therapeut nimmt ebenfalls teil). Um sich Namen besser merken zu können, kann das Namensspiel um einen weiteren Aspekt ergänzt werden: Nach der Vorstellungsrunde wird der Ball noch ein paarmal hin und her geworfen. Derjenige, der den Ball wirft, sagt nun den Namen des Teilnehmers, dem er den Ball zuwirft. Je nach Stimmung in der Gruppe und nach Bedarf (Schwierigkeiten die Namen zu lernen), kann das Spiel beliebig verlängert werden. Es kann außerdem die Schnelligkeit erhöht werden.

Der Fokus beim Kennenlernspiel liegt auf dem Kennenlernen und dem Schaffen einer positiven und vertrauensvollen Gruppenatmosphäre. Aus diesem Grund ist es wichtig, keinen Leistungsanspruch oder Scham bei den Teilnehmern zu erzeugen. Es ist möglich, dass Teilnehmer aufgrund ihrer Symptomatik (z.B. Konzentrationsschwierigkeiten) Schwierigkeiten haben, sich Namen einzuprägen. Der Therapeut sollte deshalb darauf achten, dass die Schwierigkeit des Spiels an den »schwächsten« Teilnehmer angepasst wird, sodass für niemanden eine Überforderung oder Scham entsteht.

Das Kennenlernspiel schafft eine positive Gruppenatmosphäre, erleichtert das Kennenlernen der Teilnehmer untereinander und dient einem raschen Einprägen der Namen. Durch das Teilen der Erfahrungen und Erwartungen können die Teilnehmer Gemeinsamkeiten (z.B. wenig Erfahrungen mit SpA; die Erwartung daran, dass sich Symptome der psychischen Erkrankung verbessern) wahrnehmen, was wiederum eine positive Gruppendynamik stärkt. Zudem helfen die Informationen über die Erfahrungen dem Therapeuten einzuschätzen, wie viel Unterstützung die einzelnen Teilnehmer bei der SpA benötigen werden. Informationen über die Erwartungen an ImPuls sind hilfreich, um die Erwartungshaltungen der Patienten einschätzen zu können und diese in den folgenden Sitzungen ggf. zu verstärken (bei positiven Erwartungen) oder zu relativieren / minimieren (bei negativen oder unrealistischen Erwartungen).

Verteilen von ImPuls-Ordner und Deckblatt

Die Teilnehmer erhalten jeweils einen Spiralordner, in dem das Deckblatt (s. Online-Arbeitsmaterial) eingeheftet ist. Der Therapeut erklärt, dass der Ordner dazu dient, erhaltene Materialien (Handouts, Hausaufgaben) oder Mitgeschriebenes einzuheften. Der Ordner soll von nun an zu jeder Sitzung mitgebracht werden. Die Teilnehmer werden gebeten, für Mitschriebe leere Blätter und einen Stift mitzubringen. Sie erhalten nun außerdem ein paar Minuten Zeit, um das Deckblatt auszufüllen.

Teufelskreislauf

Im Anschluss erfolgt der Hauptteil der ersten Sitzung: der Symptom- bzw. Teufelskreislauf. Der Therapeut leitet ein, dass alle Teilnehmer etwas gemeinsam haben: Sie haben sich bei ImPuls angemeldet, weil sie Symptome einer psychischen Erkrankung aufweisen. Diese sollen nun gemeinsam gesammelt werden. Die Symptome sind eine wichtige Basis für die nächsten Sitzungen, da auf ihrer Grundlage individuelle Ziele formuliert werden, die die Teilnehmer durch SpA erreichen wollen (z. B. die Schlafqualität soll sich durch regelmäßige SpA verbessern). Der Therapeut stellt Fragen, um die Symptome der Teilnehmer zu erfassen. Hierfür kann man sich an den folgenden **W**-Fragen orientieren:

- **W**oran erkennen Sie bei sich, dass es Ihnen nicht gut geht?
- **W**oran leiden Sie momentan?
- **W**as fällt Ihnen aktuell schwer?
- **W**as haben Sie in letzter Zeit bei sich beobachtet?
- **W**ie geht es Ihnen momentan und können Sie das genauer beschreiben?

Die von den Patienten genannten Symptome können der Gefühls- (z. B. Angst), Gedanken- (z. B. Grübeln), Verhaltens- (z. B. soziale Isolation) oder der Körperebene (z. B. Energielosigkeit) zugeordnet werden. Der Therapeut teilt gedanklich das Flipchart / die Tafel / das Whiteboard in vier Spalten ein, bei der jede Spalte für eine Ebene steht. Der Therapeut notiert die genannten Symptome auf dem Flipchart / der Tafel / dem Whiteboard, jeweils passend zu den Ebenen. Wichtig ist, dass die Patienten vorerst sehr frei von Ihren Beschwerden berichten können und die Einteilung in die psychischen Ebenen erst später aufgelöst wird, so dass die Patienten nicht das Gefühl bekommen, sie müssten Ihre Probleme gleich kategorisieren, so wird ein »Abfrage-Charakter« vermieden. Wenn für eine Ebene bisher nur wenige Symptome genannt wurden, kann der Therapeut spezifische Fragen stellen, um Symptome auf einer spezifischen Ebene zu elaborieren. Beispielhafte Fragen könnten lauten:

- Wie verhalten Sie sich / was denken Sie, wenn sie das Symptom (z. B. Angst) spüren?
- Was haben Sie für körperliche Reaktionen, wenn Sie ein bestimmtes Verhalten (z. B. Vermeiden) zeigen?

Häufig wird während der Übung festgestellt, dass Teilnehmer viele gemeinsame Symptome erleben. Der Therapeut kann dies durch bewusste Fragen verstärken:

- Ging es denn anderen auch schon einmal so?
- Haben die anderen Teilnehmer das gleiche Problem bei sich schon einmal wahrgenommen?

Wenn die Teilnehmer das Gefühl haben, all ihre Symptome genannt zu haben, bringt der Therapeut zu den jeweiligen Ebenen eine Karteikarte mit dem Namen der jeweiligen Ebenen an (z. B. »Verhalten). Der Therapeut zeichnet Pfeile von den jeweiligen Ebenen zu den anderen Ebenen, um zu verdeutlichen, dass sich die verschiedenen Symptomebenen gegenzeitig beeinflussen. Ein Gefühl führt beispielsweise zu bestimmten Gedanken und diese wiederum beeinflussen das Verhalten usw. Des Weiteren verstärken sich die verschiedenen Symptomebenen gegenseitig und erhalten sich gegenseitig aufrecht. Wird beispielsweise sozialer Rückzug (Verhalten) aufgrund von Angst (Gefühl) gezeigt, bleibt die Angst aufrechterhalten und verstärkt sich zusätzlich, weil man sich nicht mit ihr auseinandersetzt und deshalb die Angst vor der Angst immer stärker wird. Aus diesem Grund kann der Symptomkreislauf auch »Teufelskreislauf« genannt werden. Eine beispielhafte Symptomsammlung ist in Abbildung 3.16 dargestellt.

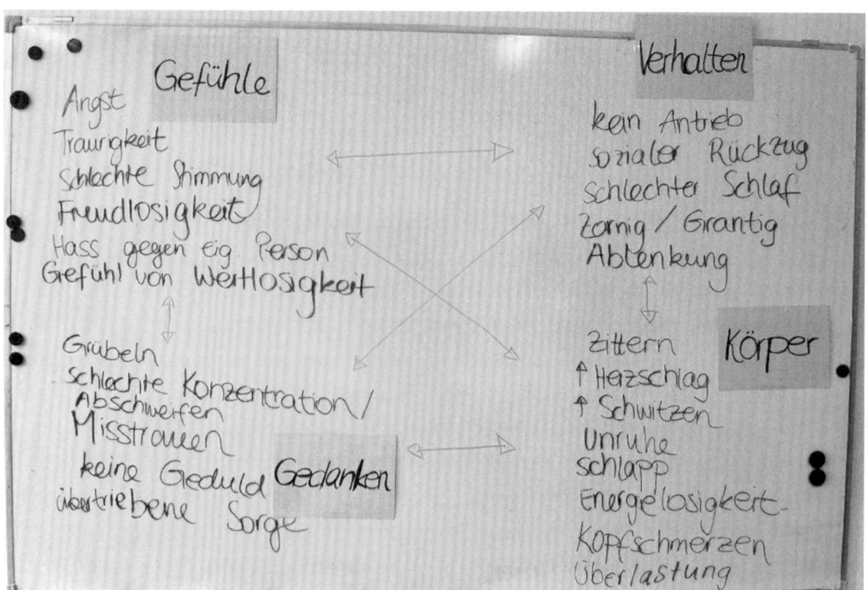

Abbildung 3.16. Darstellung einer beispielhaften Symptomsammlung

Bei der Sammlung der Symptome sollten nach Möglichkeit offene (z. B. Woran leiden Sie momentan?) und keine Suggestivfragen (z. B. Schlafen Sie schlecht?) gestellt werden. Dadurch wird vermieden, dass Teilnehmer in ihren Aussagen sozial erwünscht antworten bzw. Themen ausgeklammert werden. Es ist wichtig, bei der Symptomsammlung Ruhepausen zuzulassen und Patienten genügend Zeit zum Überlegen zu geben. Einige Symptome werden Teilnehmern möglicherweise erst im Verlauf der Übung bewusst, weil sie zuvor nie darüber reflektiert haben und erst durch andere Teilnehmer darauf aufmerksam gemacht wurden. Darüber hinaus ist es möglich, dass Teilnehmer zum ersten Mal über ihre Symptomatik sprechen und die Kommunikation darüber mit Scham behaftet ist. Aus dem Grund ist es wichtig, den Symptomen mit Offenheit, Interesse und Neutralität zu begegnen.

Der Symptomkreislauf stellt die wichtigste Basis für die darauffolgenden Sitzungen dar, weil auf dessen Grundlage individuell relevante Ziele der Teilnehmer formuliert werden können, die Teilnehmer durch ImPuls bzw. SpA erreichen möchten. Die offene Kommunikation über Symptome und das Entdecken von Gemeinsamkeiten stärkt das Gemeinschaftsgefühl und das Gefühl, nicht alleine mit seinen Symptomen zu sein. Dies fördert die gegenseitige Unterstützung und den offenen und ehrlichen Umgang miteinander in der Gruppe.

Zielkreislauf

Bewegungsspiel. Anknüpfend an die Symptomsammlung erfolgt nun eine erste Bewegung in Form eines Spiels (s. Übung 2).

Übung 2: Bewegungsspiel

Die Teilnehmer und der Therapeut stellen sich in einem Kreis auf. Die Stühle sollten nach hinten geschoben werden, damit genügend Platz für die Durchführung vorhanden ist. Bei diesem Spiel geht es darum, gezielte Bewegungen (z. B. Klatschen) an den linken oder rechten Nachbarn weiterzugeben. Eine bestimmte Bewegung signalisiert eine Weitergabe nach rechts und eine andere die Weitergabe nach links. Zunächst wird ein Klatschen weitergegeben. Ein Klatschen nach rechts bedeutet, dass der rechte Nachbar an der Reihe ist. Bei einem Klatschen nach links ist der linke Nachbar dran usw. So geht der Klatscher im Kreis umher. Jeder Teilnehmer muss sich also entscheiden, ob er den Klatscher in die gleiche oder in die andere Richtung weitergeben möchte. Die Schnelligkeit kann im Laufe des Spiels gesteigert werden. Es folgen weitere Variationen des Spiels (z. B. zweimal klatschen = rechts, einmal klatschen = links; mit dem linken Bein stampfen = links, mit dem rechten Bein stampfen = rechts). Je nach Fähigkeiten der Spieler können schwierigere Variationen gewählt werden. Vielleicht hat auch ein Mitspieler eine Idee für eine Variation? Am Ende sollte die »sportlichste Variation« drankommen. Bei einer Kniebeuge ist der rechte Nachbar an der Reihe und bei einem Sprung nach oben ist der linke Nachbar usw.

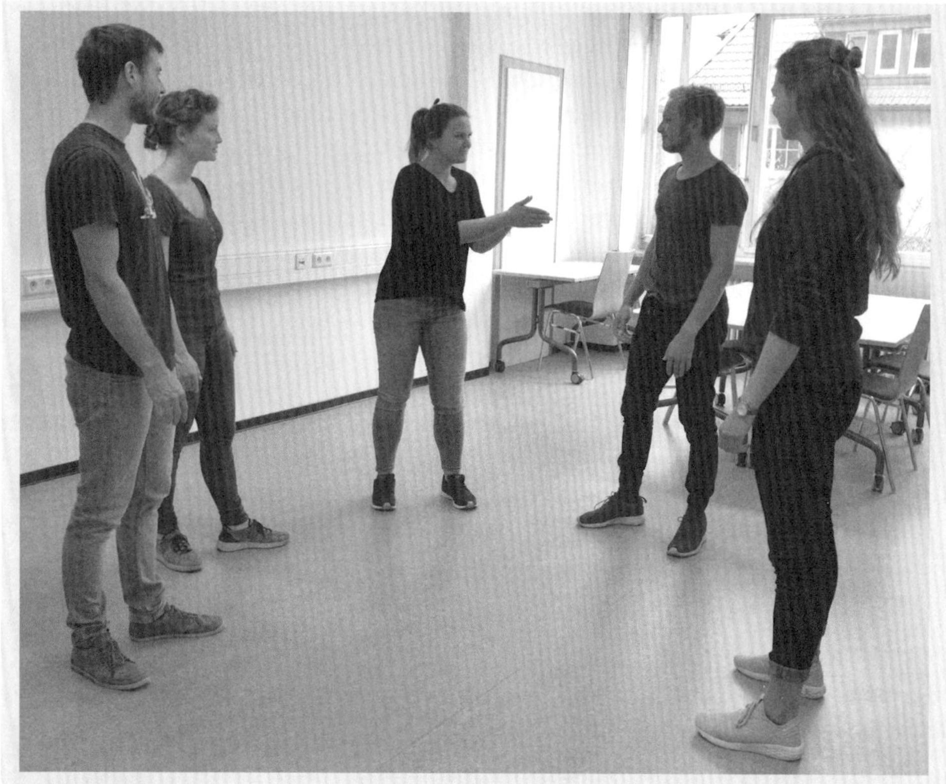

Fähigkeiten, die beim Spiel benötigt werden, wie z. B. Konzentration oder Schnelligkeit, können bei Teilnehmern (z. B. aufgrund ihrer Symptomatik) sehr unterschiedlich ausgeprägt sein. Es ist deshalb möglich, dass einige Teilnehmer überfordert werden (z. B. zu hohe Geschwindigkeit), was direkte negative psychische Konsequenzen haben könnte (z. B. Grübeln, niedriges Selbstwertgefühl). Wichtig ist, dass Überforderungen vermieden werden, da positive Erfahrungen der ersten kleinen »Sporteinheit« wichtig sind, damit positive Erwartungen gegenüber ImPuls aufgebaut werden können. Um eine Überforderung zu vermeiden, sollte der Therapeut deshalb auf eine angemessene Geschwindigkeit der Variationen bzw. Geschwindigkeit achten. Sprünge und Kniebeugen können ggf. nur angedeutet werden (nur ein paar Zentimeter springen bzw. in die Knie gehen).

Durch das Bewegungsspiel können erste positive Erfahrungen mit SpA gemacht werden. Teilnehmer sollen Verbesserungen auf den verschiedenen Symptomebenen spüren, um erste positive Erwartungen gegenüber SpA aufzubauen.

Erstellung des Zielkreislaufs. Anknüpfend an den Teufelskreislauf wird nun ein Zielkreislauf erstellt. Der Therapeut erarbeitet mit der Gruppe Verbesserungen der Symptome, die durch das kurze Bewegungsspiel erzielt worden sind (z. B. Lustlosigkeit reduziert, Konzentration gesteigert). Der Therapeut kann gezielt Fragen stellen, die sich auf die Verbesserung der gesammelten Symptome beziehen:

- Wenn Sie unseren Teufelskreislauf anschauen, gibt es etwas, was sich bzgl. Ihrer Symptome durch das kurze Spiel verändert hat?
- Hat sich diese Übung positiv auf Ihr Symptom (z. B. Stimmung / Konzentrationsfähigkeit) ausgewirkt?

Der Therapeut streicht die verbesserten Symptome mit einem andersfarbigen Stift durch, um die Verbesserung visuell hervorzuheben. Wenn auf jeder der vier Ebenen Symptomverbesserungen genannt wurden, werden die laminierten ImPuls-Kärtchen bei den einzelnen Ebenen angebracht (s. Abb. 3.17). Der Therapeut erklärt, dass SpA an allen vier Symptomebenen ansetzen und somit den »Teufelskreislauf« durchbrechen kann.

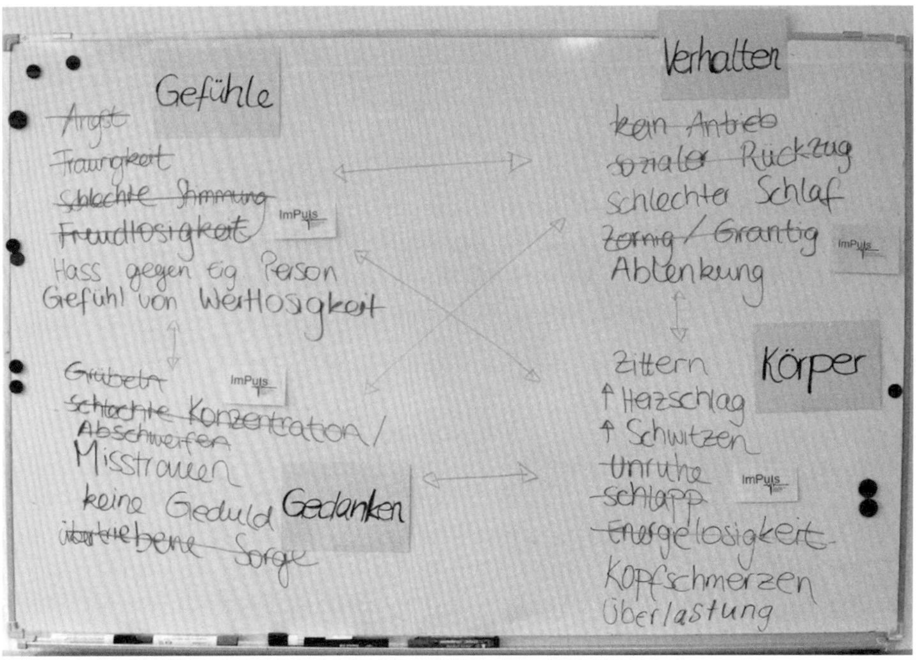

Abbildung 3.17. Darstellung eines beispielhaften Zielkreislaufes

Aufgrund der Entwicklung des Zielkreislaufs kann erstes Wissen über die positiven Effekte von SpA auf die Symptomatik aufgebaut werden. Die Übung steigert somit eine positive Erwartungshaltung gegenüber der SpA und dadurch auch die Motivation, SpA auszuführen.

ImPuls-Vorstellung

Nun folgen Informationen über den zeitlichen Programmablauf und eine inhaltliche Übersicht über einzelne Aspekte von ImPuls unter Zuhilfenahme der Plakate 1 bis 3 (s. Online-Arbeitsmaterial). Für eine detaillierte Beschreibung der einzelnen Programminhalte wird auf Abschnitt 3.2 verwiesen.

Plakat 1: Programmübersicht. Unter Zuhilfenahme des ersten Plakats schildert der Therapeut den Patienten den Ablauf der folgenden sechs Monate.

Der Fokus des Therapeuten sollte darauf liegen, den Teilnehmern zu vermitteln, dass eine intensive Betreuung zu jeder Zeit der Intervention gegeben ist. Teilnehmer sollten nach der Vorstellung des Plakats das Gefühl haben, dass sie die Teilnahme an den Sportaktivitäten in jedem Fall schaffen können.

Plakat 2: das gemeinsame Lauftraining. Nun beschreibt der Therapeut das Lauftraining, das ab der dritten Sitzung gemeinsam durchgeführt wird, anhand des zweiten Plakats.

Bei der Beschreibung des Lauftrainings sollte der Fokus auf der intensiven Vorbereitung und Betreuung durch den Therapeuten vor, während und nach der Laufeinheit liegen. Außerdem ist es wichtig, dass die Teilnehmer verstehen, dass durch die individuelle Anstrengungsintensität weder eine Über- noch Unterforderung entstehen kann.

Plakat 3: wichtige Elemente der sportlichen Aktivität. Unter Zuhilfenahme des dritten Plakats erläutert der Therapeut die evidenzbasierten Befunde über wichtige Elemente von SpA für die symptomreduzierende Wirkung:

- moderate bis intensive Intensität: 64 bis 95 Prozent der maximalen Herzfrequenz bei Ausbelastung (Annährungsweise wird die maximale Herzfrequenz bei Ausbelastung mit der Formel *220 minus Lebensalter* errechnet)
- insbesondere Ausdauer und gemischt (Kraft- und Lauftraining)
- dreimal die Woche für mindestens 30 Minuten
- geleitet und selbstständig
- präferierte SpA

Die detaillierte Erklärung der bevorstehenden Laufeinheit schafft Sicherheit für die Teilnehmer und baut Wissen über eine korrekte Durchführung dieser auf. Durch die Betonung der individuellen Laufgeschwindigkeit steigt das Vertrauen in die eigenen Fähigkeiten, das Lauftraining meistern zu können. Die Betonung der Orientierung an aktuellen wissenschaftlichen Befunden bzgl. der Wirksamkeit von SpA stärkt das Vertrauen der Teilnehmer in die Wirksamkeit von ImPuls. Die positiven Erwartungen an ImPuls und SpA werden somit gesteigert.

Regeln und Grenzen

Im Anschluss erarbeitet die Gruppe gemeinsam Regeln für den gegenseitigen Umgang. Der Therapeut notiert gemeinsam entwickelte Regeln auf einem Flipchart / Tafel / Whiteboard. Der Therapeut sollte beim Finden von Gruppenregeln zunächst die Teilnehmer allein entscheiden lassen und kann durch offene Fragen den Findungsprozess unterstützen:

- Was wäre Ihnen denn wichtig, wenn Sie etwas Privates von sich erzählen?
- Wie möchten Sie miteinander umgehen?

Am Ende kann der Therapeut auch eigene Vorschläge machen, über die von der Gruppe demokratisch abgestimmt wird. Beispielhafte Gruppenregeln finden sich im folgenden Kasten.

Beispielhafte Gruppenregeln

- Andere Teilnehmer ausreden lassen
- Anderen Teilnehmern nicht wertend gegenüberstehen
- Meinungen anderer Teilnehmer respektieren
- Niemanden auslachen
- Nicht laut werden / niemanden anschreien
- Persönliche Informationen von anderen Teilnehmern nicht an Dritte weitergeben

Obwohl die Teilnehmer keine Schweigepflicht haben, ist es für einen respektvollen und vertrauensvollen Umgang wichtig, persönliche Informationen der anderen Teilnehmer nicht an Dritte weiterzugeben. Diese Gruppenregel sollte, wenn nicht schon von den Teilnehmern geschehen, vom Therapeuten vorgeschlagen werden.

Im Anschluss erklärt der Therapeut, dass ImPuls auch Grenzen aufweist, und stellt diese vor.

Grenzen von ImPuls

- ImPuls ist kein Ersatz für Psychotherapie
  - es werden keine individuellen Probleme (z. B. Trennung vom Partner) besprochen
  - es wird nur Bezug genommen auf die Symptomatik, die durch SpA verbessert werden kann
- Fitness oder Gewichtsabnahme sind keine primären Ziele von ImPuls
  - ImPuls zielt auf die Verbesserung der psychopathologischen Symptomatik und nicht primär auf Fitnessparameter ab
- Da ImPuls ein Gruppenprogramm ist und die Sitzungen zeitlich begrenzt sind, wird versucht, auf jeden Teilnehmer gleichermaßen einzugehen
  - Die Zeit, in der man individuell auf einen Teilnehmer eingehen kann, ist somit begrenzt

Der Therapeut sollte die Grenzen von ImPuls klar und deutlich formulieren und sichergehen, dass alle Teilnehmer die Grenzen verstanden haben. Dies ist wichtig, damit der Therapeut in den folgenden Sitzungen auf die Grenzen verweisen kann, falls ein Teilnehmer falsche Erwartungen an ImPuls äußert.

Hausaufgaben

Abschließend werden als Hausaufgabe die Arbeitsblätter 2 und 3 (s. Online-Arbeitsmaterial) ausgeteilt, bei der die Teilnehmer ihren individuellen Teufelskreislauf und Zielkreislauf erstellen können. Damit endet die erste Sitzung und der Therapeut verabschiedet sich von den Teilnehmern.

Die Hausaufgabe *Mein Teufelskreislauf* führt dazu, dass jeder Teilnehmer sich persönlich mit seiner psychopathologischen Symptomatik auseinandersetzt und sich seinem »Teufelskreislauf« auf allen vier Ebenen bewusst wird. Durch die anschließende Erstellung des Zielkreislaufes werden persönlich relevante Ziele formuliert.

3.5.2 Sitzung 2: Einführung in das Lauftraining

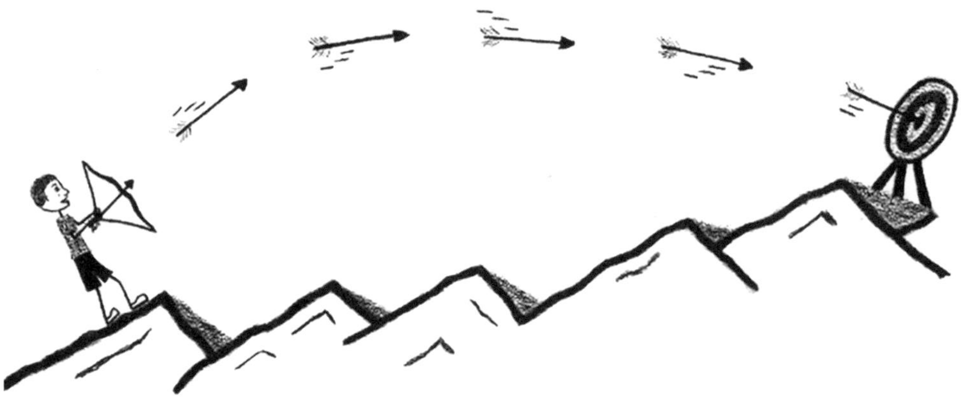

Vorbereitungen

- Teufelskreislauf der ersten Sitzung aufhängen
- Top-15-Liste mit Sportangeboten aus der Region anpassen (wichtig: Sportvereine darauf notieren!)
- Liste vorbereiten mit möglichen störungsspezifischen Schwierigkeiten der Patienten (Beispiel findet sich im Text)
- Spezifisches Beispiel für Zielerreichung überlegen
- Mit Timer-App beschäftigen und ggf. eine Anleitung für Teilnehmer erstellen

Begrüßung und Vorbesprechung

Die Teilnehmer werden zur zweiten Sitzung begrüßt. Der Therapeut nennt die Ziele der heutigen Sitzung:

- Weiterentwicklung des Zielkreislaufes bzw. persönlich relevanter Ziele
- Vorbereitung auf das Lauftraining, das in der nächsten Sitzung das erste Mal stattfinden wird

Rückbesprechung

Die letzte Sitzung wird bezogen auf die Motivation für ImPuls, die Hausaufgaben der letzten Sitzung (persönlicher Ziel- und Teufelskreislauf) und Fragen zur letzten Sitzung rückbesprochen.

Zielentwicklung

Nun legt jeder Teilnehmer sein persönlich wichtigstes Ziel auf Grundlage der Hausaufgaben der letzten Sitzung fest. Der Therapeut hilft jedem Teilnehmer, sein persönlich wichtigstes, symptombezogenes Ziel zu formulieren, das durch SpA erreichbar ist. Zur Unterstützung stellt der Therapeut offene W-Fragen:

- Was soll sich konkret in dieser Situation verbessern?
- Wie sähe ihr Leben aus, wenn Sie das Symptom nicht mehr hätten?

Der Therapeut sollte darauf achten, dass die Ziele tatsächlich symptombezogen (z. B. Steigerung der Schlafqualität; nicht: Fitnesssteigerung) und durch Sport realistisch umsetzbar sind (zu realistischen Effekten durch SpA s. Abschn. 1.7). Es ist wichtig, auf jeden Teilnehmer individuell einzugehen, bis jeder ein symptomspezifisches Ziel formuliert hat. Da das Ziel persönlich relevant sein soll, ist es wichtig, dass die Teilnehmer ihre Ziele selbst formulieren und diese mit ihren Wünschen und Bedürfnissen übereinstimmen.

Durch die Entwicklung persönlich relevanter Ziele, die durch SpA realisierbar sind, wird die Ausübung von regelmäßiger SpA persönlich relevant. Dies steigert die Motivation, regelmäßig SpA auszuführen.

Vorbereitung auf das Lauftraining

Schwierigkeiten während des Lauftrainings. Nun werden Schwierigkeiten (psychisch und physisch), die während eines Lauftrainings auftreten können, thematisiert. Der Therapeut fragt nach antizipierbaren Schwierigkeiten, die während des Lauftrainings auftreten könnten:

- Welche Hindernisse können beim gemeinsamen Lauftraining auftreten?
- Fallen Ihnen körperliche und psychische Hindernisse ein?

Da es vorkommen kann, dass Patienten, z. B. aufgrund geringer Sporterfahrung, keine Schwierigkeiten generieren können oder einige Schwierigkeiten auch schambelastet sein können (z. B. Angst davor, es nicht zu schaffen), kann der Therapeut eigene Vorschläge für Schwierigkeiten einbringen. Die dafür im Vorfeld erstellte Liste mit möglichen Schwierigkeiten, die allgemein (z. B. Seitenstechen) oder bezogen auf die individuelle Symptomatik der Patienten (z. B. Gefühl des Auftretens einer Panikattacke) sein können, kann dafür verwendet werden. Individuelle störungsspezifische Schwierigkeiten bei der Ausführung von SpA können Abschnitt 2.4.1 entnommen werden.

Beispielhafte Schwierigkeiten beim Lauftraining

Physische Schwierigkeiten

- Seitenstechen
- Schmerzen
- Falsche Lauftechnik
- Keine Energie / Kraft

Psychische Schwierigkeiten

- Gefühl der Panikattacke während des Laufens
- Plötzlicher Motivationsverlust
- Zunächst Affektabflachung (obwohl SpA insgesamt einen positiven Affekt hervorruft, kann es geschehen, dass zu Beginn des Lauftrainings der Affekt zunächst negativ wird z. B. durch Anstrengung)
- Überforderung
- Unterforderung
- Vergleich mit anderen

Der Therapeut geht auf die genannten Schwierigkeiten ein, indem er sie als Schwierigkeiten anerkennt (z. B. der Vergleich mit anderen beim Sporttreiben kann natürlich eine Schwierigkeit beim Lauftraining darstellen), diese relativiert (z. B. Vergleich mit anderen kann durch individuelle Intensitätsanpassung nicht geschehen) und/oder Lösungsvorschläge (z. B. die Symptomreduktion ist durch einen moderaten bis intensiven Anstrengungsbereich gewährleistet. Es ist deshalb egal, ob man schneller oder langsamer als andere Teilnehmer läuft) anbietet. Es können auch mit der Gruppe gemeinsam Lösungsvorschläge gesammelt werden. Für einige der allgemeingültigen Schwierigkeiten (Seitenstechen, Muskelkater, Regeneration) liegen Factsheets (s. Online-Arbeitsmaterial) vor, die nun ausgehändigt werden.

Manche Patienten reagieren mit Scham auf störungsspezifische Schwierigkeiten (z. B. Angst vor Panikattacke). Der Therapeut sollte aus dem Grund darauf achten, die störungsspezifischen Schwierigkeiten nicht an eine spezifische Person zu adressieren, sondern diese als Störungen beschreiben, die bei jedem Teilnehmer auftreten können.

Das Antizipieren von Hindernissen während der SpA und die vorherige Relativierung bzw. Reduktion dieser Barrieren prägt zum einen eine realistische Erwartungshaltung an SpA und erhöht zum anderen das Wissen über den Umgang mit solchen Barrieren und den Glauben an die Fähigkeit, mit diesen umgehen zu können.

Theoretische Einführung. Anschließend werden das Lauftraining sowie die Verwendung der Pulsuhren und der BORG-Skala anhand des zweiten Plakates nochmals detailliert erläutert (für eine ausführliche Beschreibung s. Abschn. 3.2). Der Therapeut betont, dass der Umgang mit beiden Maßen im Anschluss geübt wird. Der Therapeut fragt nach der Präferenz der Teilnehmer bzgl. Dauerlauf- oder Intervallmethode. Diejenigen Teilnehmer, die die Intervallmethode beim ersten Lauftraining in der nächsten Sitzung anwenden möchten, erhalten die ausgedruckte Intervallmethode. Sie werden instruiert, zu Hause eine mobile Timer-App auf ihr Smartphone zu laden und diese so zu programmieren, dass sie mit der Intervallmethode für die erste Woche übereinstimmt (s. Tab. 3.2). Hierfür kann der Therapeut eine zuvor ausgewählte Timer-App vorstellen und beispielhaft die erste Woche des Intervalltrainings einprogrammieren. Nach Möglichkeit erstellt er eine Anleitung der App, die die Teilnehmer zu Hause verwenden können. Sollte ein Teilnehmer kein Smartphone besitzen, kann der Wechsel von Geh- und Laufeinheiten von der Pulsuhr abgelesen werden (Wechsel, wenn die Lauf- und Gehminute(n) vorbei sind). Die Teilnehmer erhalten zudem das Handout 4 zur Laufbasis (s. Online-Arbeitsmaterial), auf dem Basisinformationen zum optimalen Schuhwerk, Lauftechnik, Untergrund sowie Trainingssteigerung gegeben werden. Die Teilnehmer erhalten einige Minuten Zeit, um sich das Handout anzuschauen und Fragen zu diesem zu stellen. Der Therapeut erklärt, dass die richtige Lauftechnik etc. auch vor dem ersten Lauftraining noch einmal praktisch wiederholt werden kann. Das Handout dient vor allem als Informationsquelle und Unterstützung, wenn Teilnehmer zu Hause alleine laufen gehen (als selbstständige Sportaktivität) möchten.

Praktische Einführung. Es erfolgt die praktische Einführung in das Lauftraining: Jeder Teilnehmer erhält eine Pulsuhr und einen Brustgurt sowie eine laminierte BORG-Skala (s. Abb. 3.2). Wenn noch nicht geschehen, können die Teilnehmer nun ihre Sportkleidung anziehen. Der Therapeut erläutert die Funktionen der Pulsuhr (Startknopf etc.). Nun gehen alle gemeinsam zum Startpunkt der Joggingstrecke. Alle starten gemeinsam die Pulsuhr auf gemeinsames Startzeichen (z. B. »ImPuls«). Nun leitet der Therapeut das Aufwärmen an, das vor jedem Lauftraining stattfinden wird (s. Abschn. 3.2.1). Währenddessen fragt der Therapeut nach der objektiven und subjektiven Belastungsintensität. Teilnehmer sollen versuchen, subjektiv und objektiv in einen moderaten bis intensiven Intensitätsbereich zu kommen und zu bleiben.

Beispielhafte Fragen können lauten:

- Wie viel Prozent Ihrer maximalen Herzfrequenz zeigt Ihre Pulsuhr an?
- Wie angestrengt fühlen Sie sich subjektiv? Nennen Sie den Wert auf Ihrer BORG-Skala.

Im Anschluss an das Kennenlernen der Wegstrecke wird im Gruppenraum die Einführung in das Lauftraining rückbesprochen. Der Therapeut stellt Fragen zu den Intensitätsmaßen und der Laufstrecke:

- Was haben Sie gemacht, um die subjektive Intensität der objektiven anzunähern?
- Gab es Schwierigkeiten? Wie kann ich Ihnen helfen, diese zu lösen?

Bei der praktischen Einführung in das Lauftraining ist das Ausprobieren der Pulsuhr und der BORG-Skala sowie die Einschätzung des moderaten bis intensiven Intensitätsbereichs am wichtigsten. Der Therapeut sollte deshalb darauf fokussieren, indem er stetig nach der subjektiven und objektiven Anstrengung fragt. Die korrekte Ausführung der Übungen steht somit (noch) nicht im Vordergrund. Vielmehr kann der Therapeut das Aufwärmprogramm unterbrechen, um Fragen zur Pulsuhr und BORG-Skala zu beantworten.

Hausaufgaben

Zum Abschluss erhalten die Teilnehmer eine Hausaufgabe, in der es darum geht, die entworfenen persönlichen Ziele zu konkretisieren (Arbeitsblatt 2: *Mein Zielkreislauf – Vertiefung*, s. Online-Arbeitsmaterial). Der Therapeut nennt vorher überlegte Beispiele zur Veranschaulichung der Aufgabe (wenn z. B. als allgemeines Ziel »bessere Konzentration« formuliert wurde, kann die spezifische Situation lauten: »Wenn ich abends im

Bett lese, möchte ich fünf Seiten meines Buches ohne Abschweifungen lesen können«; oder wenn das allgemeine Ziel hieß »mehr positive Gefühle«, kann die konkrete Situation lauten: »Wenn meine Tochter etwas Tolles geleistet hat, möchte ich mich wieder freuen können«).

Die Spezifikation der Ziele ist der erste Schritt zur Formulierung der Ziele nach der S.M.A.R.T.-Methode (Sitzung 3, Abschn. 3.5.3), durch die Ziele mit mehr Anstrengungsbereitschaft und Durchhaltevermögen verfolgt werden. Die Verbesserung der Symptome stimmt mit den Bedürfnissen und Wünschen der Teilnehmer überein, was eine starke Motivation für SpA ausbildet, um das Ziel zu erreichen.

Als zweite Hausaufgabe erhalten die Teilnehmer eine Liste mit 15 verschiedenen Sportarten, die im moderaten bis intensiven Intensitätsbereich ausgeführt werden (s. Online-Arbeitsmaterial). Teilnehmer sollen sich zu Hause überlegen, welche Sportart(en) sie sich *vorstellen* könnten, durchzuführen.

Danach verabschieden sich alle voneinander.

Die Liste mit den Sportangeboten aus der Region erweitert die Sportoptionen für die Teilnehmer. Das Wissen über Zugangsmöglichkeiten zu SpA vergrößert die Wahrscheinlichkeit, SpA auszuführen.

3.5.3 Sitzung 3: Ausdauer, Ziele und Planung des selbständigen Trainings

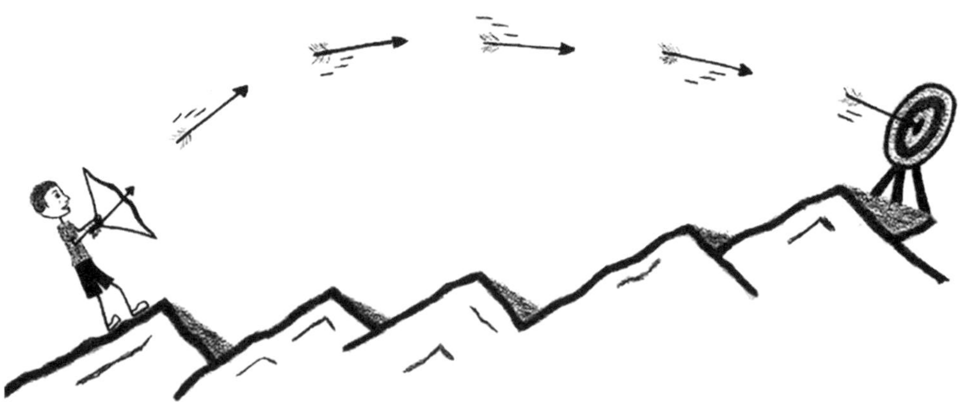

Vorbereitungen

- Stimmungsbarometer basteln und aufhängen (s. Abb. 3.18 und Abb. 3.19)
- Einen Briefumschlag mit den Initialen jedes Teilnehmers beschriften (*Positive-Effekte-Briefumschlag)*

Begrüßung und Vorbesprechung

Teilnehmer werden zur heutigen Sitzung begrüßt und der Therapeut nennt die Ziele der Sitzung:

- Erlernen einer Methode für eine erfolgreiche Zielformulierung
- Gemeinsam joggen gehen
- Wahl einer präferierten Sportaktivität für das selbstständige Training

Rückbesprechung

Die letzte Sitzung wird bezogen auf die die Hausaufgaben der letzten Sitzung (persönliches Ziel, Überlegung der selbstständigen Sporteinheit), Fragen zur Laufeinheit und Kontrolle der richtigen Einstellung der Timer-App rückgesprochen.

S.M.A.R.T.-Ziele

Nun wird das Konzept der S.M.A.R.T.-Methode (Doran, 1981) zur persönlichen Zielformulierung eingeführt: Nach dieser Methode müssen Ziele nach fünf Kriterien formuliert werden, damit die Anstrengungsbereitschaft groß und die Zielerreichung erfolgreich ist. Sie müssen (1) **s**pezifisch, (2) **m**essbar, (3) **a**ttraktiv, (4) **r**ealistisch und (5) **t**erminiert sein. Die S.M.A.R.T.-Methode wird den Patienten mit Hilfe von Plakat 4 (s. Online-Arbeitsmaterial) erklärt. Ihnen wird deutlich gemacht, dass eine »smarte« Zielsetzung wichtig ist, um ein Ziel langfristig und mit einem starken Durchhaltevermögen verfolgen zu können. Außerdem werden durch »smarte« Ziele Überforderung und Frustration vermieden, da sie realistisch zu erreichen sind und aufgrund ihrer Messbarkeit kleine Fortschritte wahrgenommen werden können.

Die Entwicklung und permanente Weiterentwicklung der S.M.A.R.T.-Ziele soll dazu führen, dass Patienten eine starke und mit den Bedürfnissen konforme Motivation für SpA aufbauen, die langfristig aufrechterhalten bleibt.

Im Anschluss werden die Hausaufgaben der letzten Sitzung besprochen. Es wird verdeutlicht, dass die Ziele jedes einzelnen Teilnehmers fortschreitend »smarter« gemacht werden und die letzte Hausaufgabe auf die Ausarbeitung der ersten Komponente **S** (spezifisch) abgezielt hat. Die Teilnehmer haben nun die Möglichkeit, ihre konkreten Situationen zu nennen, die sie in ihrer Hausaufgabe erarbeitet haben. Der Therapeut überprüft die Ziele jedes Teilnehmers auf Spezifität, indem er sich die Frage stellt, ob die genannte Veränderung in einer ganz spezifischen Situation (z. B. abends beim Buchlesen) bemerkbar wäre. Durch gezielte offene Fragen unterstützt der Therapeut bei der Spezifikation, sollten die Ziele noch zu unspezifisch formuliert sein. Das unspezifische Ziel beispielsweise »Ich möchte mich wieder besser konzentrieren können«, kann spezifisch z. B. so formuliert werden: »Wenn ich in einer Vorlesung sitze, möchte ich für eine halbe Stunde nicht abschweifen«. Folgende Fragen können den Prozess der Spezifikation erleichtern:

- In welchen Situationen bemerken Sie, dass Sie das Symptom (z. B. Konzentrationsschwierigkeiten oder wenig positive Emotionen) zeigen?
- In welcher spezifischen Situation würde sich etwas ändern, wenn Sie das Symptom (z. B. Konzentrationsschwierigkeiten oder wenig positive Emotionen) nicht mehr/weniger ausgeprägt hätten?

Der Therapeut unterstützt durch offene Fragen die spezifische Formulierung der Ziele.

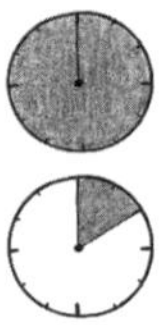

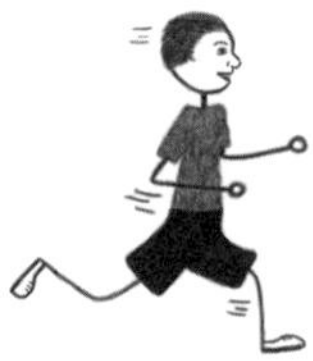

Stimmungsbarometer vor dem Lauftraining. Direkt vor dem Lauftraining wird eine Methode zur Erfassung der aktuellen Stimmung (Stimmungsbarometer) verwendet. Jeder Teilnehmer erhält eine Wäscheklammer in einer unterschiedlichen Farbe, die er links an das Stimmungsbarometer anbringt. Die Wäscheklammer veranschaulicht das Level der Stimmung (je höher die Wäscheklammer, desto positiver die Stimmung) des Teilnehmers.

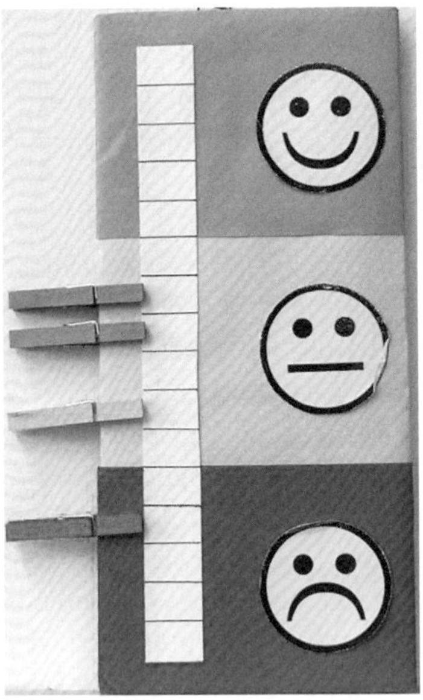

Abbildung 3.18. Darstellung des Stimmungsbarometers vor dem Lauftraining. Die Wäscheklammern links repräsentieren die aktuelle Stimmung der Teilnehmer (jede Wäscheklammer entspricht der Stimmung eines Teilnehmers). Je höher die Wäscheklammer angebracht, desto besser ist die Stimmung

Durchführung. Teilnehmer erhalten ihre Pulsuhren und die BORG-Skalen und Zeit, sich sportliche Kleidung anzuziehen (wenn nicht schon geschehen). Das Lauftraining erfolgt wie in Abschnitt 3.2.1 beschrieben (Aufwärmen, Laufen und Abwärmen). Beim ersten Lauftraining wird nach dem Laufen ein Teamritual entwickelt, dass jedes Mal nach dem Lauftraining Anwendung finden kann (z. B. Abklatschen).

Der Therapeut sollte darauf achten, dass jeder Teilnehmer seine persönliche Geschwindigkeit läuft, sodass dieser sich im moderaten bis intensiven Intensitätsbereich befindet. Er sollte zudem, wenn nötig, Patienten motivieren bzw. »bremsen«, falls diese entweder unter bzw. über dem moderaten bis intensiven Intensitätsbereich sportlich aktiv sind. Menschen mit psychischen Erkrankungen neigen dazu, ihre Belastungsintensität zu unter- bzw. überschätzen. Der Therapeut sollte dies einschätzen können (für die Einschätzung s. Abschn. 1.7) und eine Unter- bzw. Überforderung unbedingt vermeiden. Bei einer Unterforderung können positive Effekte der SpA nicht erreicht werden und bei einer Überforderung können negative Erfahrungen gemacht werden (z. B. Überanstrengung, Training muss abgebrochen werden, Seitenstechen). Der Therapeut sollte insbesondere zu Beginn von ImPuls auf alle Teilnehmer eingehen.

Stimmungsbarometer nach dem Lauftraining. Wieder im Gruppenraum angelangt, bearbeiten die Teilnehmer erneut das Stimmungsbarometer. Nun bringen sie eine zweite, gleichfarbige Wäscheklammer rechts am Stimmungsbarometer an, die ihre aktuelle Stimmung veranschaulicht (s. Abb. 3.19).

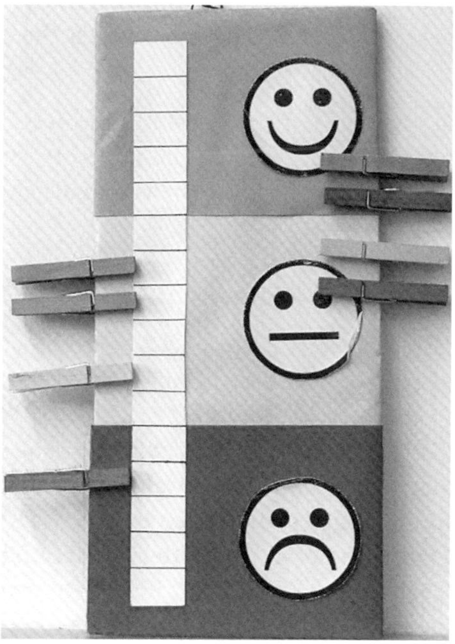

Abbildung 3.19. Darstellung des Stimmungsbarometers nach dem Lauftraining

Das Stimmungsbarometer wird verwendet, um eine unmittelbare Rückmeldung der positiven Effekte nach dem Training zu gewährleisten (das Stimmungsbarometer wird direkt nach dem Lauftraining ein zweites Mal verwendet). SpA steigert nach der Durchführung in der Regel unmittelbar den Affekt. Dieser direkte Effekt soll durch das Stimmungsbarometer vergegenwärtigt werden, um ein unmittelbares Erfolgserlebnis nach dem Sport bewusst zu machen. Dies fördert zusätzlich die Adhärenz (»Beim nächsten Mal wird meine Stimmung auch wieder angehoben werden«).

Dokumentation der Anstrengungsintensitäten. Teilnehmer tragen außerdem ihren durchschnittlich empfundenen Wert auf der BORG-Skala und der Pulsuhr auf das Arbeitsblatt 5 (s. Online-Arbeitsmaterial) ein.

Die Dokumentation der subjektiven und objektiven Intensitäten soll die Sensibilisierung für die Kongruenz von subjektivem und objektivem Anstrengungsbereich steigern. Ziel ist es, dass sich beide Werte immer mehr angleichen und dass Patienten lernen, ihre subjektive Anstrengungsintensität adäquat einzuschätzen. Teilnehmer können durch das Eintragen der Werte zudem evaluieren, ob sie sich stetig in einem moderaten bis intensiven Anstrengungsbereich befunden haben und können ihre Geschwindigkeit beim nächsten Mal ggf. steigern oder reduzieren.

Rückbesprechung des Lauftrainings. Nun wird das Lauftraining rückbesprochen: Der Therapeut fragt nach Schwierigkeiten und nach positiven Erlebnissen:

- Was war schwierig?
- Was hat gut geklappt?
- Was hat sich positiv verändert?

Hierbei kann und sollte auch Bezug zum Stimmungsbarometer genommen werden:

- Wenn wir das Stimmungsbarometer betrachten: Was hat sich hinsichtlich Ihrer Stimmung verändert?

Der Therapeut sollte bei der Rückbesprechung versuchen, die positiven Erfahrungen hervorzuheben. Sollten einem Teilnehmer keine positiven Erfahrungen bewusstwerden, kann der Therapeut durch gezielte Fragen positive Erfahrungen bewusstmachen, die für gewöhnlich direkt nach der SpA aufkommen:

- Haben Sie das Gefühl, Sie können sich nun besser konzentrieren?
- Spüren Sie mehr positive Emotionen im Vergleich zu vor dem Lauftraining?

Falls es einen Patienten gibt, der tatsächlich keine positiven Erfahrungen gemacht hat, kann darauf aufmerksam gemacht werden, dass einige Effekte von SpA Zeit brauchen. Aus diesem Grund ist die Regelmäßigkeit von SpA von Bedeutung.

Positive Effekte sportlicher Aktivität. Nun notiert jeder Teilnehmer einen persönlichen positiven Effekt der SpA, den er während oder nach dem Lauftraining wahrgenommen hat (z. B. bessere Konzentration, bessere Stimmung). Dieser Aufschrieb ist privat und muss nicht kommuniziert werden. Der Zettel wird einmal in der Mittel gefaltet und dem Therapeuten gegeben. Dieser schreibt das Kürzel des Teilnehmers außen auf den Zettel und ordnet am Ende der Sitzung die Zettel dem jeweiligen *Positive-Effekte-Briefumschlag* des Teilnehmers zu.

Selbstständige sportliche Aktivitäten

Im Anschluss wird mit Bezug auf die Top-15-Sportliste für jeden Teilnehmer eine oder zwei Sportart(en) (s. Beispiel von Sitzung 2, Abschn. 3.4.2) herausgesucht, die ihm Spaß machen könnten. Sollte ein Teilnehmer keine der Sportarten der Liste präferieren, können auch anderen Sportarten gewählt werden. Falls es Teilnehmern schwerfällt, eine präferierte SpA anzugeben, kann der Therapeut durch gezielte Fragen unterstützen:

- Gab es früher eine Sportart, die Sie gerne gemacht haben?
- Gibt es irgendeine Sportaktivität, die Sie schon immer einmal ausprobieren wollten?

Der Therapeut sollte stets darauf achten, dass die Sportaktivität 30 Minuten am Stück in einem moderaten bis intensiven Intensitätsbereich ausgeübt wird. Eine Einschätzung für die Intensitätsbereiche verschiedener Sportarten gibt das Kompendium von

Ainsworth et al. (2011). Zudem sollte den Teilnehmern empfohlen werden, Sportvereine der Region zu suchen, bei denen sie ihre selbstständige SpA ausführen können.

Die Integration in Sportangebote und Sportvereine der Region erleichtern den Transfer in den Alltag nach der supervidierten Zeit von ImPuls. Durch die Mitgliedschaft in Sportvereinen oder z. B. einer Laufgruppe entstehen ein Verantwortungsgefühl gegenüber den anderen Mitgliedern und eine soziale Unterstützung durch andere Sport- oder Vereinsmitglieder wird gewährleistet. Dies stärkt die Motivation und fördert die regelmäßige Umsetzung von SpA.

3.5.4 Sitzung 4: Ausdauer und Wirkung von sportlicher Aktivität

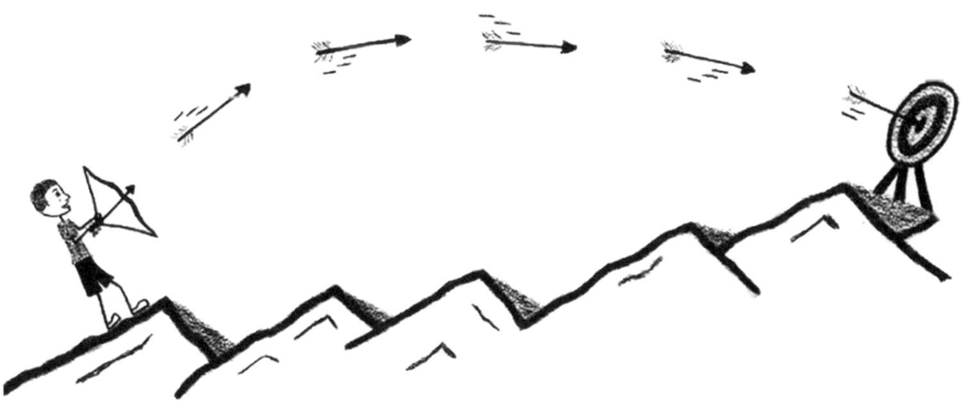

Vorbereitungen

- Bewegungsdaten der vorherigen Sitzung ausdrucken (Achtung: Aus datenschutzrechtlichen Gründen dürfen die Bewegungsdaten nur ausgedruckt werden, wenn dies offline geschehen kann und keine personenbezogenen Daten ins Internet übertragen werden.)
- Broschüre der Bundeszentrale für Gesundheitliche Aufklärung »Menschen in Bewegung bringen" (Bundeszentrale für Gesundheitliche Aufklärung, 2019) ausdrucken (https://www.bzga.de / infomaterialien / fachpublikationen / fachpublikationen / menschen-in-bewegung-bringen/)

Begrüßung und Vorbesprechung

Der Therapeut begrüßt die Teilnehmer und nennt die Ziele der heutigen Sitzung:

- Rückbesprechung des ersten Lauftrainings
- Reflexion der objektiven Anstrengungsintensität des letzten Lauftrainings
- Kennenlernen der Konsequenzen sportlicher Inaktivität
- Kennenlernen der positiven Effekte von SpA
- Gemeinsam joggen gehen
- Festlegung der ersten selbstständigen Sportaktivitäten

Rückbesprechung

Es erfolgt die Rückbesprechung der vorherigen Einheit. Es sollte auf die Stimmung, das Wohlbefinden, evtl. körperliche Auswirkungen und auf das persönliche Ziel Bezug genommen werden:

- Haben Sie das Gefühl, dass sich durch das Lauftraining etwas an Ihrer Stimmung / an Ihrem Wohlbefinden verändert hat?
- Gibt es körperliche Auswirkungen aufgrund des Lauftrainings (z. B. Muskelkater)?
- Haben Sie das Gefühl, durch das Lauftraining Ihrem Ziel nähergekommen zu sein?

Der Therapeut sollte bei der Rückbesprechung insbesondere die positive Erfahrung mit SpA hervorheben. Darüber hinaus ist es wichtig, mögliche negative Erwartungen und Erfahrungen zu reduzieren, indem der Therapeut diese anerkennt, relativiert und Lösungsmöglichkeiten anbietet (s. Sitzung 3, Abschn. 3.5.3).

Für die Bildung einer starken Intention für SpA sollten die positiven Erwartungen bzgl. SpA gegenüber den negativen überwiegen. Insbesondere Menschen mit psychischen Erkrankungen fällt es teilweise schwer, kleine Erfolge wahrzunehmen. Die Rückbesprechung und das Richten der Aufmerksamkeit auf (Teil-)Erfolge stärkt die Wahrnehmung kleiner Erfolge.

Analyse der objektiven Anstrengungsintensität

Im Anschluss folgt die Besprechung der ausgedruckten Pulsfrequenzen der letzten Sitzung (für ein Beispiel s. Abb. 3.20).

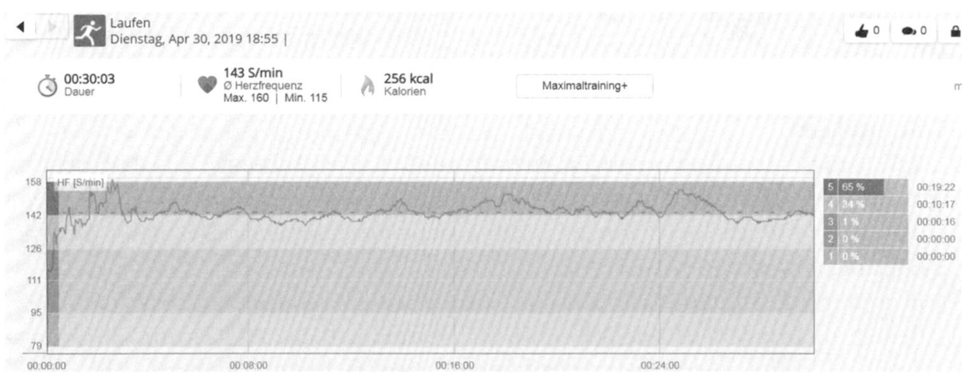

Abbildung 3.20. Beispielhafte ausgedruckte Bewegungsdaten der vorherigen Sitzung

Beim Lauftraining werden Pulsuhren verwendet, die eine Visualisierung der Intensitätsbereiche während der SpA ermöglichen. Dies ermöglicht eine individuelle Analyse der Anstrengungsintensität mit jedem Teilnehmer. In diesem Beispiel repräsentieren die beiden obersten schattierten Flächen (in diesem Beispiel eine HF [S/min] von 126 bis 158) den moderaten bis intensiven Intensitätsbereich. In diesem Beispiel war die Person also ausschließlich im moderaten bis intensiven Intensitätsbereich sportlich aktiv. Der Therapeut geht mit jedem Teilnehmer seine Anstrengungsintensität während des 30-minütigen Lauftrainings durch und macht auf Zeiträume aufmerksam, die außerhalb des moderaten bis intensiven Intensitätsbereichs lagen. Er verdeutlicht nochmals die Wichtigkeit des Intensitätsbereichs für die Wirksamkeit der SpA auf die psychopathologische Symptomatik. Teilnehmer, die unter- oder oberhalb des geforderten Intensitätsbereiches lagen, werden motiviert, beim folgenden Lauftraining zu versuchen, sich im geforderten Intensitätsbereich zu bewegen. Bei Abweichungen sollte der Therapeut die Teilnehmer nach möglichen Gründen der Abweichung fragen und mit ihnen gemeinsam überlegen, was sie benötigen, damit sie in den geforderten Intensitätsbereich gelangen:

Die visuelle Analyse der objektiven Anstrengungsintensität ist nur durchzuführen, wenn keine datenschutzrechtlichen Risiken eingegangen werden. Dies ist z. B. der Fall, wenn durch die Übertragung der gespeicherten Pulsuhrendaten personenbezogene Informationen (z. B. Geburtsdatum) auf Server der Hersteller zwischengespeichert werden. Aus dem Grund sollte zuvor geprüft werden, ob die Pulsuhren eine Offline-Übertragung der Daten ermöglichen. Falls die Übung durchgeführt wird, sollte der Therapeut versuchen einzuordnen, ob eine Über- oder Unterforderung ggf. auf die psychische Erkrankung zurückzuführen ist und bewusst auf Strategien zum Umgang für diese Störungsgruppe zurückgreifen. Zudem ist zu beachten, dass die Formel *220 minus Lebensalter* am Durchschnitt orientiert ist und nicht auf jede Person gleichermaßen angewendet werden kann (insbesondere im hohen Alter kommt es häufig zu Überschätzungen). Aus dem Grund sollte mit den Teilnehmern gemeinsam überlegt werden, ob die Geschwindigkeit angepasst werden sollte. Das Wichtigste ist das Erreichen von einem moderaten Intensitätsbereich, da sich positive Effekte erst ab diesem Intensitätsbereich zeigen.

Konsequenzen sportlicher (In)Aktivität

Risikofaktor: sportliche Inaktivität. Im nächsten Schritt der Sitzung werden wissenschaftlich belegte Konsequenzen sportlicher Inaktivität vorgestellt und diskutiert. Als Basis für die Vorstellung dient das Handout 6 (s. Online-Arbeitsmaterial), auf dem die einzelnen Fakten detailliert und verständlich geschildert sind. Dieses wird ausgeteilt und der Therapeut geht mit den Teilnehmern jede einzelne Aussage durch und beantwortet auftretende Fragen dazu (für eine ausführliche Darstellung der Konsequenzen sportlicher Inaktivität bzw. sedentären Verhaltens s. Abschn. 2.2):

- Bewegungsmangel ist einer der Hauptfaktoren für die Entstehung einer psychischen und körperlichen Erkrankung.
- Sportliche Inaktivität geht mit einer verringerten Lebenszufriedenheit einher.
- Bewegungsmangel führt zu einem erhöhten psychischen Stressempfinden.

Es ist möglich, dass die Darstellung der Risikofaktoren negative Konsequenzen bei den Teilnehmern auslöst (z. B. Angst bei Teilnehmern mit Angststörung, Entmutigung bei Teilnehmern mit Depressionen). Es ist deshalb wichtig zu betonen, dass es *mögliche* Risiken sind, die nicht zwingend zutreffen müssen. Es sollte vielmehr betont werden, dass sie durch die Teilnahme an ImPuls diesen Risiken bereits entgegenwirken.

Die Darstellung möglicher Risiken eines sportlich inaktiven Lebensstils schafft Bewusstsein über mögliche negative Konsequenzen bei Weiterführung des aktuell inaktiven Lebensstils. Die Wahrnehmung von Risiken durch den aktuellen Lebensstil und einer Möglichkeit, dem durch SpA entgegenzuwirken, steigert die Selbstwirksamkeit und die Motivation, SpA langfristig und regelmäßig durchzuführen.

Positive Effekte sportlicher Aktivität auf die psychische Gesundheit

Neben der Risikominimierung sportlicher Inaktivität kann SpA die Symptome psychischer Erkrankungen verringern. Die wichtigsten, spannendsten und überzeugendsten wissenschaftlichen Befunde bzgl. der Wirkung von SpA auf die psychische Gesundheit wurden für ImPuls zusammengetragen. Der Therapeut liest unter Zuhilfenahme des Handouts 7 (s. Online-Arbeitsmaterial) die acht ausgewählten Fakten über die positiven Effekte von SpA auf die psychische Gesundheit laut und deutlich vor:

- Sportliche Aktivität hilft dabei, mit Stress besser umgehen zu können.
- Sportliche Aktivität führt zu einem längeren Schlaf, zu schnellerem Einschlafen und zu einer besseren Schlafqualität.
- Sportliche Aktivität reduziert Ängste. Panikattacken können beispielsweise durch Sport abgeschwächt werden.
- Durch eine Stunde Sport in der Woche kann die Wahrscheinlichkeit einer Depression um 12 Prozent verringert werden.
- Sportliche Aktivität ist ähnlich wirksam wie Psychotherapie und Medikamente.
- Durch sportliche Aktivität gibt es Veränderungen im Gehirn: Botenstoffe wie Serotonin werden freigesetzt und tragen zu psychischer Gesundheit bei.
- Sportliche Aktivität steigert das Selbstwertgefühl und positive Emotionen.
- Sportliche Aktivität verbessert diverse Gehirnfunktionen.

Die laminierten Blätter mit den wissenschaftlichen Befunden (s. Übung 4 im Online-Arbeitsmaterial) werden auf dem Boden im Raum verteilt. Teilnehmer werden gebeten, sich zu derjenigen Aussage zu positionieren, die sie am stärksten anspricht. Hat sich jeder Teilnehmer zu einer Aussage gestellt, kann der Therapeut folgende Fragen stellen, um Gründe für die Positionierung des jeweiligen Teilnehmers zu ergründen:

- Aus welchem Grund hat Sie genau diese Aussage am meisten angesprochen?
- Steigert diese Erkenntnis Ihre Motivation, SpA auszuüben?
- Hängt diese Aussage mit Ihrem persönlichen Ziel zusammen?

Es ist auch möglich, zu anderen Aussagen Stellung zu nehmen, wenn Teilnehmer gleichzeitig von mehreren Fakten angesprochen werden. Das Handout 7 (s. Online-Arbeitsmaterial) wird ausgeteilt, damit Teilnehmer die wissenschaftlichen Fakten zu Hause noch einmal nachlesen können.

Teilnehmer erhalten nun das Handout 8 (s. Online-Arbeitsmaterial), das die nationalen Bewegungsempfehlungen zusammenfasst. Der Therapeut erklärt, dass diese auf wissenschaftlichen Erkenntnissen über die optimale Dosis von SpA für die Förderung und Aufrechterhaltung von psychischer und körperlicher Gesundheit basieren. Nach diesen sollte man

- mind. **150 Minuten / Woche** ausdauerorientierten Sportaktivitäten mit **moderater** Intensität durchführen *oder* mind. **75 Minuten / Woche** ausdauerorientierte Sportaktivitäten mit **intensiver** Intensität *oder* Kombination beider Intensitäten (einzelne Einheiten mind. 10 Min.) ausführen;

- an mind. 2 Tagen/Woche muskelkräftigende Übungen ausführen;
- ununterbrochene Sitzphasen vermeiden.

Der Therapeut erklärt, dass ImPuls mit zwei- bis dreimal pro Woche 30 Minuten moderate bis intensive SpA den Bewegungsempfehlungen sehr nah kommt. Bei ImPuls wurde sich an wissenschaftlichen Befunden über die Effekte von SpA auf die Reduktion der psychopathologischen Symptomatik bei Menschen mit psychischen Erkrankungen konzentriert. Die nationalen Bewegungsempfehlungen dahingegen basieren auf Erkenntnissen der Allgemeinbevölkerung zur Förderung *und* Aufrechterhaltung psychischer *und* physischer Gesundheit. Es wird zudem betont, dass die Integration von SpA in den Alltag leichter gelingen kann, wenn dieser in einer »geringeren« Dosis durchgeführt wird.

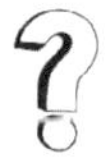

Die Übung und die Vermittlung des Wissens über die nationalen Bewegungsempfehlungen verhelfen den Teilnehmern dazu, ein wissenschaftlich fundiertes Wissen über die positiven Effekte von SpA aufzubauen. Aufgrund der Auswahl überzeugender und motivierender Fakten bzgl. SpA für psychisch erkrankte Menschen steigt die Überzeugung der Teilnehmer, wie besonders relevant ImPuls für sie sein kann.

Im Anschluss erhalten die Teilnehmer die Broschüre »Menschen in Bewegung bringen« der Bundeszentrale für gesundheitliche Aufklärung (Bundeszentrale für Gesundheitliche Aufklärung, 2019), in der die wissenschaftlichen Erkenntnisse der nationalen Empfehlungen für und Bewegungsförderung detailliert und anschaulich dargestellt werden. Teilnehmer erhalten damit ausführliche Hintergrundinformationen, die sie sich bei Interesse zu Hause durchlesen können.

Lauftraining

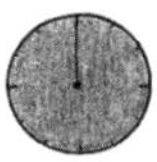
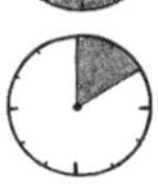

Nun erfolgt das Lauftraining. Dieses wird, wie in Sitzung 3 (s. Abschn. 3.5.3) beschrieben, durchgeführt (Stimmungsbarometer vor dem Lauftraining, Durchführung, Stimmungsbarometer nach dem Lauftraining, Dokumentation der Anstrengungsintensitäten, Rückbesprechung des Lauftrainings, Aufschrieb positiver Effekte der SpA). In den folgenden Sitzungen wird das gesamte Lauftraining mit allen Komponenten durch das Symbol des Läufers (s. u. und Tab. 3.1) repräsentiert.

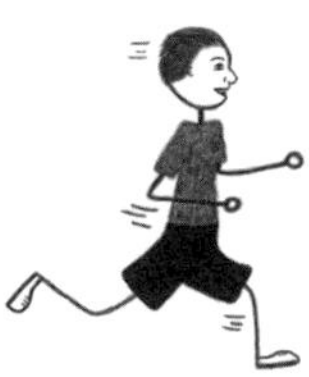

Selbstständige sportliche Aktivitäten

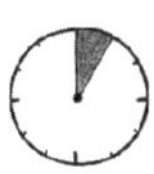

Da die sechste Sitzung die erste selbstständige SpA der Teilnehmer darstellt, wird diese nun für jeden Teilnehmer festgelegt (hierfür kann die Top-15-Liste verwendet werden). Der Therapeut erklärt, dass diese dem Ausprobieren einer individuellen

Sportart dient und nicht die Sportart sein muss, die von nun an immer ausgeführt wird. Ziel ist es, dass jeder Teilnehmer eine Sportart findet, die ihm Spaß macht und die er nach dem ersten supervidierten Monat weiterführen kann und möchte. Teilnehmer erfahren, dass sie in der sechsten Sitzung die Möglichkeit haben, an einem vom Therapeuten angeleiteten Krafttraining teilzunehmen. Dies ist für Patienten geeignet, die sich vorstellen können, das Krafttraining als selbstständiges Training weiter fortzuführen und / oder Patienten, die sich zu dem Zeitpunkt noch nicht bereit fühlen, selbstständig sportlich aktiv zu sein und / oder noch keine passende Sportart gefunden haben. Sie erhalten das Arbeitsblatt 6 (s. Online-Arbeitsmaterial), in dem sie konkret eintragen können, welche Sportaktivität (was?), an welchem Termin (wann?), an welchem Ort (wo?), und in welchem Intensitätsbereich und mit wem (wie?) die Sportaktivität ausgeführt wird. Falls ein Teilnehmer eine Sportaktivität präferiert, sich diese aber aus diversen Gründen nicht zutraut (z. B. Angst vor Stigmatisierung oder mangelnden Fähigkeiten), sollte der Therapeut die Gründe erfragen und durch gezielte Fragen den Patienten motivieren, es doch einmal zu probieren:

- Was wäre das schlimmste Szenario, das Sie sich bei der Sportaktivität vorstellen könnten? (Der Teilnehmer wird merken, dass das schlimmste Szenario doch gar nicht so schlimm ist.)
- Gibt es jemanden, der mitkommen kann, um Ihnen Unsicherheiten zu nehmen?

Der Therapeut sollte betonen, wie wichtig die Konkretisierung eines Sportplans für die tatsächliche Durchführung ist. Je konkreter der Plan, desto wahrscheinlicher ist die Durchführung.

Anschließend folgt die allgemeine Verabschiedung.

3.5.5 Sitzung 5: Ausdauer und Vorbereitung auf das selbstständige Training

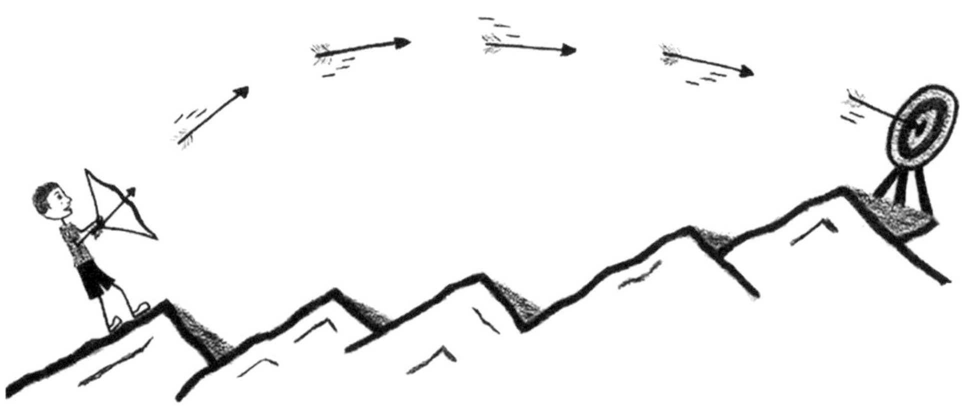

Vorbereitungen

- Liste vorbereiten mit möglichen Schwierigkeiten beim selbstständigen Training (angepasst an Teilnehmer)
- Imaginationsübung vorbereiten (durchlesen, Audiodatei anhören)

Begrüßung und Vorbesprechung

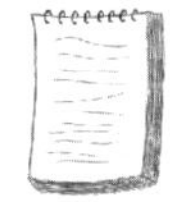

Der Therapeut begrüßt die Teilnehmer und nennt die Ziele der Sitzung:

- Rückbesprechung der vorherigen Einheit
- Weiterentwicklung der S.M.A.R.T.-Ziele
- Vergegenwärtigung des Ziels im Rahmen einer Imaginationsübung
- Gemeinsam joggen gehen
- Vorbereitung auf die erste selbstständige SpA

Rückbesprechung

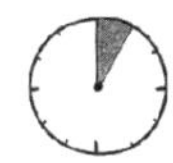

Die letzte Sitzung wird bezogen auf die Effekte des Lauftrainings auf psychische und körperliche Effekte rückbesprochen. Es sollte Bezug zum persönlichen Ziel genommen werden. Fragen zur letzten Sitzung können beantwortet werden.

Weiterentwicklung der S.M.A.R.T.-Ziele

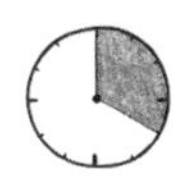

Die folgenden zwei Aspekte beschäftigen sich mit der Weiterentwicklung und Stärkung der S.M.A.R.T.-Ziele.

Formulierung der Attraktivität. Der Therapeut leitet ein, dass nun eine Weiterentwicklung der S.M.A.R.T.-Ziele thematisiert wird. In der heutigen Sitzung wird die Komponente A (=Attraktivität) fokussiert. Um die persönliche Relevanz des Ziels jeden Teilnehmers zu erfragen, kann der Therapeut folgende Fragen verwenden:

- Stellen Sie sich vor, Sie wachen eines Morgens auf und Ihr Problem (z. B. Panikattacken) ist nicht mehr existent – was wäre für Sie anders im Leben? Ist das eine attraktive Vorstellung für Sie? Wenn ja – warum?
- Wieso ist es für Sie von Bedeutung, dass Ihr Symptom (z. B. Panikattacken) reduziert wird?

Falls ein Ziel nicht (mehr) attraktiv bzw. relevant für einen Teilnehmer ist, unterstützt der Therapeut durch Fragen bei der Umformulierung der Ziele, sodass diese attraktiv werden. Hilfreiche Fragen bei der Veränderung der Ziele hin zu mehr Attraktivität wären z. B.:

- Kann Ihr Ziel so umformuliert werden, dass es Ihnen sehr wichtig wäre, dieses zu erreichen?
- Welches Ziel würde Ihnen sehr viel Freude bereiten und Sie stolz machen?

Imaginationsübung. Der Therapeut erklärt, dass nun eine Imaginationsübung durchgeführt wird, in der sich das gewünschte Ziel konkret, deutlich, lebhaft und detailliert vorgestellt werden kann. Falls die Teilnehmer keine Fragen zur folgenden Übung haben, bittet der Therapeut die Teilnehmer, es sich auf dem Stuhl bequem zu machen. Die Füße sollten Kontakt zum Boden haben. Die Augen können geschlossen werden. Die Imaginationsübung wird vom Therapeuten vorgelesen (s. Übung 3). Es sollte auf ausreichend Pausen geachtet werden, sodass die Patienten Zeit haben, der Übung zu folgen (Richtwerte für die Dauer der Pausen in Klammern hinter dem Text).

Übung 3: Imaginationsübung

»Schließen Sie die Augen und bringen Sie sich in eine angenehme Position, in der Sie eine Weile sitzen können. Spüren Sie, wie Ihr Körper Kontakt zum Stuhl und zum Boden hat. (10 Sekunden)

Beobachten Sie Ihren Atem. Lassen Sie ihn ruhig und gleichmäßig fließen, ohne etwas zu beeinflussen. (10 Sekunden)

Achten Sie beim Ein- und Ausatmen auf Ihre Bauchdecke und spüren, wie sie sich hebt und senkt. (15 Sekunden)

Wenn Ihnen irgendwelche Dinge durch den Kopf gehen, oder Gedanken kommen oder Sie irgendetwas ablenkt; das ist völlig in Ordnung. Versuchen Sie einfach immer wieder Ihre Aufmerksamkeit auf Ihren Atem zu lenken. (10 Sekunden)

Gehen Sie nun mit Ihren Gedanken zu dem Ziel, dass Sie sich vorgenommen haben und formulieren es in gedanklich klare Worte. (10 Sekunden)

Wie wird es sein, wenn Sie dieses Ziel erreicht haben? (15 Sekunden)

Lassen Sie sich Zeit, sich verschiedene Situationen auszumalen und intensiv in die Situation hinein zu spüren. (10 Sekunden)

Wie werden Sie sein, wenn Sie dieses Ziel erreicht haben? (15 Sekunden)

Wie fühlt sich das an, dieses Ziel erreicht zu haben? Bleiben Sie für einen Moment in dieser Situation und spüren hinein. (20 Sekunden)

Nehmen Sie sich Zeit, sich diese Situation ganz besonders lebhaft vorzustellen und zu spüren. Erforschen Sie, mit welchen Gefühlen und Körperempfindungen es verbunden ist, dieses Ziel erreicht zu haben. (20 Sekunden)

Finden Sie heraus, mit welchen Gedanken es verbunden ist, dieses Ziel erreicht zu haben und wie Sie in dieser Situation handeln. (15 Sekunden)

Wenn Sie sich die Situation gut vorstellen können, verharren Sie dort für einen Moment. (10 Sekunden)

Dieses Bild können Sie nun verinnerlichen und es für dich selbst einspeichern. (10 Sekunden)

Kehren Sie nun mit Ihren Gedanken langsam in diesen Raum zurück. (10 Sekunden)

Spüren Sie, wie Sie Kontakt zum Boden haben und achten Sie auf Geräusche aus der Umwelt. Achten Sie auf Ihren Atem. (10 Sekunden)

Strecke und recke dich wie nach einem kurzen Schlaf und öffne langsam die Augen.«

Nachdem die Imaginationsübung durchgeführt wurde, bittet der Therapeut die Teilnehmer, sich den Zielzustand, der mit allen Sinnen wahrgenommen wurde, einzuspeichern.

Nun wird die Imaginationsübung bezogen auf Schwierigkeiten und Erfolge rückbesprochen. Dafür kann der Therapeut folgende Fragen verwenden:

- Konnten Sie sich Ihr Ziel bildlich in allen Details vorstellen?
- Ist es Ihnen leichtgefallen, sich auf die Übung einzulassen?
- Wie hat es sich für Sie angefühlt, Ihr Ziel erreicht zu haben?
- Sind Schwierigkeiten aufgetreten?

Nach der Rückbesprechung erhalten Teilnehmer die Imaginationsübung als Audiodatei (s. Online-Arbeitsmaterial), um diese zu Hause wiederholen zu können.

Es ist von Seiten des Therapeuten wichtig zu erwähnen, dass Schwierigkeiten bei einer Imagination normal sind. Das realistische Vorstellen eines Zielzustandes bedarf viel Zeit und Übung. Es ist auch möglich, dass eine Imagination nur für einige Personen ein guter Zugang zur Vorstellung eines Zielzustandes darstellt.

Die konkrete und lebhafte Vorstellung der gewünschten Zielerreichung macht das Ziel emotional greifbar (durch das imaginative Erleben) und steigert so die Überzeugung und den Wunsch, das Ziel tatsächlich zu erreichen.

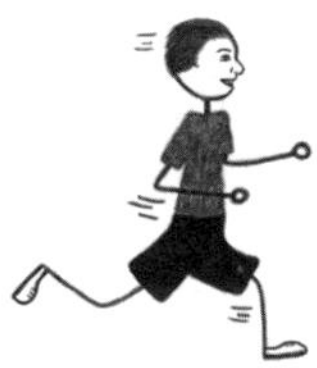

Selbstständige sportliche Aktivitäten

Im Anschluss werden Schwierigkeiten und Möglichkeiten der selbstständigen SpA besprochen. Diese Liste sollte mit den Patienten gemeinsam erarbeitet und auf einem Flipchart / Whiteboard notiert werden. Eine beispielhafte Liste ist im Folgenden angegeben.

Schwierigkeiten und Möglichkeiten der selbstständigen SpA

Möglichkeiten

- Man fühlt sich gut, dass man es alleine geschafft hat
- Man kann eine Sportart ausprobieren, die einem Spaß bereitet
- Man kann einen gut passenden Termin wählen
- Man kann Sportangebote aus der Nähe nutzen
- Transfer in den Alltag leichter

Schwierigkeiten

- Angst, alleine zum Sportverein zu gehen
- Man kann seinen »inneren Schweinehund« nicht überwinden
- Ablenkungen (z. B. das Fernsehprogramm, Freunde treffen)
- Keine Zeit

- Die geplante Sportaktivität fällt aus
- Bei Outdoorsport: Das Wetter ist schlecht
- Man fühlt sich zu müde
- Versagensängste → man geht lieber gar nicht erst hin

In dieser Übung wird auf die Möglichkeiten und Schwierigkeiten der selbstständigen SpA fokussiert. Der Therapeut betont, dass Strategien zur Überwindung von Schwierigkeiten in den folgenden Sitzungen gelernt werden. Er betont, dass eine Strategie zur Überwindung von Schwierigkeiten bereits erfolgreich eingesetzt wurde: die konkrete Formulierung von Sportplänen.

Diese Übung dient dazu, positive, aber auch realistische Erwartungen an die selbstständige Sportaktivität aufzubauen. Dies hilft, Erfolgserlebnisse wahrscheinlicher zu machen und Enttäuschungen zu minimieren, was wiederum die Motivation für SpA steigert.

Hausaufgaben

Teilnehmer erhalten die Hausaufgabe, sich ihr Ziel im Alltag vor Augen zu halten (z. B. immer beim Zubettgehen). Sie werden außerdem gebeten, die Imaginationsübung noch einmal (oder auch mehrmals) alleine mit der Audiodatei durchzuführen.

Anschließend erfolgt die Verabschiedung.

3.5.6 Sitzung 6: Erste eigenständige Sportaktivität oder Krafttraining

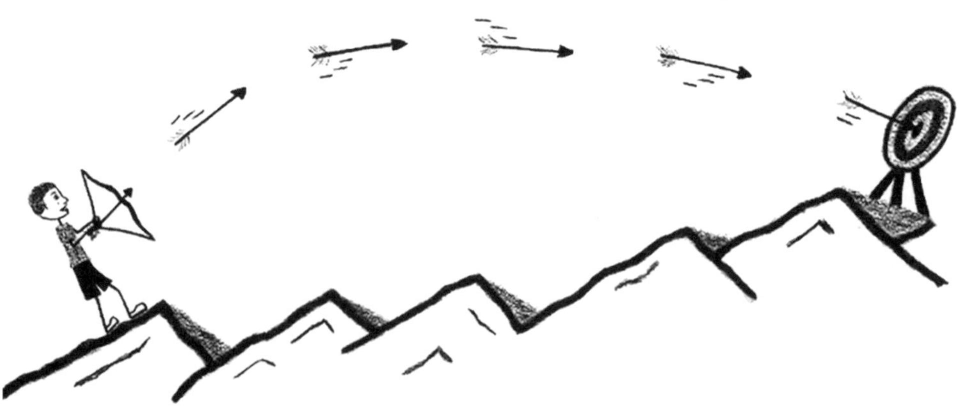

Vorbereitungen

- Playlist erstellen (auf Wunsch der Patienten)
- 6 Yogamatten in einen Kreis legen und die laminierten Sportkarten davorlegen (richtige Reihenfolge beachten!)

- Übungen 5 und 8 vorher anschauen (s. Online-Arbeitsmaterial), selbst ausprobieren und sich mit gängigen Fehlern beschäftigen

Begrüßung und Vorbesprechung

Der Therapeut begrüßt die Teilnehmer, die als erstes eigenständiges Training das Krafttraining gewählt haben. Der Therapeut betont, dass das einzige Ziel der Sitzung die Durchführung des Krafttrainings ist und keine anderen Themen (z. B. persönliche Ziele) bzgl. ImPuls besprochen werden, da die Sitzung als selbstständiges Training betrachtet werden soll.

Krafttraining

Der Therapeut erklärt den Teilnehmern, dass auf jeder Yogamatte eine andere Kraftübung durchgeführt wird und dass es sich um ein 30-minütiges Zirkeltraining ohne Geräte handelt, das auf sportwissenschaftlichen Erkenntnissen basiert. Bei jeder Übung werden unterschiedliche Muskelgruppen angesprochen und es ist irrelevant, mit welcher Übung / Matte man beginnt. Sobald sich jeder Teilnehmer auf einer Yogamatte eingefunden hat, macht der Therapeut jede Übung einmal vor und erklärt dabei die wichtigsten Aspekte, auf die geachtet werden muss (s. Beschreibung *Krafttraining* in Abschn. 3.2.1). Der Therapeut betont außerdem, dass sich die Teilnehmer, genau wie bei der Laufeinheit, im moderaten bis höheren Intensitätsbereich befinden sollen. Sobald es zu anstrengend bzw. zu leicht wird, sollte die Intensität angepasst werden (z. B. durch mehr Wiederholungen). Teilnehmer, die wünschen, ihre Intensität mit einer Pulsuhr zu überprüfen, dürfen eine Pulsuhr tragen. Die BORG-Skalen können außerdem während der Krafteinheit genutzt werden.

Der Therapeut sollte stets die Teilnehmer zur korrekten Durchführung korrigieren und motivieren.

Abschied

Die Teilnehmer erhalten das Video mit dem Krafttraining, um es zu Hause durchführen zu können. Der Therapeut erklärt, dass das Video mit Absicht ohne Musik aufgenommen wurde, damit jeder Teilnehmer seine persönlich präferierte Musik wählen kann, die ihn motiviert. Der Therapeut betont, dass das Krafttraining *eine* Möglichkeit der selbstständigen SpA darstellt. Mögliche Fragen zum Krafttraining können beantwortet werden. Der Therapeut verabschiedet sich von den Teilnehmern.

3.5.7 Sitzung 7: Ausdauer und Zielüberprüfung

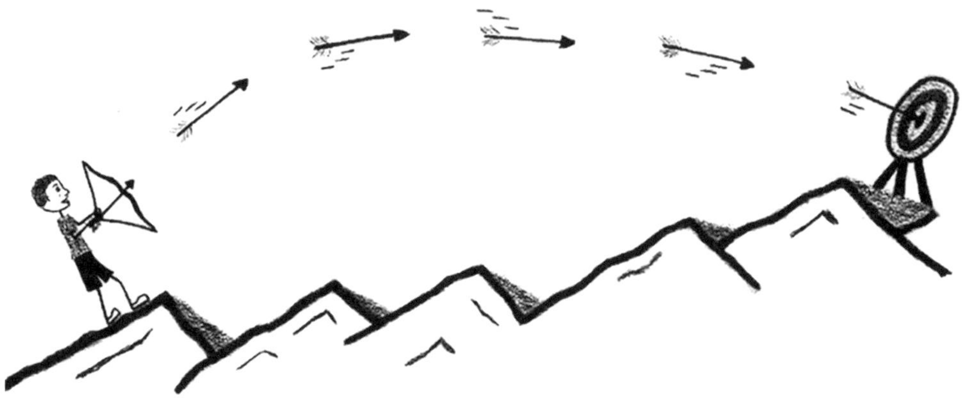

Vorbereitungen

- Packpapier (ca. 0,5 x 1 Meter) zurechtschneiden und aufhängen

Begrüßung und Vorbesprechung

Der Therapeut begrüßt die Teilnehmer und nennt die Ziele der Sitzung:

- Rückbesprechung der ersten selbstständigen Sporteinheit
- Weiterentwicklung der persönlichen S.M.A.R.T.-Ziele (Spezifikation und Messbarkeit)
- Gemeinsam joggen gehen

Rückbesprechung

Das selbstständige Training wird bzgl. Schwierigkeiten, Möglichkeiten, Veränderungen (auf Stimmung, Selbstwirksamkeit etc.) rückbesprochen. Mögliche Fragen des Therapeuten könnten lauten:

- Wie hat Ihnen das selbstständige Training gefallen? Hat es Ihnen Spaß gemacht?
- Sind Schwierigkeiten (z. B. keine Motivation, Verabredung hat abgesagt, andere Alternativen haben mich abgelenkt) aufgetreten? Falls ja – wie sind Sie mit ihnen umgegangen?
- Gibt es Pläne für das Eintreten in einen Sportgruppen oder Sportverein? Ist dies schon geschehen? Wie kann man Sie unterstützen, um einen passenden Sportverein zu finden?

Falls ein Teilnehmer in der letzten Woche nicht selbstständig sportlich aktiv war, sollte der Therapeut die Herausforderung einer Verhaltensänderung betonen. Die Person kann gefragt werden, was sie bräuchte, um das intendierte Verhalten zeigen zu können. Gemeinsam mit den Teilnehmern können sich Strategien für die Barrierenüberwindung überlegt werden. Der Therapeut betont ferner, dass in der nächsten Sitzung Strategien erlernt werden, um auftretende Hindernisse zu überwinden.

Stand der Zielerreichung

Nun wird die Zielerreichungsskala eingeführt (s. Arbeitsblatt 7 im Online-Arbeitsmaterial). Der Therapeut erklärt den Teilnehmern die Skala und den Sinn hinter dieser Methode: Auf der Zielerreichungsskala kann der Stand der persönlichen Zielerreichung von 0 (gar nicht erreicht) bis 100 (vollständig erreicht), visualisiert werden. Sie dient der weiteren Spezifikation und Messbarkeit der Ziele (Komponente S und M der S.M.A.R.T.-Methode). Teilnehmer erhalten nun Zeit, sich darüber bewusstzuwerden, woran sie Veränderungen hin zur Zielerreichung wahrnehmen und woran sie merken, dass sie ihrem Ziel nähergekommen sind (Komponente M von S.M.A.R.T.). Sie erhalten die Anweisung, auf der Skala zunächst die 100%-Zielerreichung (z. B. eine Vorlesung vollständig verfolgen können ohne abzuschweifen) und daraufhin die 0%-Zielerreichung (z. B. keine einzige Minute in der Vorlesung folgen können) und dann die 50%-Zielerreichung (z. B. 45 Minuten dem Professor in der Vorlesung folgen können) zu formulieren. Der Therapeut erklärt, dass diese Art, die Skala auszufüllen, es erleichtert, sich über die verschiedenen Stufen der Zielerreichung bewusstzuwerden, da so zunächst grobe Abstufungen vorgenommen werden, bevor kleine Abstufungen reflektiert werden (z. B. 75%). Die restlichen Abstufungen werden als Hausaufgaben bearbeitet. Der Therapeut weist die Teilnehmer darauf hin, dass die Ziele so spezifisch wie möglich (S von S.M.A.R.T.) und messbar (M von S.M.A.R.T.) formuliert werden sollten, damit man wahrnehmen kann, ob man dem Ziel schon nähergekommen ist. Ist ein Ziel zu abstrakt und wenig messbar formuliert (z. B. »Ich möchte mich besser konzentrieren können«), kann man keine Verbesserung wahrnehmen. Der Therapeut verdeutlich dies mit einem Beispiel: Ein Teilnehmer formuliert als Ziel: »Ich möchte mich besser konzentrieren können.« Jedoch ist dem Teilnehmer in diesem Beispiel nicht bewusst, wie er eine bessere Konzentration wahrnehmen kann (Messbarkeit) und was überhaupt »besser« (Spezifität) bedeutet. Spezifisch und messbar könnte das Ziel z. B. folgendermaßen formuliert werden: »Wenn ich in einer Vorlesung sitze, möchte ich mich 90 Minuten am Stück auf das Gesagte konzentrieren können, ohne abzuschweifen.«

Um die Ziele der Teilnehmer messbar zu machen, kann der Therapeut unterstützend Fragen stellen, beispielsweise:

- Woran genau würden Sie bemerken, dass Sie Ihrem Ziel näherkommen?
- Wo stehen Sie jetzt und wo standen Sie letzte Woche bzgl. Ihrer Zielerreichung?
- In welchen Situationen haben Sie bemerkt, dass sich Ihr Problem verbessert hat?

Spezifizierung und Messbarkeit machen den Teilnehmern ihre eigenen Fortschritte bewusst. Insbesondere depressiven oder übermäßig selbstkritischen Patienten kann es schwerfallen, kleine Veränderungen überhaupt wahrzunehmen (s. Abschn. 2.4). Die Zielerreichungsskala kontrolliert außerdem den Stand der Zielerreichung.

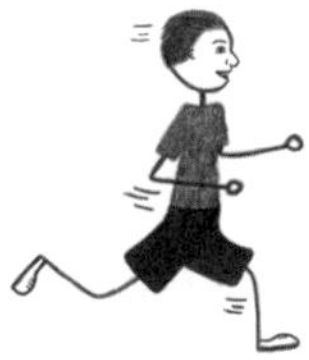

Zielmetapher

Im Anschluss erfolgt eine Zielmetapher in Form eines Berges, der erklommen wird. Der Therapeut malt einen Berg mit mehreren Zwischenzielen (kleine Etappen auf dem Weg zum Gipfel) auf ein Packpapier auf (s. Abb. 3.21 und Abb. »Berg« im Online-Arbeitsmaterial). Der Therapeut erklärt, dass die Spitze des Berges das gewählte Ziel der Patienten symbolisiert. Die Zwischenziele repräsentieren die verschiedenen Teilziele (z. B. 50%-Zielerreichung). Der Therapeut erklärt, dass auch schon die Zwischenziele kleine Erfolge darstellen. Übertragen auf den Berg genießt man auf einer Parkbank z. B. die schöne Aussicht. Der Therapeut nimmt den ausgedruckten Wanderer hervor und erklärt, dass dieser die Teilnehmer repräsentiert, die auf dem Weg zum Ziel sind. Die Teilnehmer entscheiden gemeinsam, auf welche Stelle der Berges der Wanderer angebracht werden soll (bzw. an welchem Punkt sie sich als Gruppe im Durchschnitt auf ihrer Zielerreichungsskala befinden). Die Teilnehmer sollen begründen, wieso der Wanderer genau an diese Stelle des Berges angebracht werden soll. Ein Beispiel der Zielmetapher ist in Abbildung 3.21 abgebildet.

Anschließend überlegt sich jeder Teilnehmer, wie viel Zeit er sich für seine Zielerreichung nehmen möchte. Der Therapeut verdeutlicht, dass Ziele Zeit brauchen und dass nur eine Regelmäßigkeit und ein bestimmtes Maß an SpA (s. Plakat 3) zu gewünschten Zielen führen kann. Er weist außerdem darauf hin, dass es auch Rückschritte geben könne (metaphorisch: Man geht einen Umweg oder verläuft sich bei der Wanderung). Dies könne aufgrund verschiedener Faktoren (z. B. Konflikte am Arbeitsplatz, Erkältung, Schicksalsschläge) geschehen, stelle jedoch kein Problem dar, weil man auch nach einem »Rückschlag« wieder weitermachen könne (metaphorisch: Man findet den Wanderweg wieder und muss ggf. ein bekanntes Stück Weg noch einmal gehen).

Es ist darauf zu achten, dass Teilnehmer die Zeit, die sie zum Erreichen ihres Ziels brauchen werden, realistisch (durch SpA zu erreichen) einschätzen. Zwischenziele sind wichtig für die Wahrnehmung von Erfolgserlebnissen und des Näherkommens an das Ziel und sollten aus dem Grund gut operationalisiert werden. Außerdem eignet es sich, Ziele zu wählen, die bis zum Ende des Programms zu erreichen sind (6 Monate), damit sie während des Programms mit dem Therapeuten besprochen und reflektiert werden können.

Das Bergbild dient der Visualisierung und demnach dem besseren Verständnis für den Stand der eigenen Zielerreichung. Es demonstriert außerdem, dass es ein angemessen weiter Weg zum Ziel ist und dass man Durchhaltevermögen (regelmäßige

SpA) braucht, um das Ziel zu erreichen. Zudem wird klar, dass es auch Rückschläge und Stagnationen bei der Zielerreichung geben kann. Außerdem wird deutlich, dass auch schon Zwischenziele ein Erfolgserlebnis darstellen (z. B. eine Parkbank mit einer schönen Aussicht).

Hausaufgaben

Als Hausaufgabe darf jeder Teilnehmer die noch nicht bearbeiteten Teilziele der Zielerreichungsskala (s. Arbeitsblatt 7 im Online-Arbeitsmaterial) ausfüllen (in der Sitzung wurden nur 100%, 50% und 0 % ausgefüllt). Zudem malt jeder Teilnehmer sein persönliches Bergbild mit Zwischenzielen. Dazu erhält jeder Teilnehmer das Arbeitsblatt 8. Der Therapeut erklärt, dass jeder seinen ganz individuellen Berg gestalten kann. Dieser kann ganz anders aussehen als der Berg, der in der Sitzung gemeinsam erstellt wurde. Wichtig ist, dass die Teilnehmer sich ihren persönlichen Weg zur Zielerreichung so vorstellen. Der Therapeut erklärt zudem, dass jeder Teilnehmer seine individuelle Anzahl und Art von Zwischenzielen habe. Er betont, dass diese eine persönliche Relevanz für die Teilnehmer darstellen sollte, da auch sie schon wichtige Erfolgserlebnisse beim Prozess der Zielerreichung darstellen. Aus dem Grund sollten sie ihren Fokus nicht nur auf die 100%-Zielerreichung, sondern auch auf die Teilziele legen.

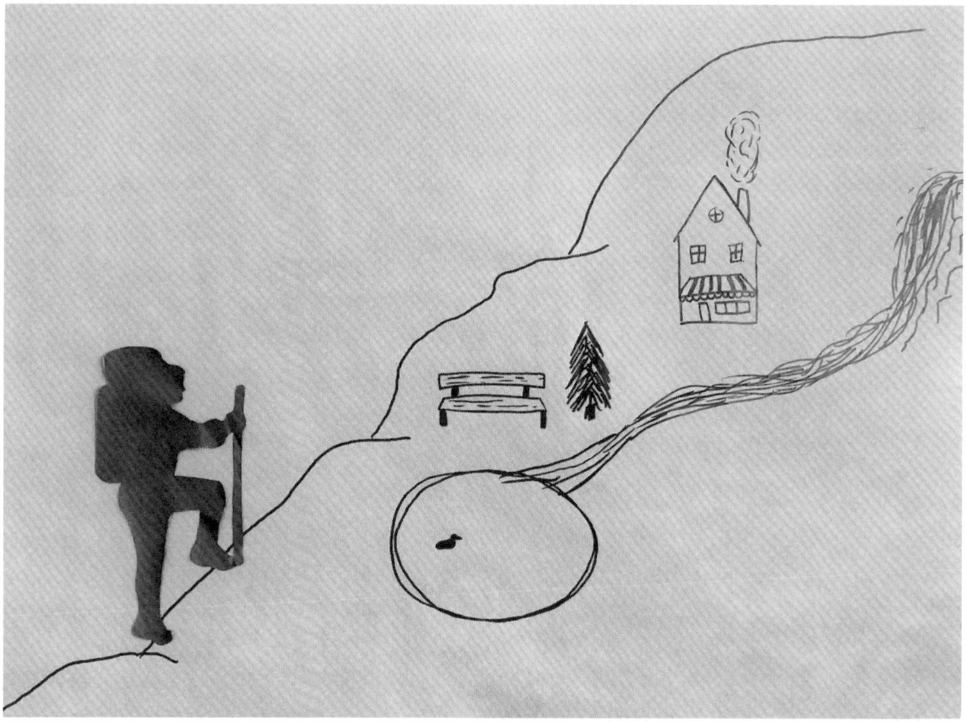

Abbildung 3.21. Beispielhaftes Bergbild mit einzelnen Zwischenetappen und einem Wanderer

Da diese Hausaufgabe sehr wichtig für die weiteren Sitzungen bzw. Zielthematisierung ist, sollte der Therapeut die Teilnehmer sehr genau instruieren und den Fokus auf die Individualität des Berges und der Zwischenziele legen. Wichtig ist, dass die Teilnehmer die Relevanz des persönlichen Bergbildes für die Zielerreichung begreifen (Visualisierung der Zielerreichung, die nicht linear steigt, sondern auch mal stagniert oder nach unten geht und mit Teilzielen versehen ist).

3.5.8 Sitzung 8: Ausdauer und S.M.A.R.T.-Ziele

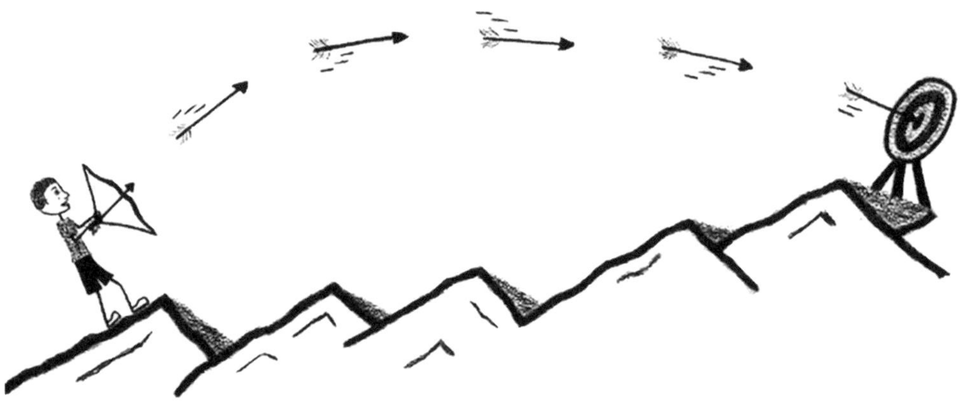

Vorbereitungen

Für diese Sitzung müssen, neben der Materialvorbereitung (s. Leitfaden im Therapeutenmaterial, Online-Arbeitsmaterial), keine Vorbereitungen getroffen werden.

Begrüßung und Vorbesprechung

Der Therapeut begrüßt die Teilnehmer und nennt die Ziele der heutigen Sitzung:

- Rückbesprechung der letzten Sitzung
- Überprüfung aller Komponenten der S.M.A.R.T.-Methode bezogen auf das eigene Ziel
- Gemeinsam joggen gehen
- Planung des selbstständigen Trainings

Rückbesprechung

Bei der Rückbesprechung sollte intensiv auf jedes Bergbild (Hausaufgabe der letzten Sitzung) eingegangen werden. Jeder Teilnehmer erhält die Möglichkeit, sein persönliches Bergbild mit den einzelnen Zwischenzielen vorzustellen. Der Therapeut kann unterstützend Fragen stellen:

- Welche Bedeutung haben die einzelnen Zwischenziele für Sie?
- Wo befinden Sie sich aktuell auf Ihrem Berg?

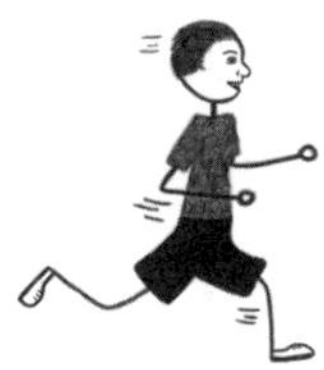

Zielabgleich

Nun wird das Plakat 4 (S.M.A.R.T-Ziele, s. Online-Arbeitsmaterial) ein zweites Mal herangezogen. Es folgt eine Wiederholung des S.M.A.R.T.-Prinzips und es wird die Wichtigkeit der einzelnen Komponenten für die Anstrengungsbereitschaft und das Durchhaltevermögen für SpA wiederholt. Nun erhält jeder Teilnehmer das Arbeitsblatt 9 (s. Online-Arbeitsmaterial), in dem die einzelnen Komponenten der S.M.A.R.T.-Regel aufgezeichnet sind. Die Teilnehmer werden gebeten, ihr persönliches Ziel unter Zuhilfenahme des Arbeitsblattes 4 auf Spezifität, Messbarkeit, Attraktivität, Realisierbarkeit (durch SpA) und Endpunkt (terminiert) zu überprüfen. Auf dem Arbeitsblatt wird notiert, wieso das persönliche Ziel die einzelnen Komponenten erfüllt. Ist das Ziel schon spezifisch, messbar, attraktiv, realistisch (muss durch SpA realisierbar sein) und terminiert formuliert worden? Falls ein Faktor nicht erfüllt ist, sollte das Ziel adaptiert werden, sodass das Ziel alle Komponenten aufweist. Der Therapeut kann hier unterstützend Fragen stellen:

- Spezifität: In welcher konkreten Situation würden Sie bemerken, dass Sie Ihrem Ziel näherkommen?
- Messbarkeit: Wie können Sie erkennen, dass Sie Ihrem Ziel nähergekommen sind?
- Attraktivität: Warum ist es für Sie wichtig, das Ziel zu erreichen?
- Realistisch: Haben Sie das Gefühl, dass SpA Sie näher an Ihr Ziel bringen kann? Warum? (Dies muss ggf. durch den Therapeuten eingeschätzt werden)
- Terminiert: Bis wann möchten Sie 100 % Ihres Ziels erreicht haben?

Planung der nächsten selbstständigen Sportaktivitäten

Teilnehmer planen nun unter Zuhilfenahme des Arbeitsblattes 6 (s. Online-Arbeitsmaterial) ihre nächste selbstständige Sportaktivität (s. Sitzung 4, Abschn. 3.5.4).

3.5.9 Sitzung 9: Eigenständiges Training

Hier wird von den Teilnehmern in Eigenregie ein selbstständiges Training ihrer Wahl durchgeführt.

3.5.10 Sitzung 10: Stolpersteine und Ausdauer

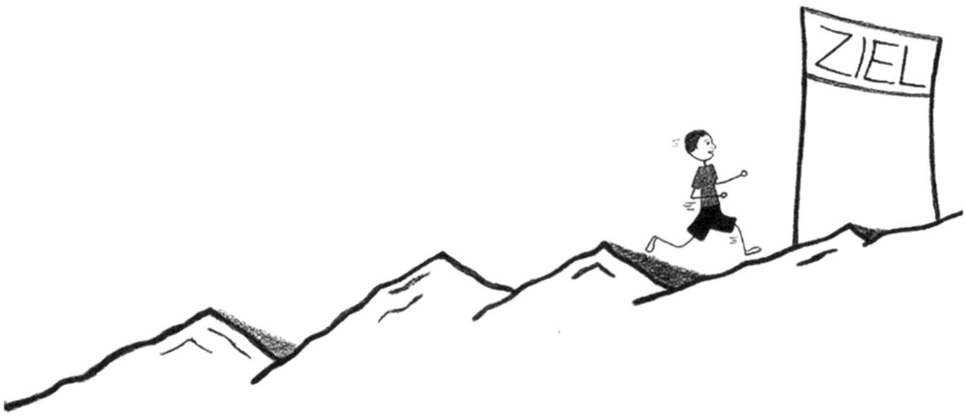

Vorbereitungen

- Bergbild aus Sitzung 7 aufhängen

Begrüßung und Vorbesprechung

Die Teilnehmer werden zur zehnten Sitzung begrüßt. Der Therapeut nennt die Ziele der heutigen Sitzung:

- Rückbesprechung der vorherigen Sitzung
- Erlernen (weiterer) Techniken zur Überwindung von Hürden bzw. Schwierigkeiten bei der Ausübung selbstständiger SpA
- Gemeinsam joggen gehen

Rückbesprechung

Es erfolgt die Rückbesprechung des zweiten selbstständigen Trainings (für eine ausführliche Beschreibung der Rückbesprechung des selbstständigen Trainings inklusive exemplarischer Fragestellungen s. Sitzung 7, Abschn. 3.5.7).

Stolpersteine

Im Anschluss an die Rückbesprechung werden die Teilnehmer darauf hingewiesen, dass bald die selbstständige Zeit ohne supervidierte Gruppensitzungen beginnt. Jeder Teilnehmer wird persönlich gefragt, ob er das Gefühl hat, schon gut darauf vorbereitet zu sein. Vermutlich werden Unsicherheiten und Schwierigkeiten genannt, die Teilnehmer davon abhalten könnten, selbstständig sportlich aktiv zu sein. Der Therapeut sollte betonen, dass auftretende Schwierigkeiten normal sind und immer auftreten werden. Gemeinsam mit der Gruppe wird nun, ähnlich zu den Sitzungen 2 und 5, auf mögliche Schwierigkeiten eingegangen, die die Teilnehmer von der Ausführung von SpA hindern könnten. Symbolisch wird für jede Barriere ein Stolperstein (s. Übung 10 im Online-Material; große Stolpersteine für Barrieren, die sehr schwer zu überwinden sind oder häufig auftreten und kleinere Stolpersteine für leichter überwindbare oder seltenere Barrieren) auf das gemeinsame Bergbild geklebt und der Namen der Barriere (z. B. »schlechtes Wetter«) darauf notiert (s. Abb. 3.22).

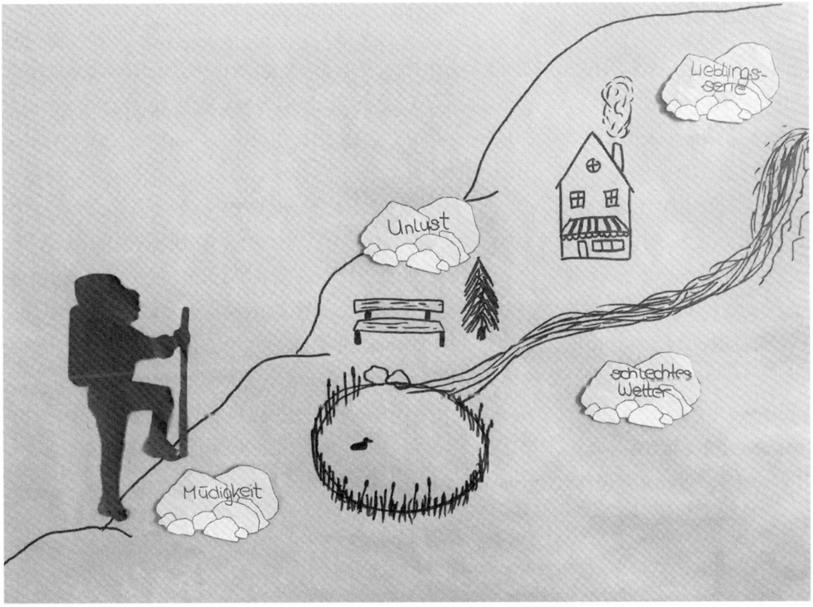

Abbildung 3.22. Beispielhaftes Bergbild mit Zwischenetappen, dem Wanderer und »Stolpersteinen«, die Barrieren für die Ausübung von SpA darstellen

Die Teilnehmer entscheiden, auf welcher Etappe die gesammelten Schwierigkeiten auftreten können. Es ist möglich, dass einige »Stolpersteine« nur am Anfang des Berges relevant sind und am Ende nicht mehr (oder genau anders herum). Falls es der Gruppe schwerfällt, Schwierigkeiten zu finden, kann der Therapeut gängige Schwierigkeiten bei der Initiierung und Aufrechterhaltung nennen (s. Beispiele von Sitzung 2 und 5, Abschn. 3.5.2 und 3.5.5).

Die Übung ist wichtig, um aufzuzeigen, dass unterschiedliche Barrieren für SpA während verschiedener Zeitpunkte der Zielerreichung auftreten können. Die häufige Wiederholung von diesen Barrieren wird dem erhöhten Auftreten von (wahrgenommenen) Barrieren bei Menschen mit psychischen Erkrankungen im Vergleich zur Allgemeinbevölkerung (s. Abschn. 2.4) gerecht.

Bewältigungspläne

Nun fasst der Therapeut nochmal zusammen: Auf dem Weg zum Ziel (Gipfel) können verschiedene psychische und physische Schwierigkeiten auftreten, die es gilt zu überwinden, um das Ziel zu erreichen. Einige Schwierigkeiten können eher zu Beginn und einige eher zum Ende hin auftreten und diese werden ein ständiger Begleiter sein. Aber: Es gibt Möglichkeiten, sie zu überwinden. Nun sollen die Teilnehmer überlegen, was ihnen bisher geholfen hat, um auftretende Barrieren zu überwinden (z. B. soziale Unterstützung). Der Therapeut kann unterstützend Fragen stellen:

- Was hat Ihnen bisher geholfen, etwas zu tun, was Sie sich vorgenommen hatten, obwohl Sie keine Lust hatten?
- Was könnte Ihnen dabei helfen, die aufgeschriebenen Barrieren zu überwinden?

Nachdem einige Ideen für die Überwindung von Barrieren genannt wurden, folgt die Einführung einer effektiven Lösungsstrategie zur Überwindung dieser Barrieren: *Wenn-Dann-Pläne* (Gollwitzer, 1993, 1999). Wenn-Dann-Pläne sind so aufgebaut, dass die Wenn-Komponente, eine Situation beschreibt, die eine Person vom Sporttreiben abhalten könnte (z. B. Draußen ist schlechtes Wetter). Mit der Dann-Komponente wird ein Verhalten spezifiziert, das effektiv wirkt, um das Ziel (SpA) trotz der Barriere zu erreichen. Der Therapeut betont, dass Wenn-Dann-Pläne bereits erfolgreich eingesetzt wurden, um gesetzte Ziele trotz aufkommender Schwierigkeiten zu erreichen (Gollwitzer et al., 2010). Durch die vorherige Antizipation der Barriere (Wenn-Komponente), wird das Auftreten der Barriere zum einen schneller bewusst, folglich kann schneller reagiert werden, und zum anderen löst sie einen automatischen Handlungsplan (Dann-Komponente) aus, der zur Überwindung der Barriere führt. Folgende Grafik visualisiert die Funktion der Wenn-Dann-Pläne.

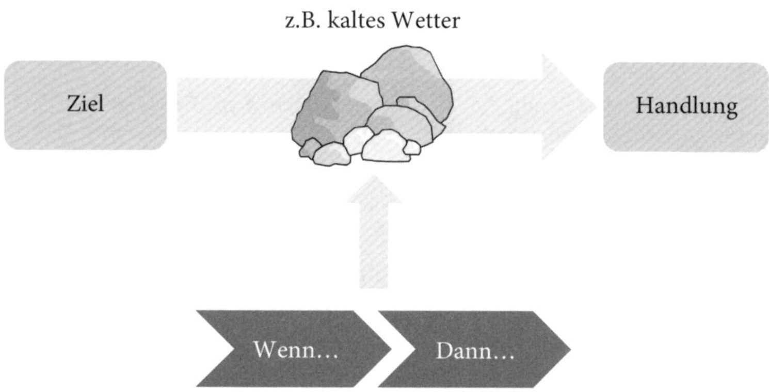

z.B. wenn es draußen kalt ist, dann ziehe ich mir warme Kleidung an und gehe trotzdem joggen.

Abbildung 3.23. Darstellung des Prinzips der Wenn-Dann-Pläne. Der Stolperstein repräsentiert eine Barriere

Bei der Formulierung der Wenn-Komponente ist es wichtig, eine konkrete (nicht abstrakt), aber trotzdem repräsentative (passiert tatsächlich und häufig) Situation zu nennen. Diese können situativer (z. B. schlechtes Wetter), psychischer (z. B. Unlust) oder physischer (z. B. Müdigkeit) Natur sein. Die Dann-Komponente kann eine einfache oder komplexe Handlung darstellen, die tatsächlich als hilfreich für die Barrierenüberwindung eingeschätzt wird (Gollwitzer et al., 2010). Der Therapeut nennt Beispiele für Wenn-Dann-Pläne:

- *Wenn* es kalt draußen ist, *dann* ziehe ich mir warme Kleidung an und gehe trotzdem joggen.
- *Wenn* ich keine Lust habe, Sport zu machen, *dann* denke ich an das positive Gefühl nach dem Sport.
- *Wenn* ich mich zum Sport nicht motivieren kann, *dann* rufe ich meine Freundin an und frage, ob sie mich begleiten möchte.

Der Therapeut wiederholt noch einmal, dass ein guter Plan spezifisch ist und eine hohe Allgemeingültigkeit haben sollte und genau aufzeigt, in welcher Situation/bei welchem Stolperstein auf welche Weise reagiert werden kann. Wichtig ist auch die persönliche Überzeugung, dass dieser Plan die Barriere tatsächlich überwinden kann. Der Therapeut erklärt, dass es für jede Barriere genau einen effektiven Plan geben sollte, damit bei Auftreten der Barriere nicht entschieden werden muss, welchen Plan die Person anwendet, sondern dieser automatisch ausgeführt werden kann.

Nun sollen die Teilnehmer ihre eigenen Wenn-Dann-Pläne entwerfen, die ihre spezifischen Barrieren betreffen. Sie können dabei ihre zuvor überlegten Strategien in Wenn-Dann-Pläne umformulieren.

Je spezifischer der Wenn-Dann-Plan auf die Barrieren (wenn) und auf wirksame Hilfestellung (dann) der Person zutrifft, desto wirksamer ist er für eine Barrierenüberwindung. Der Therapeut sollte demnach auf die spezifische Passung der Pläne achten.

Wenn-Dann-Pläne helfen, ein geplantes Verhalten tatsächlich durchführen zu können, da für antizipierte Barrieren eine automatische Handlungsstrategie formuliert wird.

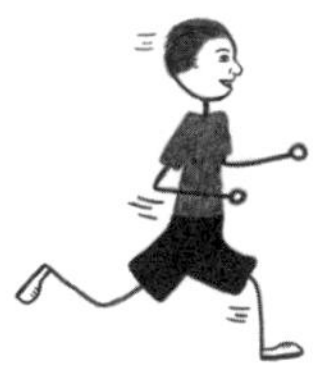

Hausaufgaben

Jeder Teilnehmer erhält die Aufgabe, in sein persönliches Bergbild (Arbeitsblatt 8, s. Online-Arbeitsmaterial) Stolpersteine einzuzeichnen, die persönlich relevante Barrieren bei der Zielerreichung für ihn kennzeichnen. Im Anschluss sollen sie unter Zuhilfenahme des Arbeitsblattes 10 mindestens drei Wenn-Dann-Pläne formulieren, die spezifisch und passend für die individuellen Barrieren und Lösungsmöglichkeiten sind. Der Therapeut betont, dass Lösungsstrategien für Barrieren sehr individuell und kreativ sein dürfen.

3.5.11 Sitzung 11: Ausdauer und Zusammenfassung Volition

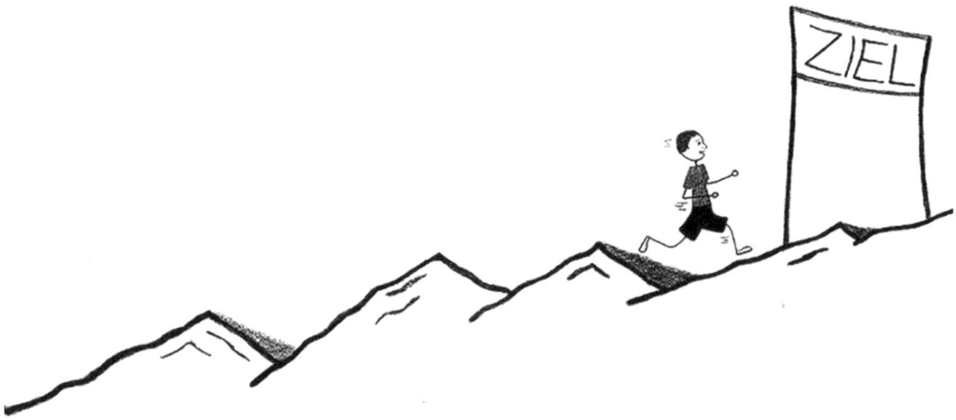

Vorbereitungen

Für diese Sitzung müssen, neben der Materialvorbereitung, keine Vorbereitungen getroffen werden.

Begrüßung und Vorbesprechung

Teilnehmer werden zur heutigen Sitzung begrüßt und der Therapeut nennt die Ziele der Sitzung:

- Rückbesprechung der letzten Sitzung
- Zusammenfassung aller Strategien zur langfristigen Umsetzung von SpA
- Planung der nächsten selbstständigen Sporteinheit

Rückbesprechung

Bei der Rückbesprechung sollte auf die Hausaufgaben der letzten Sitzung fokussiert werden (Wenn-Dann-Pläne). Mit jedem Teilnehmer werden die individuell erstellten Wenn-Dann-Pläne besprochen und auf Spezifität und individuelle Relevanz überprüft. Der Therapeut kann folgende Fragen stellen:

- Sind Sie sicher, dass Ihnen dieser Plan bei Auftreten des Hindernisses helfen kann, SpA auszuführen?
- Hat Ihnen diese Strategie schon einmal in der Vergangenheit geholfen?
- Ist die genannte Hürde eine, die bei Ihnen mit einer hohen Wahrscheinlichkeit auftritt?

Der Therapeut erklärt, dass die Wenn-Dann-Pläne auch immer wieder angepasst werden können, sobald man einem neuen Hindernis begegnet. Er erläutert, dass andere volitionale Strategien wie z. B. der Einbezug des sozialen Netzwerks (z. B. mit dem Partner zusammen sportlich aktiv sein) und das Ignorieren von Alternativen zur SpA (z. B. das Fernsehprogramm nicht anschauen) mit in die Wenn-Dann-Pläne integriert werden können (z. B. »Wenn ich mich unmotiviert fühle, joggen zu gehen, dann frage ich meinen Partner, ob er mit mir gehen möchte«; »Wenn ich anstatt joggen zu gehen, lieber fernsehen würde, dann ignoriere ich das Fernsehprogramm«).

Es ist wichtig, darauf zu fokussieren, dass die Bewältigungspläne in den konkreten Situationen den individuellen Teilnehmern auch tatsächlich helfen. Dies kann durch die im Text beschriebenen Fragen herausgefunden werden.

Zusammenfassung der Volition

Der Therapeut fasst zusammen, dass die Teilnehmer in den letzten Sitzungen Strategien erlernt haben, um SpA, trotz auftretender Hindernisse, durchführen zu können. Diese Umsetzungsfähigkeit wird auch »Volition« genannt. Der Therapeut teilt nun das Handout 9 *Volition* aus. Anhand dieses Handouts geht der Therapeut die effektivsten Umsetzungsstrategien für die Durchführung von SpA durch:

(1) Konkrete Planung, wann, wo und wie SpA stattfinden soll
(2) Hindernisse ignorieren bzw. kleinhalten (z. B. das Fernsehprogramm nicht anschauen, wenn man weiß, dass es einen von der SpA abhalten könnte)
(3) Wenn-Dann-Pläne für die Hindernisüberwindung einsetzen
(4) Persönliche Ziele, die man durch SpA erreichen möchte, vor Augen halten und stetig überprüfen
(5) Das gewünschte Verhalten (zwei- bis dreimal die Woche SpA im moderaten bis intensiven Bereich) überwachen, ob es tatsächlich so durchgeführt wird
(6) Überforderungen vermeiden, um positive Erfahrungen mit SpA zu gewährleisten
(7) Mobilisierung des sozialen Netzwerkes

Der Therapeut betont die Relevanz dieser volitionalen Strategien für die Umsetzung regelmäßiger SpA. Denn nur die Kombination aus einer hohen Motivation *und* Volition führt zur langfristigen Ausführung von SpA, da volitionale Strategien helfen, auftretende Barrieren zu überwinden. Einige der Strategien wurden von den Teilnehmern bereits angewendet. Z. B. erstellten sie jedes Mal vor der SpA einen ganz konkreten Plan, wann, wo und wie die SpA stattfinden soll, unter Zuhilfenahme des Arbeitsblattes 6 (s. Online-Arbeitsmaterial). In der letzten Sitzung erlernten sie die Anwendung von Wenn-Dann-Plänen in der Überwindung von »Stolpersteinen«, die einen auf dem Weg zum Ziel hindern könnten. Außerdem wurden durch die stetige Weiterentwicklung und Thematisierung der persönlichen S.M.A.R.T.-Ziele sowie die Benutzung der Zielerreichungsskala (s. Arbeitsblatt 7 im Online-Arbeitsmaterial) das persönliche Ziel stetig vor Augen gehalten. Die gemeinsamen Lauftrainings sowie die Rückbesprechungen der selbstständigen Sportaktivitäten ermöglichten bisher die Kontrolle über die tatsächliche Ausführung des gewünschten Verhaltens (Punkt 5). Zudem gewährleisten die Pulsuhren und die BORG-Skalen eine Intensitätsbelastung, die weder unter- noch überfordernd war, und somit wurden positive Erfahrungen durch die SpA generiert.

Diese Strategien sollten in einen Automatismus übergehen, um die langfristige Integration von SpA in den Alltag zu gewährleisten. Dafür müssen diese stetig geübt und vertieft werden. Die unsupervidierte Zeit dient der stetigen Anwendung dieser

Strategien. So benutzen Teilnehmer während dieser Zeit ein Aktivitäts- und Zieltagebuch, in dem die regelmäßige SpA geplant und reflektiert werden kann und zudem das Ziel stetig überprüft wird. Das in der übernächsten Sitzung stattfindende soziale Unterstützertreffen (siehe Sitzung 14, Abschn. 3.5.14), das Freunden, Bekannten und Familienangehörigen Strategien vermittelt, dient der Mobilisierung des sozialen Umfeldes auch außerhalb der ImPuls-Gruppe.

Bei der Zusammenfassung der Volition sollte den Teilnehmern bewusstwerden, dass sie bewährte Strategien zur Umsetzungsfähigkeit der SpA bereits erlernt haben und dass sie in den nächsten Wochen ausreichend Zeit und Möglichkeiten haben, um diese zu stärken.

Die Zusammenstellung volitionaler Strategien hilft den Teilnehmern bewusst wahrzunehmen, dass sie bereits verschiedene Strategien zur Umsetzung regelmäßiger SpA erlernt haben und unterstützt den Glauben an die eigenen Fähigkeiten zur Umsetzung von SpA während der selbstständigen Zeit. Die Zusammenstellung volitionaler Strategien soll außerdem helfen, sich während der unsupervidierten Zeit und nach ImPuls an mögliche Hilfestellungen zur tatsächlichen Umsetzung zu erinnern und umzusetzen.

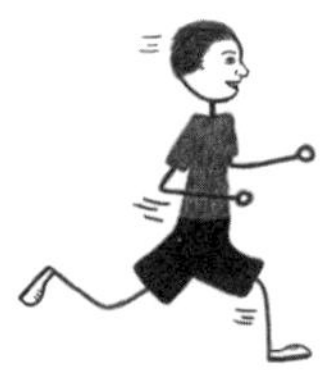

Planung der selbstständigen sportlichen Aktivitäten

Teilnehmer planen nun unter Zuhilfenahme des *Tagebuchs des selbstständigen Trainings* (s. Arbeitsblatt 6) ihre nächste selbstständige Sportaktivität (s. Sitzung 4, Abschn. 3.5.4).

Abschied

Teilnehmer werden gefragt, welche und wie viele Personen sie aus ihrem Bekanntenkreis zum Unterstützertreffen mitbringen werden.

3.5.12 Sitzung 12: Eigenständiges Training

Hier wird von den Teilnehmern in Eigenregie ein selbstständiges Training ihrer Wahl durchgeführt.

3.5.13 Sitzung 13: Vorbereitung auf die selbstständige Zeit

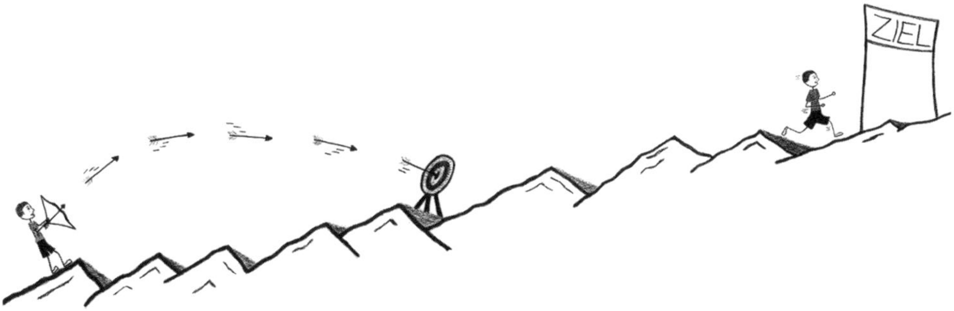

Vorbereitungen

Für diese Sitzung müssen, neben der Materialvorbereitung, keine Vorbereitungen getroffen werden.

Begrüßung und Vorbesprechung

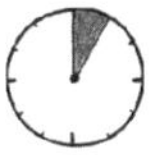

Die Teilnehmer werden zur letzten Sitzung der supervidierten Zeit begrüßt und der Therapeut nennt die Ziele der Sitzung:

- Rückbesprechung der selbstständigen SpA
- Einführung in das Aktivitäts- und Zieltagebuch, das in der selbstständigen Zeit genutzt wird
- Besprechung des Ablaufs der nächsten Wochen
- Gemeinsam joggen gehen
- Gemeinsame Reflexion der supervidierten Zeit

Rückbesprechung

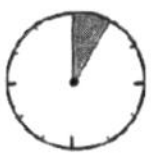

Teilnehmer werden gefragt, welche SpA sie in den kommenden Wochen weiterhin ausführen möchten und wie sie ihre eigene Motivation und Kompetenz diese auszuführen einschätzen:

- Welche SpA planen Sie in den nächsten drei Monaten regelmäßig auszuführen?
- Wie hoch ist Ihre Absicht, dreimal pro Woche sportlich aktiv zu sein?
- Haben Sie das Gefühl, genügend Strategien für die Überwindung auftretender Barrieren zu besitzen?

Falls Unsicherheiten bzgl. der eigenen Fähigkeiten bestehen, können diese nun minimiert werden, indem z.B.

- auf die bisherigen Erfolge verwiesen wird,
- mit den Teilnehmern gemeinsam überlegt wird, was sie benötigen, um ihre Fähigkeiten und/oder ihre Motivation zu steigern (z.B. weitere Wenn-Dann-Pläne formulieren, das Ziel adaptieren),

- auf die regelmäßigen unterstützenden Telefonate verwiesen wird, in denen der Therapeut die Teilnehmer bei eventuell auftretenden Schwierigkeiten unterstützen kann.

Aktivitäts- und Zieltagebuch

Im Anschluss wird das Aktivitäts- und Zieltagebuch für die Zeit des selbständigen Trainings eingeführt. Der Therapeut händigt jedem Teilnehmer ein Tagebuch aus und erklärt dessen Inhalt und Funktion. Auf der ersten Seite tragen die Teilnehmer ihr persönliches S.M.A.R.T.-Ziel ein, das sie in den vorherigen Sitzungen entwickelt haben. Sie konkretisieren die Erfüllung der einzelnen Komponenten von S.M.A.R.T. bezüglich ihres Ziels. Des Weiteren wird der Termin des regelmäßigen Telefonkontaktes hier eingetragen. Dieser wird nun mit jedem Teilnehmer vereinbart.

Es empfiehlt sich, die wöchentlichen Telefonkontakte aufeinanderfolgend zu vereinbaren und zwischen den Telefonkontakten ca. 30 Minuten Zeit einzuplanen (die Telefonkontakte haben eine Dauer von ca. 10 bis 20 Minuten).

Die zweite Seite dient zur Planung der SpA der kommenden Woche. Die Planung geschieht immer sonntags. Zunächst kann das Datum der jeweiligen Woche eingetragen werden. Die Teilnehmer tragen ein, an welchen Wochentagen und um wie viel Uhr sie eine bestimmte Sportart ausführen wollen. Im Anschluss können Teilnehmer sich darüber bewusst werden, welche Hindernisse in der kommenden Woche auftreten könnten und welche Strategien sie verwenden könnten, um diese zu überwinden. Entsprechende Lösungsansätze können auf dieser Seite spezifiziert werden (z. B. durch Einbezug sozialer Unterstützung, Ignorieren von Alternativen und Wenn-Dann-Pläne).

Der erste Teil (oben) der dritten Seite ist direkt nach einer ausgeführten Sportaktivität auszufüllen. Patienten haben die Möglichkeit, ihre durchgeführten Sportaktivitäten bzgl. Intensität, Spaß und Wohlbefinden zu reflektieren. Am Ende der Woche (sonntags) wird der zweite Teil (unten) bearbeitet. Patienten können ihren Stand der Zielerreichung angeben und reflektieren, wie zufrieden sie mit ihrer bisherigen Zielerreichung sind. Des Weiteren überlegen sie, ob ihr Ziel noch allen Komponenten der S.M.A.R.T.-Regel entspricht.

Das Aktivitäts- und Zieltagebuch dient zum einen der Planung und Reflexion der SpA und zum anderen der Evaluation des persönlichen Ziels und des Stands der Zielerreichung. Zudem können mögliche Barrieren und Lösungsstrategien für diese überlegt werden. Das Tagebuch soll die Teilnehmer während der selbstständigen Zeit begleiten, die Motivation und Volition bzgl. SpA aufrechterhalten und den Transfer der SpA in den Alltag erleichtern.

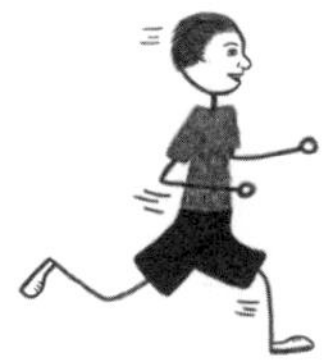

Zukunftsplanung

Ablauf der nächsten Wochen. Nun wird der Verlauf der kommenden zwei Monate besprochen: Wöchentlich hat der Therapeut per Telefon Kontakt zu den Teilnehmern. Diese haben eine Dauer von 10 bis 20 Minuten und dienen der Besprechung der SpA der letzten Woche sowie der Planung der SpA für die kommende Woche. Die Teilnehmer haben während des Telefonats außerdem die Möglichkeit, mit dem Therapeuten über auftretende Barrieren und passende Lösungsstrategien zu sprechen. Des Weiteren werden das persönliche Ziel der Teilnehmer sowie der Stand der Zielerreichung der Teilnehmer reflektiert. Der Therapeut betont, dass die Telefonkontakte keine Kontrolle der Teilnehmer, sondern vielmehr eine Unterstützung für die Teilnehmer während der selbstständigen Zeit darstellen sollen. Teilnehmer werden gebeten, ihr Ziel- und Aktivitätstagebuch regelmäßig (immer sonntags und direkt nach einer Sporteinheit) auszufüllen, da dieses ebenfalls eine Unterstützung für die eigenständige Zeit darstellt. Zweimal im Monat trifft sich die Gruppe, um gemeinsam das Lauftraining zu absolvieren (ohne Therapeuten). Die Termine für die selbstständigen Gruppentreffen der folgenden zwei Monate werden nun mit der Gruppe gemeinsam festgelegt. Außerdem wird nach zwei Monaten (nach Woche 12) ein mit dem Therapeuten gemeinsames Gruppentreffen vereinbart, in dem die vergangenen Monate und die Zukunft bezogen auf die SpA reflektiert wird. Der Therapeut kann vorschlagen, dass sich einzelne Gruppenmitglieder zur gemeinsamen SpA (z. B. einmal pro Woche joggen gehen) treffen.

Wichtig bei der Besprechung des Verlaufs der nächsten zwei Monate ist, dass den Teilnehmern deutlich wird, dass sie eine intensive Betreuung durch die regelmäßigen Telefonkontakte erfahren.

Die Besprechung der zukünftigen Zeit und der intensiven Betreuung durch Telefonkontakte schafft Transparenz und Sicherheit für die Teilnehmer. Das verhilft ihnen zur Überzeugung, in der selbstständigen Zeit regelmäßig sportlich aktiv sein zu können.

Rückblick

Nun folgt ein »Blitzlicht« (Methode des Feedbacks, die schnell die Stimmung und Meinung in einer Gruppe ermitteln kann) über die letzten vier Wochen. Die Teilnehmer dürfen zu persönlich relevanten Ereignissen während ImPuls und wichtige Wendepunkte (»Meilensteine«) durch ImPuls Stellung beziehen. Sie dürfen sich auf ihr persönliches Ziel oder auf unerwartete Ereignisse beziehen. Der Therapeut bittet die Teilnehmer, beim Feedback so konkret und ehrlich wie möglich zu sein. Das

Blitzlicht geschieht ohne Unterbrechungen und Rückfragen von anderen Teilnehmern, um den Sprechenden in seiner Gedankenformulierung nicht zu beeinflussen. Auch der Therapeut nimmt teil.

Ist der Therapeut an der Reihe, sollte er hervorheben, dass es ihm eine Freude war, mit den Teilnehmern zusammenzuarbeiten und dass er auf deren Fähigkeiten zur selbstständigen Umsetzung der SpA vertraut. Der Fortschritt der Teilnehmer (bezogen auf SpA und persönliche Ziele) sollte betont werden und der Fokus auf besonders positiven Wendepunkten und Erlebnissen bei ImPuls liegen.

Diese Übung dient dem Bewusstwerden über die persönlichen Erfolgserlebnisse bezogen auf die Zielerreichung und der ausgeführten SpA. Außerdem kann ein Meinungsbild der Gruppe bezogen auf eigene Fortschritte und der Stimmung bzgl. der supervidierten Zeit eingeholt werden, um dies für die nächsten Gruppensitzungen und Telefonkontakte zu nutzen (z. B. Eingehen auf Ziele). Zudem stärkt der Beitrag des Therapeuten beim Blitzlicht das Vertrauen und eine tragfähige Beziehung (der Therapeut kümmert sich um die Teilnehmer und vertraut in ihre Fähigkeiten) für die selbstständige Zeit, die für Teilnehmer mit Unsicherheiten (z. B. Zweifel an Fähigkeiten zur selbstständigen Umsetzung von SpA) verbunden sein wird.

3.5.14 Sitzung 14: Unterstützertreffen

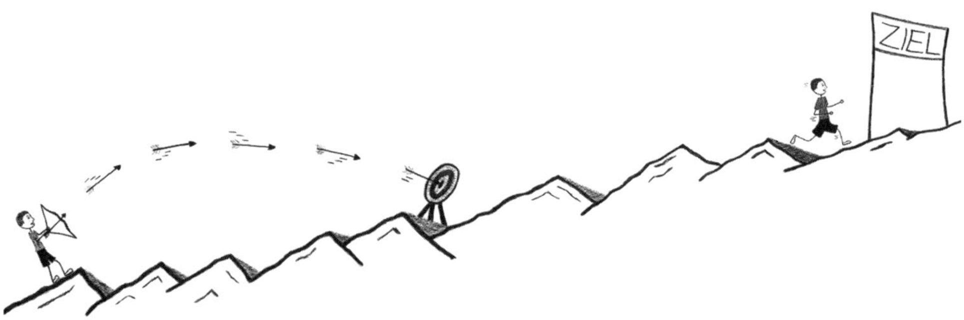

Vorbereitungen

- Stuhlkreis mit Anzahl der Stühle für alle Teilnehmer zusätzlich ihres Bekanntenkreises aufstellen

Begrüßung und Vorbesprechung

Die Teilnehmer und ihre Unterstützer (Freunde, Familie, Bekannte) werden begrüßt. Der Therapeut stellt sich vor (Name und Profession) und sagt, dass er sich freue, die Unterstützer zu dieser wichtigen Sitzung willkommen heißen zu dürfen. Er nennt die Ziele des Unterstützertreffens:

- Relevanz der SpA für die Teilnehmer kennenlernen
- Überblick über ImPuls erhalten

- Relevanz des sozialen Netzwerkes für die Ausübung von SpA kennenlernen
- Techniken zur Unterstützung erlernen

Gemeinsamer Austausch

Es folgt ein gemeinsamer Austausch der Unterstützer untereinander. Die Unterstützer können sagen, wie sie die Teilnehmer während der letzten vier Wochen wahrgenommen haben. Der Therapeut kann den Austausch durch Fragen leiten:

- Wie haben Sie Ihren Angehörigen während der letzten vier Wochen wahrgenommen?
- Haben Sie Ihren Angehörigen bei der SpA unterstützt (z. B. gemeinsame SpA)?

Zu betonen ist an dieser Stelle nochmals die Schweigepflicht des Therapeuten. Persönliche Informationen der Teilnehmer dürfen nicht an die Unterstützer weitergegeben werden.

Diese Übung dient dem Austausch darüber, wie sie die Zeit während ImPuls wahrgenommen haben und einem ersten Kennenlernen untereinander in der Gruppe. Dies schafft eine vertrauensvolle und offene Gruppenatmosphäre.

Positive Effekte sportlicher Aktivität

Der Therapeut erklärt die positiven Effekte von SpA auf die psychische Gesundheit (s. Sitzung 4, Abschn. 3.5.4 und Handout 7 im Online-Arbeitsmaterial).

Das Nennen der positiven Effekte der SpA für die Unterstützer dient dem Bewusstwerden von dessen Relevanz für die Teilnehmer. Dies steigert die Motivation, bei der regelmäßigen Ausführung von SpA zu unterstützen.

Vorstellung von ImPuls

Nun erfolgt die Vorstellung von ImPuls, unter Zuhilfenahme der in Sitzung 1 aufgeführten Plakate (s. Online-Arbeitsmaterial). Begonnen wird mit der Vorstellung der zeitlichen Programmstruktur und inhaltlichen Übersicht (Plakat 1). Der Therapeut verweist auf den aktuellen Zeitpunkt, an dem sich die Teilnehmer befinden (Woche 5) und betont, dass nun die Zeit der Selbstständigkeit beginnt und das soziale Umfeld in dieser Zeit einen hohen Stellenwert einnimmt, da sie die Teilnehmer bei der Ausführung und Barrierenabschirmung unterstützen können. Im Anschluss wird die supervidierte Laufeinheit mit den wichtigsten Aspekten (genauer Ablauf, Intensität, Gebrauch und Nutzen von BORG-Skala und Pulsuhren) erläutert (Plakat 2). Es wird außerdem auf die wichtigsten Aspekte der SpA für eine effektive Symptomreduktion (Plakat 3) eingegangen (für eine detaillierte Beschreibung der Plakate s. Sitzung 1, Abschn. 3.5.1). Es erfolgt zudem die Erklärung der S.M.A.R.T.-Methode (für eine genaue Erklärung s. Sitzung 3, Abschn. 3.5.3) unter Verwendung des Plakates 4.

Die Vorstellung der wichtigsten Inhalte von ImPuls gibt den Unterstützern einen Eindruck über die Erfahrungen der Teilnehmer. Sie erhalten außerdem Informationen darüber, worauf bei der SpA zu achten ist (z. B. mindestens 30 Minuten). So können sie die Teilnehmer bei der adäquaten Ausführung von SpA unterstützen.

Relevanz des sozialen Netzwerkes

Im Anschluss wird die Relevanz des unterstützenden sozialen Netzwerkes für die Ausübung regelmäßiger SpA erklärt. Der Therapeut sagt, dass ca. 50 Prozent der Teilnehmer nach einer Sportintervention wieder in einen sportlich inaktiven Lebensstil zurückfallen. Für die Aufrechterhaltung der positiven Effekte auf die psychische Gesundheit ist allerdings eine langfristige Integration der SpA in den Alltag wichtig. Wissenschaftliche Untersuchungen demonstrierten, dass ein unterstützendes soziales Netzwerk hilft, nach einer Sportintervention SpA regelmäßig weiterfortzuführen.

Den »Unterstützern« soll bewusst werden, welch wichtige Aufgabe ihnen bei der Ausübung regelmäßiger SpA bei den Teilnehmern zukommt, damit sie eine hohe und langfristige Motivation für die Unterstützung der Teilnehmer entwickeln.

Bewältigungspläne

Die einzelnen Gruppen (Teilnehmer und seine Unterstützer) sollen nun gemeinsam überlegen, welche Hürden den einzelnen Teilnehmer davon abhalten könnten, regelmäßig sportlich aktiv zu sein. Dafür erhält jede Gruppe ein leeres DIN-A4-Blatt und Stifte. Der Therapeut gibt die Anweisung, dass sich möglichst konkrete Situationen bzw. konkrete Hürden überlegt werden sollten. Nach ungefähr 10 Minuten bzw. wenn der Therapeut das Gefühl hat, dass die Gruppen fertig sind, fragt der Therapeut, wer die aufgeschriebenen Barrieren mit der Gruppe teilen möchte.

Hier ist es wichtig, dass das Mitteilen von Informationen als eine Möglichkeit dargestellt wird (niemand muss – jeder kann). Es gibt persönliche Informationen, die man nur mit den engsten Vertrauten teilen möchte. Diese Informationen müssen nicht der gesamten Gruppe anvertraut werden.

Nun erklärt der Therapeut, dass das soziale Netzwerk helfen kann, aufkommende Barrieren zu überwinden, damit der Teilnehmer an seinem Sportplan festhalten kann. Er nennt die Möglichkeiten der Unterstützung durch das soziale Umfeld:

Das soziale Umfeld kann …

- gemeinsam mit dem Patienten sportlich aktiv sein.
- den Patienten motivieren, SpA nachzugehen (z. B. indem er den Teilnehmer an das Ziel erinnert, das er durch SpA erreichen möchte).
- den Patienten daran erinnern, dass er sich vorgenommen hatte, sportlich aktiv zu sein.
- bestimmte Barrieren für SpA gar nicht erst aufkommen lassen (z. B. die Fernsehzeitschrift wegräumen).
- helfen, bestimmte Barrieren zu überwinden (z. B. die Sportschuhe vor die Tür stellen, damit der Patient trotz Müdigkeit (Barriere) nach der Arbeit joggen geht).

Die Gruppen dürfen sich nun, unter Zuhilfenahme der genannten Möglichkeiten, individuelle Strategien überlegen, wie sie ihre Angehörigen unterstützen können. Dies soll in Form von *Wenn-Dann-Plänen* geschehen. Der Therapeut erklärt das genaue Vorgehen bei der Entwicklung von Wenn-Dann-Plänen und den Sinn der Strategie (siehe Sitzung 10, Abschn. 3.5.10 für eine detaillierte Erklärung). Im Fall der Unterstützer steht der zweite Teil (*Dann*) für eine mögliche Unterstützung durch das soziale

Umfeld (z. B. »Wenn mein Partner nach der Arbeit müde nach Hause kommt und unmotiviert ist, Sport zu machen, *dann begleite ich ihn beim Joggen*«). Der Therapeut betont die Wichtigkeit, dass alle gemeinsam (Teilnehmer und Unterstützer) an den Wenn-Dann-Plänen arbeiten. Die einzelnen Gruppen erhalten das Arbeitsblatt 12 (s. Online-Arbeitsmaterial) und 10 bis 20 Minuten Zeit, um diese Aufgabe zu bearbeiten. Im Anschluss können entwickelte Wenn-Dann-Pläne im Plenum geteilt werden.

Da es den Unterstützern schwerfallen kann, die Anwendung von Wenn-Dann-Plänen zu verstehen, ist es wichtig, dass sich der Therapeut viel Zeit für die Erklärung der Wenn-Dann-Pläne nimmt. Außerdem ist es hilfreich, konkrete Beispiele zu nennen.

Die Entwicklung von Wenn-Dann-Plänen schafft Möglichkeiten für das soziale Umfeld, Teilnehmer bei der Überwindung von im Alltag auftretenden Barrieren zu unterstützen.

Abschied

Die Teilnehmer erhalten das Handout 10 (s. Online-Arbeitsmaterial), das die relevanten Inhalte der Sitzung zusammenfasst. Der Therapeut beantwortet ggf. offene Fragen, nimmt Anmerkungen entgegen und betont noch einmal die Wichtigkeit der Unterstützer für die langfristige Aufrechterhaltung von SpA. Dann verabschiedet er sich und wünscht den Teilnehmern und Unterstützern ein gutes Gelingen sowohl für die Ausführung von SpA als auch für die Unterstützung dabei.

3.5.15 Sitzung 15: Bewältigungspläne und Planung des zukünftigen sportlich aktiven Lebensstils

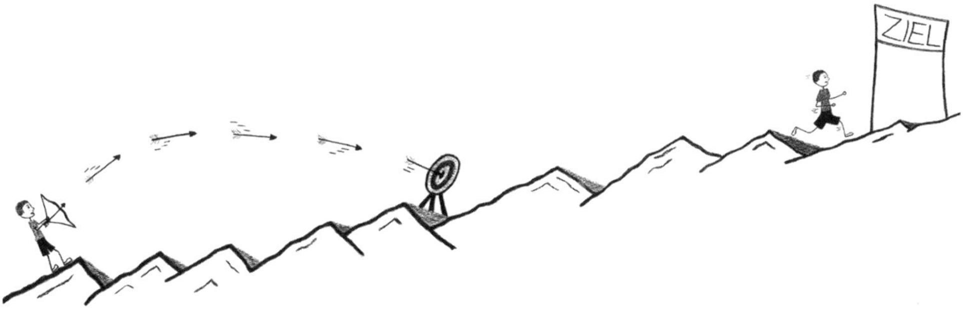

Vorbereitungen

- Protokollierungen der Telefonkontakte zuvor durchgehen und eventuell wichtige Diskussionspunkte bereithalten

Begrüßung und Vorbesprechung

Zunächst werden die Teilnehmer begrüßt und der Therapeut nennt die Ziele der Sitzung:

- Erste Bilanz der selbstständigen Zeit (z. B. Erfolge, Umgang mit Schwierigkeiten)
- Auffrischung motivationaler und volitionaler Themen
- Inspirationen der Gruppe beim Überwinden von Schwierigkeiten
- Gemeinsam joggen gehen
- Zukunftsplanung

Rückbesprechung

Es folgt die Rückbesprechung der letzten zwei Monate. Wichtige Diskussionspunkte, die während der Telefonate noch nicht geklärt wurden, können eingebracht werden. Die Fragen können wie folgt lauten:

- Was hat besonders gut funktioniert? Fühlen Sie sich wohl in Ihrem Sportverein / Ihrer Sportgruppe?
- Sind Sie zufrieden mit Ihrer selbstständigen SpA und können Sie sich vorstellen, diese langfristig auszuführen bzw. langfristig in diesem Sportverein zu sein?
- Traten Schwierigkeiten (z. B. Verschlimmerung der Symptomatik) auf? Wie sind Sie damit umgegangen?
- Wie erging es Ihnen in Bezug zu Ihrem Ziel? Sind Adaptionen notwendig? Wurde das Ziel schon erreicht und ist ein neues notwendig?

Es ist möglich, dass Ziele schon erreicht wurden. In dem Fall sollte mit den Teilnehmern ein neues S.M.A.R.T.-Ziel überlegt werden.

Bei der Rückbesprechung ist es wichtig, keine Vergleiche herzustellen. Es ist wahrscheinlich, dass die regelmäßige SpA nicht allen Teilnehmern gleich gut gelingt. Deshalb ist es wichtig, dass der Therapeut die Rückbesprechung als Möglichkeit darstellt, Anregungen von der Gruppe zu erhalten (z. B. wie mit auftretenden Schwierigkeiten in Zukunft besser umgegangen werden kann).

Die Rückbesprechung dient dem Bewusstwerden der Erfolge bzgl. SpA der letzten zwei Monate, was die Selbstwirksamkeit der Teilnehmer steigert. Sie verhilft außerdem dazu, sich gegenseitig zu inspirieren (z. B. Teilen von hilfreichen Wenn-Dann-Plänen) und sich als Gruppe zu unterstützen. Sie dient außerdem der Erinnerung von positiven Effekten von SpA und Strategien zur Barrierenüberwindung.

Unterstützung durch die Gruppe

Es folgt eine Gruppenübung zur Überwindung von auftretenden Schwierigkeiten bei der Integration von SpA in den Alltag. Der Therapeut wiederholt die Relevanz der sozialen Unterstützung bei der langfristigen Ausübung von SpA. Die ImPuls-Gruppe fungiert, genau wie Familie, Freunde und Bekannte, als eine soziale Unterstützung und kann als Inspiration genutzt werden, um aufkommende Barrieren zu überwinden, für die vielleicht alleine noch keine Strategie entwickelt werden konnte. Die Teilnehmer dürfen Barrieren nennen, die sie während der selbstständigen Zeit nicht überwinden konnten. Der Therapeut notiert diese auf eine Flipchart / Tafel / Whiteboard. Zunächst wird die erste »unüberwindbare« Barriere thematisiert. Der Teilnehmer, der dieser Barriere ausgesetzt war, wird nun gebeten, etwas ausführlicher von dieser Barriere zu berichten. Die anderen Teilnehmer dürfen Verständnisfragen stellen. Sie fungieren nun als »Berater«, indem sie dem berichtenden Teilnehmer hilfreiche Fragen hin zu einem lösungsorientierten Verhalten stellen:

- Gab es Situationen, in denen Sie die Barriere überwinden konnten? Falls ja – was war anders?
- Was hilft Ihnen für gewöhnlich, um diese Barriere auch bei anderen Tätigkeiten zu überwinden?

Im Anschluss werden die Teilnehmer gefragt, ob sie einmal mit einer ähnlichen oder gleichen Barriere konfrontiert waren und wie sie die Barriere überwunden haben. Wenn durch dieses Vorgehen eine für den betroffenen Teilnehmer hilfreiche Strategie gefunden wurde, streicht der Therapeut die Barriere mit einem andersfarbigen Stift durch, um den Erfolg zu visualisieren. Dieses Vorgehen wird wiederholt, bis für alle »unüberwindbaren« Barrieren eine zufriedenstellende Lösungsstrategie gefunden wurde.

Die Beratung ist ein freiwilliges Angebot. Der Therapeut sollte die Übung als Möglichkeit einer Inspiration und nicht als eine Notwendigkeit betonen.

Gemeinsam ist es oft leichter, eine hilfreiche Lösungsstrategie für ein Hindernis zu generieren, da einige Teilnehmer möglicherweise ähnliche Situationen erlebt haben und schon Ideen für solche Situationen entwickelt haben. Es ist also wertvoll, von Ideen anderer Teilnehmer inspiriert zu werden, um zukünftig auftretende Hindernisse überwinden zu können.

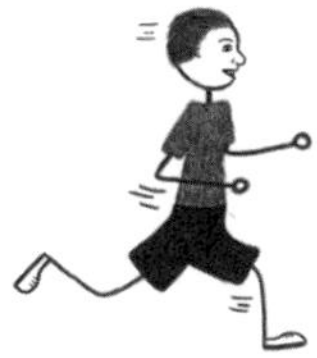

Zukunftsplanung

Die nächsten drei Monate werden bzgl. der Motivation und Einschätzung der Kompetenz, regelmäßig SpA auszuführen, besprochen (s. Sitzung 13, Abschn. 3.5.13). Die regelmäßigen Telefonkontakte (von nun an alle zwei Wochen) und selbstständigen Gruppentreffen (von nun an einmal im Monat) werden besprochen und geplant wie in Sitzung 13 beschrieben.

Abschied

Der Therapeut beantwortet ggf. offene Fragen und nimmt Anmerkungen entgegen. Es wird ein Termin für die Sitzung 16 in drei Monaten vereinbart. Dann verabschiedet er sich und wünscht den Teilnehmern ein gutes Gelingen für die Ausführung von SpA in den nächsten drei Monaten.

3.5.16 Sitzung 16: Rückfallprophylaxe und langfristig sportlich aktiver Lebensstil

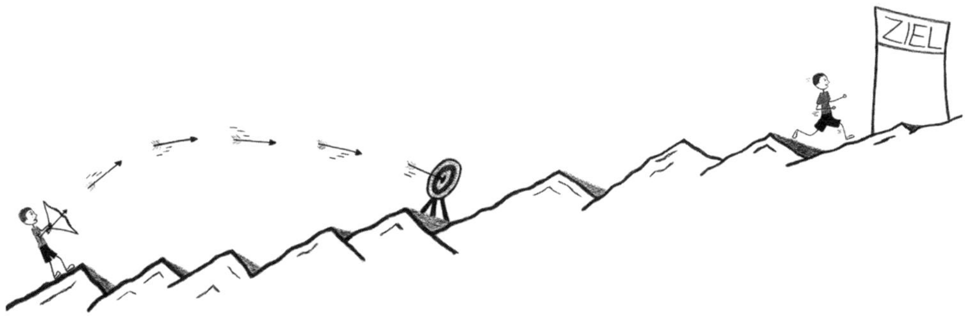

Vorbereitungen

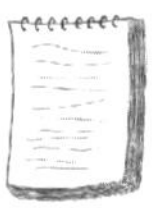

- Protokollierungen der Telefonkontakte zuvor durchgehen und eventuell wichtige Diskussionspunkte bereithalten
- *Positive-Effekte-Briefumschlag* für jeden Teilnehmer bereithalten

Begrüßung und Vorbesprechung

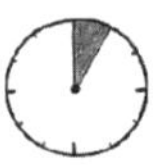

Zunächst werden die Teilnehmer begrüßt und der Therapeut nennt die Ziele der Sitzung:

- Teilen der Erfahrungen der letzten Monate mit der Gruppe bzgl. Erfolge und Schwierigkeiten bei der selbstständigen SpA
- Stärkung der langfristigen Motivation und Volition für SpA
- Gemeinsam joggen gehen

Rückbesprechung

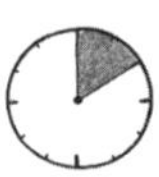

Es folgt die Rückbesprechung der letzten drei Monate anhand der exemplarischen Fragen der Sitzung 15 (Abschn. 3.5.15). Wichtige Diskussionspunkte, die während der Telefonate noch nicht geklärt werden konnten, können eingebracht werden.

Rückfallprophylaxe

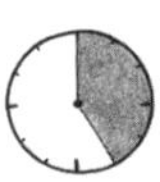

Nun darf jeder Teilnehmer in Form eines Blitzlichtes (s. Sitzung 13, Abschn. 3.5.13) mitteilen, welche positiven Aspekte er von der Teilnahme an ImPuls für sich und sein Leben mitnimmt. Im Anschluss erfolgt ein externes Feedback: Jeder Teilnehmer überlegt sich für jeden anderen Teilnehmer ein oder mehrere positive Erlebnisse/Botschaften/Erinnerungen bzw. Unterstützungen, die er durch die Teilnehmer erfahren hat. Das externe Feedback wird auf kleine Zettel geschrieben und den jeweiligen Teilnehmern ausgeteilt. Das Lesen der Botschaften geschieht zu Hause. Teilnehmer erhalten im Anschluss ihren *Positive-Effekte-Briefumschlag* und dürfen die Botschaften der anderen Teilnehmer mit in den Umschlag geben. Der Therapeut erklärt, dass dieser

Briefumschlag die persönlichen »Schätze« für jeden Teilnehmer beinhaltet, die SpA und ImPuls für sie hervorgebracht hat.

Die Teilnehmer erhalten nun Zeit, außen auf den Briefumschlag diejenigen Umsetzungsstrategien zu notieren, die ihnen in den letzten sechs Monaten am besten geholfen haben, SpA tatsächlich durchzuführen. Dies dürfen sowohl konkrete Pläne als auch abstrakte Strategien sein. Der Therapeut macht deutlich, dass dieser Briefumschlag alle für sie relevanten motivationalen und volitionalen Aspekte enthält und als »Rückfallprophylaxe« eingesetzt werden könne, sollten motivationale oder volitionale Schwierigkeiten bzgl. SpA auftreten. Sollten die Teilnehmer merken, dass es ihnen schwerfällt, regelmäßig sportlich aktiv zu sein, ist die Formulierung eines S.M.A.R.T.-Ziels bedeutsam, um sich die Wichtigkeit der regelmäßigen SpA wieder ins Gedächtnis zu rufen. Die Verfolgung eines S.M.A.R.T.-Ziels steigert die Motivation und das Durchhaltevermögen für die Ausführung regelmäßiger SpA. Nun macht der Therapeut den Teilnehmern deutlich, dass Rückschläge (z. B. zwei Wochen keine SpA ausgeführt) normal sind. Es ist wichtig, diese Rückschläge zu akzeptieren, nicht zu katastrophisieren (z. B. ich werde nie wieder Sport machen) und sie als etwas Normales anzunehmen. Ist dies geschehen, ist es leichter, wieder mit SpA zu beginnen. Auf das Bergbild bezogen ist es wie einen kleinen Umweg, den man geht. Man kommt danach wieder auf den Hauptweg zurück und geht ggf. ein kleines Stück, das man schon zuvor gegangen ist.

Die aufgeschriebenen positiven Effekte der SpA, Botschaften sowie die hilfreichsten volitionalen Strategien tragen zur langfristigen Aufrechterhaltung der Motivation und Volition bzgl. SpA bei. Der kurze Input bzgl. Rückfälle des Therapeuten erinnern die Patienten nochmals daran, wie mit Rückschlägen umgegangen werden kann und fördern somit die Selbstwirksamkeitserwartung der Teilnehmer bzgl. der Aufrechterhaltung regelmäßiger SpA. Diese Übung beugt somit den Rückfall in einen sportlich inaktiven Lebensstil vor und lehrt den Umgang mit Rückschlägen.

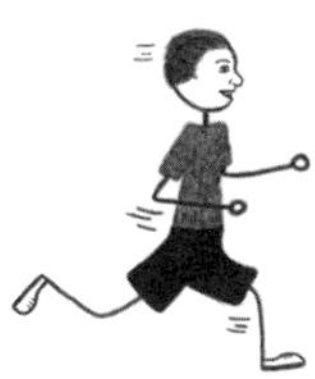

Zukunftsplanung

Der Therapeut macht den Teilnehmern nochmals deutlich, dass sie unterschiedliche Fähigkeiten und Fertigkeiten erlernt haben, um langfristig und regelmäßig SpA ausführen zu können. Falls Schwierigkeiten bei der regelmäßigen Ausführung von SpA aufkommen sollten, können sie den *Positive-Effekte-Briefumschlag* verwenden und selbstständig ein Aktivitäts- und Zieltagebuch weiterführen. Fähigkeiten zur Barrierenüberwindung (z. B. Wenn-Dann-Pläne) können und sollten stetig angepasst werden, damit diese für *aktuelle* Barrieren hilfreich eingesetzt werden können. Sollten

Teilnehmer noch nicht Mitglied eines Sportvereins / einer Sportgruppe sein, wird ihnen empfohlen, sich langfristig etwas zu suchen, da dies die langfristige Aufrechterhaltung von SpA stärkt.

Abschied
Der Therapeut kann nochmal wiederholen, wie viel Freude es ihm bereitet hat, die Gruppe zu begleiten und wie stolz er ist und auch sie sein können, dass sie es nun geschafft haben, SpA in ihren Lebensalltag zu integrieren. Dennoch ist es auch wichtig, nochmals hervorzuheben, dass die Aufrechterhaltung von SpA ein stetiger Prozess ist, der stetiger Investitionen (z. B. neue Entwicklungen von S.M.A.R.T.-Zielen und Wenn-Dann-Plänen) bedarf. Falls es noch Fragen gibt, werden diese nun beantwortet. Dann werden die Teilnehmer verabschiedet.

3.5.17 Telefonkontakte

Vorbereitungen

- Vorher Themen/Fragen des Telefonprotokolls durchlesen
- Erste Frage des Telefonprotokolls (s. Online-Arbeitsmaterial) ausfüllen (S.M.A.R.T.-Ziel jedes Teilnehmers)
- ggf. Notizen aus vergangenen Sitzungen / Telefonaten durchgehen
- ggf. relevante Themen des Teilnehmers zuvor notieren

Der Therapeut hat während der selbstständigen Zeit mit jedem Teilnehmer regelmäßige (Woche 4–12: einmal die Woche; Woche 12–24: zweimal im Monat) Telefonkontakte. Sie dauern zwischen 10 und 20 Minuten und orientieren sich an dem Ziel- und Aktivitätstagebuch, das die Teilnehmer jede Woche während der selbstständigen Zeit nutzten. Der Therapeut kann als Leitfaden und für die Dokumentation der Telefonkontakte das Dokument *Therapeutenmaterial 4* (s. Online-Arbeitsmaterial) verwenden. Vor jedem Telefonkontakt sollte das S.M.A.R.T.-Ziel jedes Teilnehmers in das Telefonprotokoll eingetragen werden. Zu Beginn des Telefonkontaktes werden die Teilnehmer begrüßt und es wird eine Eingangsfrage gestellt (z. B.: Wie erging es Ihnen in der letzten Woche?). Es folgen Fragen zur SpA der vergangenen Woche und Planung der Sportaktivitäten für die Folgewoche(n). Im Anschluss stellt der Therapeut Fragen zu Bewältigungsplänen bzw. -strategien und zur persönlichen Zielerreichung. Dabei unterstützt der Therapeut auch bei eventuell notwendigen Adaptionen bezogen auf die Sportplanung (z. B. ggf. neue Sportart suchen), Bewältigungspläne (z. B. neue Wenn-Dann-Pläne entwerfen) sowie Zielerreichung (z. B. Adaptionen des Ziels, wenn einzelne Komponenten von S.M.A.R.T. nicht mehr erfüllt sind). Die Fragen des Dokuments *Therapeutenmaterial 4 – Telefonleitfaden* sind inhaltlich zu verstehen und können im Wortlaut verändert werden.

Bei den Telefonkontakten geht es darum zu identifizieren, ob ausreichend Motivation und Volition für SpA vorhanden ist und falls nicht, die Aspekte durch gezielte Fragen (z. B. »Was hat Ihnen bisher geholfen, sportlich aktiv zu sein, obwohl das

Hindernis (z. B. Müdigkeit) aufgetreten ist?«) und Hilfestellungen (z. B. gemeinsame Adaptation der Wenn-Dann-Pläne) zu fördern. Der Therapeut sollte nach dem Telefonkontakt das Gefühl haben, dass der Teilnehmer eine starke Absicht und Umsetzungsfähigkeiten besitzt, um in der / den folgenden Woche / n regelmäßig sportlich aktiv zu sein. Es sollte stets berücksichtigt werden, dass die Telefonkontakte kein therapeutisches Gespräch darstellen. Persönliche Themen oder Probleme, die nicht mit SpA assoziiert sind, sollten möglichst ausbleiben bzw. stets auf die SpA zurückgelenkt werden. Ein Beispiel: Bei einer Patientin hat sich in der vergangenen Woche die depressive Symptomatik verstärkt und sie hat ihren Plan der SpA nicht umgesetzt. Während des Telefonats klagt sie über ihre Symptomatik und der Fokus liegt nicht mehr auf der SpA. Der Therapeut sollte in dem Fall verständnisvoll reagieren (»Ich kann sehr gut nachvollziehen, dass das gerade eine schwierige Woche für Sie war«) und dann aber wieder Bezug zur SpA nehmen (z. B. »Denken Sie, dass Sie nach einer Laufeinheit Verbesserungen in Ihrer Stimmung wahrnehmen würden?« oder »Denken Sie, SpA könnte Ihnen in einer solchen Situation helfen?«). Er kann außerdem auf die knappe Zeit, die für das Telefonat zur Verfügung steht, und ggf. auf die Grenzen von ImPuls (z. B. kein Ersatz für Psychotherapie) hinweisen.

Die regelmäßigen Telefonkontakte zwischen dem Therapeuten und Teilnehmern dienen zum einen der Aufrechterhaltung der Motivation und Volition für SpA und zum anderen der Kontrolle der regelmäßigen Ausführung der SpA sowie der Evaluation und ggf. Adaption der persönlichen Ziele.

4 Herausforderungen für die Praxis

Im Folgenden werden Herausforderungen für die Praxis thematisiert, die sich durch Programmspezifika, aber insbesondere auch durch die Erfahrungen der Pilotierung des Programms ergeben haben.

4.1 Gruppengröße

Die Gruppengröße von sechs Patientinnen ist eine sehr große Herausforderung auf verschiedenen Ebenen: z.B. Trainingssteuerung bei sehr unterschiedlichen Fitnesslevels, verschiedene Symptombilder, diverse Zielsetzungen und sehr individuelle Hürden. Aufgrund dieser Komplexität hat sich eine umfangreiche Dokumentation bewährt. Es ist unerlässlich, dass jede Therapeutin im Verlauf der Sitzungen folgende Kern-Informationen »parat hat«:

- Störung der Patientin,
- Symptome der Patientin,
- Fitnesslevel der Patientin,
- Hauptziel der Patientin (SMART),
- Hürden der Patientin,
- Wenn-Dann-Pläne der Patientin.

Zudem empfiehlt es sich, den individuellen Verlauf der Patientin über die Sitzungen genau zu dokumentieren, um in den folgenden Sitzungen ansetzen zu können.

Da insbesondere die ersten Laufeinheiten für Therapeutin und Patientin eine gewisse Komplexität aufweisen (Programmierung der Uhren, Über-/Unterforderung, Programmierung der App, Auspropieren der passenden Laufmethode etc.), empfiehlt sich eine intensive Vorbereitung speziell vor den ersten Sitzungen. Die Therapeutin muss sich selbst sicher fühlen in der Anleitung der Einheiten und im Umgang mit der Technik (Pulsuhr, App), um noch optimale Ressourcen zu haben, auf alle Themen der Patientinnen reagieren zu können.

4.2 ImPuls-Fokus

Einige Patientinnen haben den Wunsch, über allgemeine Lebensthemen zu sprechen, bestimmte Konflikte zu thematisieren oder ganz allgemeine therapeutische Ratschläge oder Lösungen zu bekommen, die jedoch den Rahmen von ImPuls sprengen würden. Hier sollte die Therapeutin eine professionelle Distanz wahren, sich in Symptomatik und Themen nicht verstricken lassen und auf eine individuelle Therapie verweisen. Diese Themen und Wünsche sollen wertschätzend gewürdigt, jedoch dann auf die Grenzen von ImPuls verwiesen und wieder der Fokus auf das Programm gelegt werden. Auch ist ein Verweis auf eine anschließende oder parallele Psychotherapie denkbar, in welcher die Themen bearbeitet werden können. Typische Themen, die nicht bei ImPuls thematisiert werden können sind z. B.

- jegliche Traumata oder negative Lebenserfahrungen in der Vergangenheit,
- aktuelle Lebensentscheidungen,
- vergangene oder aktuelle Konflikte in Beziehungen.

4.3 Umgang mit der Symptomatik / störungsspezifische Hürden

In Abschnitt 2.4.1 wurde auf die störungsspezifischen Hürden eingegangen (s. Tab. 2.1). Aufgrund der grundlegenden Voraussetzungen auf Therapeutinnenseite (s. Abschn. 3.3.2) wird davon ausgegangen, dass entsprechende therapeutische Fertigkeiten vorhanden sind, um mit diesen Symptommustern und Hürden therapeutisch umzugehen. Hier sollen einige Grundsätze in Erinnerung gerufen werden:

(1) Die Therapeutinnen sollten sich der Symptomatik der Patientinnen bewusst sein.

(2) Die Therapeutinnen sollten die Symptomatik wertschätzen, sich jedoch nicht von der Symptomatik leiten lassen. Beispiele:

   (a) Nur weil eine depressive Patientin sich müde fühlt, heißt das nicht, sie müsse nicht im moderaten Bereich joggen oder die Zeit verkürzen. Sie muss jedoch voraussichtlich spezifisch motiviert werden (Fokus auf Erfolge, Wissensvermittlung, Bewusstmachen der Symptomatik etc.).

   (b) Nur weil ein Patient mit Sozialer Phobie Angst vor Bewertung hat, heißt das nicht, er müsse immer alleine laufen oder sich nie vor anderen äußern. Jedoch müssen kleine Erfolge hier besonders gelobt werden, den Therapeutinnen muss diese besondere Hürde bewusst sein und der Patient kann hier langsam herangeführt werden.

   (c) Nur weil eine Patientin eine Panikattacke erleiden könnte oder faktisch erleidet, heißt das nicht, sie müsse das Programm abbrechen, nicht im moderaten Intensitätsbereich joggen oder »lieber mal eine Woche Pause machen«. Hier sollte der Patientin hingegen bewusst gemacht werden, dass eine Konfrontation mit der Angst sinnvoll ist (auch wenn es sich sehr unangenehm anfühlt), objektiv keine Gefahr besteht (im Gegenteil) und alle Inhalte von ImPuls auf Dauer angstlösend sind.

(3) Elementar wichtig ist, dass bei allen individuellen Themen / Symptomatik nicht »psychotherapeutisch eingestiegen« wird. *Es gilt der Leitsatz: ImPuls ist Therapie genug.* Somit sollen und brauchen keine weiteren Techniken angewandt werden (Exposition, kognitive Umstrukturierung, Entspannung, Achtsamkeit usw.).

Bei auftretenden psychischen Schwierigkeiten (Überforderung, Müdigkeit, Ängste) während der SpA sollten diese von Therapeutinnenseite wahrgenommen und wertgeschätzt werden. Kurzfristig soll nur insoweit interveniert werden, dass die Patientin SpA weiter ausführen kann. Im Falle einer Panikattacke würde es bedeuten abzuwarten, bis die Panikattacke nachlässt (ggf. auf eine ruhige Atmung achten), die Patientin bestärken und aufklären, was gerade passiert, und sie dann zu motivieren, die Laufeinheit fortzusetzen (bei anderer Symptomatik soll hier äquivalent verfahren werden). Natürlich hat die Patientin immer die Möglichkeit, eine Einheit abzubrechen, was in einem kurzen Gespräch dann nachbesprochen werden kann. Aus Erfahrung passiert das jedoch sehr selten.

Bei folgenden auftretenden psychischen Problemen sollte ggf. an eine externe approbierte Psychotherapeutin oder Fachärztin für Psychiatrie verwiesen werden:

- Steigerung suizidaler Tendenzen,
- auftretendes Suchtverhalten (Patientin beginnt übermäßig Sport zu machen),
- starke dissoziative Zustände im Rahmen einer PTBS.

5 Evaluation von ImPuls

Zwischen Februar 2018 und Oktober 2019 führte die Abteilung für Klinische Psychologie und Psychotherapie des Psychologischen Instituts in Kooperation mit dem Arbeitsbereich Bildungs- und Gesundheitsforschung im Sport des Instituts für Sportwissenschaften der Eberhard-Karls-Universität Tübingen eine Evaluation des hier beschriebenen Manuals durch. Effektivität und Machbarkeit wurden in einer randomisiert kontrollierten Studie (RCT) überprüft. Die folgende Darstellung ist überblicksartig und umfasst einen spezifischen Ausschnitt der Gesamtevaluation. Die Studie wurde als Klinische Studie 2018 registriert (Zeibig et al., 2018) und erste Publikationen werden 2020 in internationalen Fachzeitschriften veröffentlicht. Details, statistische Analysen und die gesamte Forschungsmethodik werden in den entsprechenden Publikationen berichtet. Trotzdem soll dem Leser an dieser Stelle eine Übersicht einiger ausgewählter Ergebnisse berichtet werden

Ziel
Das Ziel der Studie war die Evaluation der transdiagnostischen Wirksamkeit und Anwendbarkeit von ImPuls zur Überbrückung der Wartezeiten auf einen ambulanten Psychotherapieplatz.

Hypothesen
Folgende Hypothesen sollen hier aufgegriffen werden:
(1) ImPuls führt zu einer Reduktion der psychopathologischen Symptomatik.
(2) ImPuls steigert das Ausmaß der SpA.
(3) Die Patienten sind mit ImPuls zufrieden.

Stichprobenbeschreibung
Die Hypothesen wurden an einer Stichprobe von 74 Personen überprüft, die auf eine ambulante Psychotherapie warteten, zwischen 18 und 65 Jahren alt waren ($M = 35.36$, $SD = 13.28$) und mindestens eine der folgenden ICD-10-Diagnosen erfüllten:

- akute Depressionen (F32, F33, F34.1),
- alle Angststörungen (F40-F41),
- Zwangsstörungen (F42)
- Posttraumatische Belastungsstörungen (F43.1)
- Insomnie (F51.0) oder
- AHDS (F90).

Weitere Voraussetzungen für eine Teilnahme waren ausreichende Deutschkenntnisse, geringe SpA (max. einmal die Woche 30 Minuten moderat-intensive-SpA) sowie der Ausschluss medizinischer Kontraindikationen (s. Abschn. 3.3.1). Ausschlusskriterien waren akute und remittierte Essstörungen (F50), die Diagnose einer antisozialen (F60.2) oder Borderline-Persönlichkeitsstörung (F60.3) sowie dem Vorliegen einer akuten Substanzabhängigkeit (F10.2, F11.2, F12.2, F13.2, F14.2, F15.2, F16.2, F18.2, F19.2), Schmerzstörung (F45.1), Bipolaren Störung (F31) oder akuten Suizidalität. Ausgeschlossen wurden zudem Personen, die ihre Psychopharmaka-Einnahme in den letzten zwei Monaten vor der diagnostischen Untersuchung zu Zeitpunkt Prä verändert hatten bzw. während des Programms veränderten oder eine Psychotherapie aufnahmen.

Die Verteilung die einzelnen Störungsbilder kann Tabelle 5.1 entnommen werden.

Tabelle 5.1. Verteilung der einzelnen Störungsbilder in der randomisiert kontrollierten Studie zur Evaluation von Impuls zu Zeitpunkt Prä und Post

ICD-10-Diagnose	Zeitpunkt Prä			Zeitpunkt Post		
	Insgesamt (n = 74)	EG (*n* = 38)	KG (*n* = 36)	Insgesamt (n = 51)	EG (n = 29)	KG (*n* = 22)
Depression	25	14	11	18	12	6
Angststörungen	19	10	9	12	6	6
Depression und Angst (komorbid)	23	10	13	16	9	7
ADHS	1	1	0	1	1	0
Insomnie	6	3	3	4	1	3

Anmerkung. EG = Experimentalgruppe; KG = Kontrollgruppe. Die Zahlen in den Spalten kennzeichnen die Anzahl der Personen. Angststörungen / Angst inkludieren Zwangsstörungen und Posttraumatische Belastungsstörungen

5.1 Studiendesign

Die Hypothesen wurden anhand eines 2 (between) x 2 (within) gemischt-faktoriellen Forschungsdesigns überprüft. Die Studie erfüllt die Standards einer RCT (randomisierte Zuteilung, Verblindung der Assessoren, Intention-To-Treat-Analyse). Die Intention-To-Treat-Analyse wird in den zukünftigen Publikationen umgesetzt. Zur besseren Übersicht wurden die Berechnungen der Effektstärken an dieser Stelle mit Daten von Patienten »per protocol« berechnet.

Studienablauf

Teilnehmer wurden über psychotherapeutische Ambulanzen, psychiatrische Kliniken, niedergelassene Psychotherapiepraxen sowie Arztpraxen in und um Tübingen rekrutiert. 79 Prozent aller Arztpraxen und 47 Prozent aller psychiatrischen / psychotherapeutischen Einrichtungen im Raum Tübingen erklärten sich bereit, Patienten zuzuweisen. Die Teilnehmer wurden vor dem Interventionsbeginn im Rahmen einer Diagnostik untersucht (Prä-Messung). Hier wurden relevante Ein- und Ausschlusskriterien erhoben und abhängige Variablen gemessen. Waren entsprechend sechs bis acht Patienten geeignet, wurden sie mithilfe einer stratifizierten Randomisierung auf Patientenebene der ImPuls-Intervention (Experimentalgruppe: EG) oder einer passiven Kontrollgruppe (KG) zugeteilt. Stratifizierende Variablen war die Symptomschwere (Global Assessment of of Functioning; GAF-Skala; American Psychiatric Association, 2000) und das Alter der Patienten. Nach Abschluss der Intervention erfolgte die Postdiagnostik (Post-Messung), bei welcher die abhängigen Maße erneut gemessen wurden. Die Zufriedenheit mit dem Programm wurde einmalig nach Abschluss des Programms erfasst. Insgesamt erfolgten zehn Randomisierungen. Der Interventionsraum betrug zwölf Wochen (s. Abschn. 3.2). Der genaue Studienablauf ist in Abbildung 5.1 dargestellt. Für die Beschreibung von ImPuls sei hier auf die ersten Kapitel dieses Buches verwiesen. Die passive Kontrollgruppe erhielt keine Intervention. Den Probanden wurde jedoch eine zeitnahe Psychotherapie nach Abschluss der Studie in Aussicht gestellt.

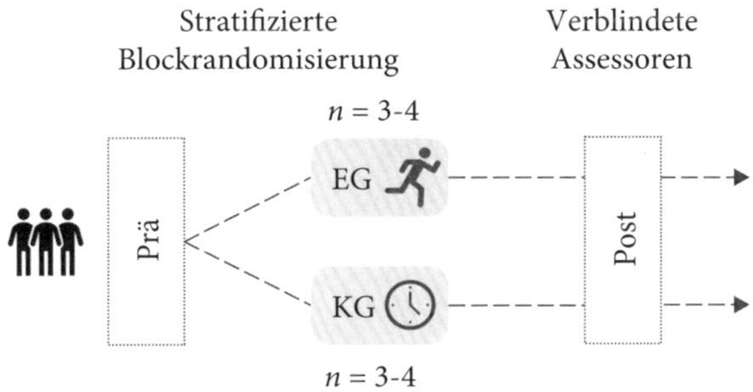

Abbildung 5.1. Darstellung des Studienablaufs mit den zwei Messzeitpunkten der randomisiert-kontrollierten Studie (RCT); EG = Experimentalgruppe (ImPuls), KG = Kontrollgruppe (Passiv). Wenn insgesamt 6-8 Patienten geeignet waren, wurden diese stratifiziert-randomisiert einer der beiden Bedingungen zugeteilt (Prä = Prä-Messung, Post = Post-Messung)

Messverfahren

Die hier berichteten Messverfahren umfassen einen Ausschnitt der in der Gesamt-Evaluation erhobenen Messverfahren.

Zur Messung der Depressivität und Ängstlichkeit wurden zwei Subskalen der **Symptom-Checkliste 90\R-Standard** (SCL-90®-S; Franke, 2013) verwendet. Die Schlafqualität der Teilnehmer wurde mit der Subskala *Schlafqualität* des **Pittsburgh Schlafqualitätsindex** (PSQI; Buysse et al., 1989) und die subjektiv durchgeführte SpA mit der Subskala *Sportaktivität* des *Bewegungs- und Sportaktivitätsfragebogen* (BSA-F; Fuchs et al., 2015) erfasst. Die Zufriedenheit der Teilnehmer wurde anhand einer Likert-Skala von 0 (= *sehr unzufrieden*) bis 10 (= *sehr zufrieden*) erhoben.

5.2 Ergebnisse und Diskussion

Von den 74 Teilnehmern wurden 23 Personen (EG: $n = 9$, KG: $n = 14$) von der Analyse ausgeschlossen (für eine detaillierte Beschreibung der Dropouts siehe Tab. 5.1). Die folgenden Ergebnisse basieren auf den Analysen der vollständigen Datensätze.

Hypothese 1: Reduktion der Symptomatik

Für die Evaluation der ersten Hypothese wurden die Effektstärken von ImPuls zum Zeitpunkt Post (Mittelwertvergleich der beiden Gruppen) mit den Effektstärken der Wirksamkeit von Psychotherapie, Medikationen und SpA aus der Literatur verglichen. Die für den Vergleich verwendeten Metaanalysen inkl. Besonderheiten sind in Tabelle 5.2 aufgelistet.

Tabelle 5.2. Übersicht über Effektstärken aus relevanten Meta-Analysen zur Wirksamkeit der Standardinterventionen Psychopharmaka und Psychotherapie sowie sportliche Aktivität

Kontrollbedingung	Psychische Erkrankung	Meta-Analyse	Effekt-stärke	Besonderheiten
Psychotherapie	Depression	Cuijpers et al. (2019)	0.70	Ausschließlich Patienten mit Depression
	Angststörung	Pearl & Norton (2017)	0.86	Effektstärke zur transdiagnostischen verhaltenstherapeutischen (verschiedene Angststörungen) Gruppentherapie
	Insomnie	Koffel et al. (2015)	0.84	Ausschließlich Patienten mit Insomnie; Effektstärke bezieht sich auf Schlafeffizienz
Medikation	Depression	Cipriani et al. (2018)	0.42	Ausschließlich Patienten mit Depression
	Angststörung	Mitte (2005)	0.38	Ausschließlich Patienten mit Panikstörung
	Insomnie	Liu et al. (2017)	0.61	Ausschließlich Patienten mit Insomnie; Effektstärke bezieht sich auf Gesamtschlafdauer

Tabelle 5.2. (Fortsetzung)

Kontrollbedingung	Psychische Erkrankung	Meta-Analyse	Effekt-stärke	Besonderheiten
SpA	Depression	Morres et al. (2018)	0.79	Ausschließlich Patienten mit Depression
	Angststörung	Aylett et al. (2018)	0.41	Transdiagnostische Wirksamkeit
	Insomnie	Lederman et al. (2019)	0.73	Transdiagnostische Wirksamkeit

Wie in Abbildung 5.2 deutlich ersichtlich, ist ImPuls mit einer mittleren Effektstärke von $d = 0.49$ bei der Reduktion von Depressivität vergleichbar mit der Effektivität von Psychopharmaka. Die Reduktion von Ängstlichkeit ($d = 0{,}37$) ist vergleichbar mit den Effekten von Psychopharmaka und SpA allein. Die Verbesserung der Schlafqualität von ImPuls ($d = 0{,}71$) ist identisch zu der von SpA allein und vergleichbar zu den Effekten von Psychopharmaka und Psychotherapie. Werden in die Analyse ausschließlich Teilnehmer mit Depression (ohne Komorbiditäten) eingeschlossen ($n = 18$), ist die Effektivität von ImPuls hinsichtlich der Reduktion der Depressivität deutlich stärker ausgeprägt ($d = 1.30$). Ähnliches gilt für die Analyse der Reduktion der Ängstlichkeit, wenn ausschließlich Teilnehmer mit Angststörungen, Zwangsstörungen und Posttraumatischen Belastungsstörungen ohne Komorbiditäten (n = 12) eingeschlossen werden. Hierbei ist der Effekt ($d = 0{,}89$) vergleichbar zum großen Effekt der Psychotherapie bei Angststörungen (s. Tab. 5.2). An dieser Stelle ist zu erwähnen, dass alle Angststörungen, Zwangsstörungen und Posttraumatische Belastungsstörungen (s. Abschn. 5.3) in die Studie eingeschlossen wurden, somit auch auch Störungen, für die keine gesicherte Evidenz bzw. nur eine geringe Wirksamkeit von SpA auf die Symptomreduktion nachgewiesen wurde, wie z. B. Soziale Phobie (Jazaieri et al., 2012) und Zwangsstörungen. Es ist deshalb anzunehmen, dass die Effektstärke bzgl. der Senkung der Ängstlichkeit größer wäre, wenn nur diejenigen Störungen eingeschlossen worden wären, bei denen SpA eine starke Symptomreduktion hervorrufen kann, wie Panikstörung (Gaudlitz et al., 2015) und PTBS (Rosenbaum et al., 2015). Einschränkend anzumerken ist an dieser Stelle, dass ImPuls mit einer passiven Kontrollgruppe verglichen wurde. Die Meta-Analysen in Tabelle 5.2 integrierten größtenteils Studien mit aktiven Kontrollgruppen.

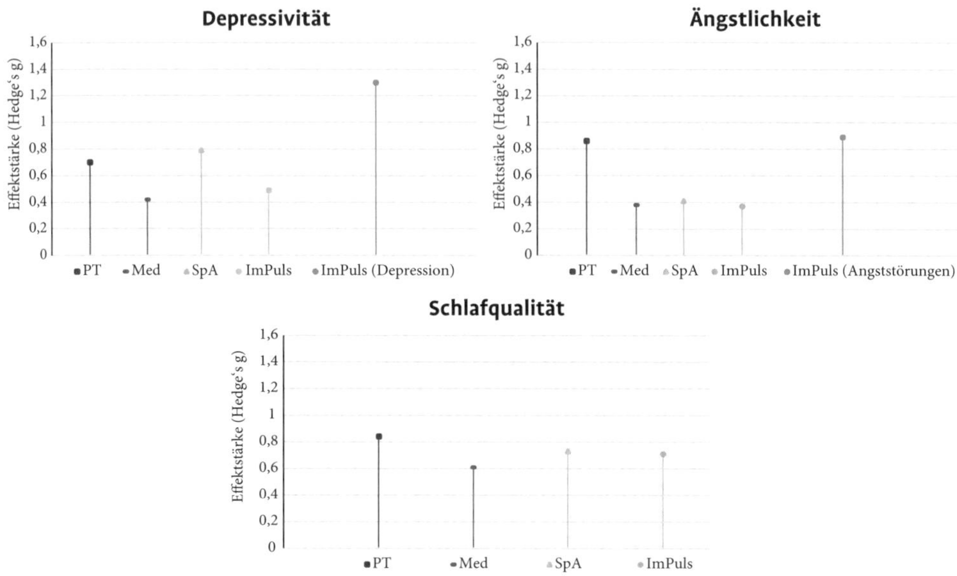

Abbildung 5.2. Vergleich der Effektstärken (Hedge's g; Mittelwertsvergleich zu Post) von ImPuls (runde Markierung, hell) zu Psychotherapie (PT; viereckige Markierung), Medikation (Med; ovale Markierung), und sportlicher Aktivität allein (SpA; dreieckige Markierung) und ggf. störungsspezifische Effekte (runde Markierung, dunkel; bei Abbildung zur Schlafqualität nicht vorhanden). Auf der y-Achse ist die Größe des Effektes abgetragen; die x-Achse repräsentiert die Vergleichsbedingungen und ImPuls. Oben links: Effektstärkenvergleich (Hedge's g) der Veränderung der Depressivität; oben rechts: Effektstärkenvergleich der Veränderung der Ängstlichkeit; unten: Effektstärkenvergleich der Veränderung der Schlafqualität.

Hypothese 2: Steigerung der sportlichen Aktivität

Eine deutliche Steigerung der SpA der Teilnehmer von ImPuls (EG) im Vergleich zur KG konnte durch ImPuls erreicht werden. So waren Teilnehmer der EG im Mittel 134 Minuten pro Woche (*SD* = 132,54) sportlich aktiv; Teilnehmer der KG hingegen nur ca. 29 Minuten (*SD* = 55,19). Somit übertrifft ImPuls die evidenzbasierte Vorgabe der SpA bei ImPuls (mindestens zweimal 30 Minuten/Woche) um 74 Minuten, wohingegen die KG diese Vorgabe um ca. 31 Minuten unterschreitet. Da die Angaben sich auf die teil-supervidierte Zeit beziehen (Messung zum Zeitpunkt Post; die Angaben beziehen sich auf die letzten vier Wochen), weisen die Daten darauf hin, dass die Teilnehmer gelernt haben, dass vorgegebene Maß der SpA selbstständig durchführen zu können. Darüber hinaus kommt das Ausmaß der SpA den nationalen Empfehlungen für Bewegung und Bewegungsförderung (Rütten & Pfeifer, 2017) sehr nahe, die mindestens 150 Minuten pro Woche SpA mit moderater Intensität oder mindestens 75 Minuten pro Woche mit höherer Intensität oder in entsprechenden Kombinationen beider Intensitäten vorschlagen.

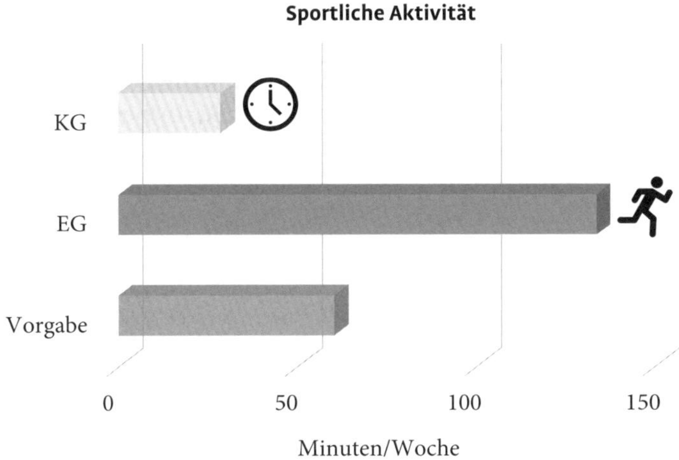

Abbildung 5.3. Darstellung der sportlichen Aktivität (Minuten / Woche) in Abhängigkeit von der Gruppenzuordnung. KG = Kontrollgruppe, EG = Experimentalgruppe; Vorgabe = Ausmaß der empfohlenen sportlichen Aktivität pro Woche bei ImPuls.

Hypothese 3: Anwendbarkeit von ImPuls

Teilnehmer waren im Durchschnitt mit der Teilnahme an ImPuls sehr zufrieden ($M = 9$, $SD = 1$). Die hohen Zufriedenheitswerte sprechen für eine große Akzeptanz auf Patientenseite.

5.3 Schlussfolgerung

Aufgrund der überblicksartig dargestellten Ergebnisse lässt sich schlussfolgern, dass ImPuls die psychopathologische Symptomatik der Teilnehmer senken und die SpA steigern kann. Explorative Subgruppenanalysen weisen darauf hin, dass differenzielle Effekte je nach spezifischem Störungsbild vorliegen. Die Effektstärken von ImPuls sind vergleichbar mit Ergebnissen aktueller Meta-Analysen zur Wirksamkeit von Psychotherapie, Psychopharmakotherapie und SpA. Anzumerken ist hier, dass die Vergleiche des anschaulichen Überblicks dienen und die Effektstärkenvergleiche eingeschränkt interpretierbar sind. Wie bereits angesprochen war die hier präsentierte Studie ein Vergleich zwischen ImPuls und einer passiven Kontrollgruppe, die keine Intervention erhalten hatte, was grundlegend zu hohen Effekten führen kann und unspezifische Effekte (z. B. aufgrund irgendeiner Betreuung) nicht ausgeschlossen werden können. Insbesondere die psychopharmakologischen Studien bei Depression schließen ausschließlich doppelblinde plazebo-kontrollierte Studien ein. Auch unterscheiden sich die in Tabelle 5.2 präsentierten Meta-Analysen generell in ihrer Qualität. Beispielsweise umfasst die Meta-Analyse zur Wirksamkeit von SpA bei Depressionen eine Vielzahl an qualitativ-hochwertigen Studien (Morres et al., 2018), während bei der Meta-Analyse zur Wirksamkeit von Psychopharmaka bei Patienten mit Panikstörung

(Mitte, 2005) auch qualitativ schlechtere Studien eingeschlossen wurden (z. B. nicht nur RCTs und Stichproben ab vier Personen). Trotz allem geben die hier präsentierten Vergleiche Grund zur Annahme, dass ImPuls eine wirksame therapeutische Intervention für ambulante Psychotherapiepatienten darstellt. Insbesondere die hohe störungsspezifische Wirksamkeit und starke Zufriedenheit weisen auf eine gute Anwendbarkeit und Effektivität hin.

6 Integration von ImPuls in das Gesundheitssystem

6.1 ImPuls im Lichte sport- und bewegungstherapeutischer Entwicklungen und Anwendungsgebiete

Allgemein zielt Sport- und Bewegungstherapie darauf ab, gestörte körperliche, psychische und soziale Funktionen durch SpA wiederherzustellen, zu regenerieren oder zu kompensieren sowie Sekundärschäden vorzubeugen und gesundheitlich orientiertes Verhalten zu fördern. Sie ist damit eine bewegungstherapeutische Maßnahme, welche aufgrund einer Gesundheitsstörung indiziert und verordnet ist. Sie wird durch Fachtherapeutinnen geplant und dosiert und in der Regel gemeinsam mit einer Ärztin kontrolliert und mit der Patientin alleine oder in der Gruppe durchgeführt (AG Bewegungstherapie, 2009; Schüle & Huber, 2004). Ihre Zielbereiche werden demnach mehrdimensional verstanden und zunehmend im Einklang mit der *International Classification of Functioning, Disability and Health* (ICF) der Weltgesundheitsorganisation (WHO, 2001) mit Blick auf die Auswirkungen auf Körperfunktionen und -strukturen, Aktivitäten und Partizipation konzipiert. Das heißt, dass Bewegungstherapie keineswegs allein auf die Verbesserung von (physischen) Körperfunktionen ausgerichtet ist. Vielmehr tritt neben der Wiederherstellung, dem Erhalt und der Stärkung von Körperfunktionen und -strukturen eine Hinführung zu und Bindung an regelmäßige körperliche und SpA als wichtiges proximales Ziel sport- und bewegungstherapeutischer Maßnahmen (Pfeifer & Sudeck, 2016; Pfeifer et al., 2010).

Wie beispielsweise in der Klassifikation therapeutischer Leistungen 2015 (KTL) für die Rehabilitation dargelegt (Deutsche Rentenversicherung Bund, 2017), adressiert eine solche verhaltensorientierte Ausrichtung auf die Befähigung von Patienten zum Aufbau einer körperlich aktiven Lebensweise. Diese äußert sich u. a. durch regelmäßige Sportaktivitäten im Sinne gesundheitsorientierten Bewegungsempfehlungen und soll zu einem positiven Umgang mit vorliegenden Gesundheitsstörungen beitragen können. Dazu sollen individuelle Gesundheitskompetenzen aufgebaut werden, die für eine eigenständige und regelmäßige sportliche Betätigung erforderlich sind, und welche für eine Optimierung von Gesundheitsgewinnen und eine Minimierung von Gesundheitsrisiken in körperlichen und psychischen Bereichen relevant sind (Pfeifer et al., 2013; Sudeck & Pfeifer, 2016). Wie eine aktuelle nationale Erhebung in über 700 Rehabilitationseinrichtungen in Deutschland ergeben hat, ist ein solches ICF-orientiertes mehrdimensionales und verhaltensorientiertes Konzept der Sport- und Bewegungstherapie bereits in etwa 50 Prozent der bewegungstherapeutischen Einrichtungen der medizinischen Rehabilitation verbreitet, wobei es etwa 36 Prozent der bewegungstherapeutischen Einrichtungen in der psychosomatischen Rehabilitation am besten charakterisiert (Sudeck et al., 2019). Wie bei ImPuls werden in solchen Konzeptionen Elemente der sportlichen Aktivierung gezielt mit einer Förderung von

Motivation und Volition kombiniert. Ebenso stark vertreten ist eine bewegungstherapeutische Konzeption, die sich vor allem auf ein positives Erleben von Bewegung fokussiert und primär psychosoziale Zielsetzungen verfolgt. Eine Ausrichtung auf die Förderung eines körperlich aktiven Lebensstils wird etwas weniger stark gewichtet und vor allem auch weniger explizit z. B. mit volitionalen Interventionstechniken angesteuert (Sudeck et al., 2019).

Darüber hinaus zielt Sport- und Bewegungstherapie distal auf die Minderung von Beeinträchtigungen sowie Erhalt und Ausbau von Möglichkeiten im Bereich von Aktivitäten und Partizipation. Letzteres zielt für Menschen mit psychischen Erkrankungen beispielsweise auf Bereiche von Aktivitäten des alltäglichen Lebens, Aktivitäten im Bereich von interpersonellen Beziehungen oder Aktivitäten im Umgang mit Stress. Häufig gehen Beeinträchtigungen in diesen Aktivitätsbereichen mit einer Beeinträchtigung der Teilhabe an gesellschaftlichen Lebensbereichen einher (z. B. im Familien- und Bekanntenkreis, Arbeitskontext oder sozialen Gruppen und Organisationen, wie Vereinen).

ImPuls setzt vor diesem Hintergrund SpA in Kombination mit verhaltensbezogenen und psychosozialen Komponenten bei Menschen mit psychischen Erkrankungen ein und setzt seine Schwerpunkte auf die evidenzbasierte Nutzung von positiven Wirkungen von SpA auf indikationsspezifische und transdiagnostisch relevante Gesundheitsparameter sowie eine explizite Förderung von Motivation und Volition für eine nachhaltige, eigenständige Weiterführung von SpA. ImPuls spiegelt somit eine verhaltensorientierte und ICF-kompatible Konzeption sport- und bewegungstherapeutischer Interventionen wider, die – sensu ICF – primär auf spezifische Wirkungen auf psychische Körperfunktionen sowie die Förderung von personalen Faktoren mit hoher Relevanz für regelmäßige gesundheitswirksame SpA ausgerichtet ist (Geidl et al., 2014b). Hierbei stellt sich gerade für die Sport- und Bewegungstherapie für Menschen mit psychischen Erkrankungen die Herausforderung, Patienten zu sportlich aktiven Verhaltensweisen zu befähigen, mit denen sie (selbst) positiven Einfluss auf Wohlbefinden und Gesundheit nehmen können. Neben der notwendigen Begegnung spezifischer Motivations- und Volitionsdefizite, die die erforderliche Regelmäßigkeit von SpA unter Berücksichtigung des Lebensumfelds adressieren, sind Kompetenzen aufzubauen, die sowohl in psychischer als auch physischer Hinsicht eine optimale Gestaltung und Steuerung eigener SpA im Sinne positiver Effekte auf Wohlbefinden und Gesundheit ermöglichen. Mit Blick auf eine solche »Steuerungskompetenz« (Sudeck & Pfeifer, 2016) enthält ImPuls verschiedene Elemente, auf Basis derer Teilnehmerinnen zunehmend lernen, einen adäquaten Umgang mit der körperlichen Belastung zu finden und mit Situationen der Über- und Unterforderung angesichts der eigenen psychophysischen Verfassung umzugehen. In ImPuls sind spezifische Bausteine enthalten, die eine Verbindung zwischen objektiver Belastung, dem subjektiven Erleben der Beanspruchung sowie den kurz- und längerfristigen Effekten auf körperliche und psychische Aspekte von Wohlbefinden und Gesundheit thematisieren.

Durch seine originäre Einbettung in den ambulanten Versorgungskontext bietet ImPuls zudem besondere Möglichkeiten, das soziale Umfeld der Teilnehmer mit einzubeziehen. Im Sinne eines ICF-orientierten Sport- und Bewegungsprogramms werden damit auch umweltbezogene Kontextfaktoren berücksichtigt. Dies kommt etwa im Unterstützertreffen oder der Förderung im Hinblick auf die Weiterführung von SpA in wohnortnahen Sportgruppen zum Ausdruck.

Durch seine Charakteristika hat ImPuls darüber hinaus eine hohe Kompatibilität zu Rahmenvorgaben für Sport- und Bewegungstherapie im Rehabilitationskontext. Beispielsweise zählt Sport- und Bewegungstherapie zu den evidenzbasierten Therapiemodulen (ETM), die im Zusammenhang mit den Reha-Therapiestandards (RTS) für depressive Störungen ausformuliert wurden (Deutsche Rentenversicherung Bund, 2016). Die therapeutischen Ziele bewegungstherapeutischer Leistungen zielen in diesem Versorgungskontext ebenfalls u. a. auf die »Stärkung psychischer und sozialer Ressourcen durch positive und nachhaltig umsetzbare Bewegungserfahrungen, bewegungsbezogene Selbstwirksamkeitserfahrungen, Aufbau von Bewegungs- und Steuerungskompetenz zur Bindung an einen körperlich aktiven Lebensstil« (S. 18). Mit Bezug zu ImPuls stehen zur Klassifikation z. B. ausdauerorientierte SpA mit Monitoring in der Gruppe (A551), Muskelkräftigung in der Gruppe (A569), Sport- und Bewegungstherapie mit psychischer Zielsetzung in der Gruppe (A620) zur Verfügung. Zur Erbringung dieser therapeutischen Leistungen werden Bewegungsfachkräfte mit Zusatzqualifikation in Sport- und Bewegungstherapie für Patienten mit psychischen Erkrankungen gefordert.

ImPuls verbindet Bewegungstherapie mit seiner mehrdimensionalen Ausrichtung mit Komponenten der Gesundheitsbildung, der Anwendung von Techniken zur Förderung der Motivation und Volition und Psychoedukation, welche ein weiteres evidenzbasiertes Therapiemodul innerhalb der RTS für depressive Störungen darstellt. In der KTL werden hierfür alle qualifizierten Berufsgruppen (teilweise mit Zusatzqualifikation in Moderation und Gruppenarbeit) vorgesehen. Diese Vorgaben geben einen breiten Spielraum für eine adäquate Zusammenstellung der für ImPuls erforderlichen therapeutischen Expertise (s. Abschn. 4.3), die sowohl eine entsprechende Bewegungsfachkraft mit Zusatzqualifikationen als auch ein Tandem im interprofessionellen Team für die Umsetzung von ImPuls-Inhalten denken lassen. Letztlich bedarf es allerdings einer Adaptation der Inhalte auf die spezifischen Rahmenbedingungen zumeist vierwöchiger (stationärer) Rehabilitationsmaßnahmen bei Menschen mit psychischen Erkrankungen. Gleichwohl bietet die Manualisierung von ImPuls eine sehr gute Voraussetzung für Therapeuten, Inhalte und Materialien gezielt für die Sport- und Bewegungstherapie innerhalb von Rehabilitationsmaßnahmen zu nutzen. So zeigte sich beispielsweise in der oben bereits zitierten Bestandsaufnahme der Bewegungstherapie in Deutschland, dass vor allem das bisher manualisiert vorliegende MoVo-Lisa-Konzept (Göhner et al., 2007) in der Rehabilitationspraxis als Orientierungspunkt für die Integration spezifischer Techniken der Verhaltensänderung genutzt wurde (Geidl et al., 2018). Das hier vorliegende Manual kann somit als eine wesentliche Voraussetzung für eine Stimulation der sport- und bewegungstherapeutischen Praxis angesehen werden, welche sowohl aus Sicht von Wissenschaft als auch bewegungstherapeutischer Praxisakteure durch eine Theorie und Praxis verbindende

Idee der Bewegungsförderung charakterisiert ist. Zudem stellen sich organisatorische Fragen auf eine andere Weise als im ambulanten Versorgungskontext, vor allem wenn es um die Therapeutinnenkonstanz geht. Sie wird als ein wesentlicher Erfolgsfaktor einer gelingenden Unterstützung der Bewegungsförderung in der Rehabilitation angesehen, ist aber sicherlich eher die Ausnahme als der Regelfall für ein gruppenbasiertes Bewegungsprogramm (Geidl et al., 2018).

Ein weiteres Anwendungsgebiet, in das Inhalte von ImPuls transferiert werden könnte, stellt die (teil)stationäre psychiatrische Versorgung von Menschen mit psychischen Erkrankungen dar. Bewegungstherapie hat sich auch in diesem Bereich vielerorts als ein Bestandteil multimodaler Therapieprogramme etabliert. Gerade mit Blick auf eine gezielte, manualbasierte Förderung von Motivation und Volition und den Aufbau von Kompetenzen für den Transfer regelmäßiger, selbstgesteuerter SpA in den (poststationären) Alltag werden bei ImPuls vielfältige Anregungen in detailliert aufbereiteter Form zur Verfügung gestellt.

6.2 ImPuls im Lichte ambulanter Psychotherapie

Nach aktuellem Verständnis und Rechtslage ist SpA keine psychotherapeutische Leistung, die im GKV-System von Psychotherapeuten erbracht werden kann. Auch haben Psychotherapeuten nicht ausreichend berufsrechtliche Voraussetzungen, SpA anzuwenden (sportwissenschaftliche, sportmedizinische Wissen und Erfahrung). Trotz allem können Psychotherapeuten im privaten Versorgungskontext SpA durchaus einsetzen, wenn Patienten hierfür Privatrechnungen gestellt werden. Hierfür wird jedoch eine Übungsleiter-Lizenz (D- oder C-Lizenz Gesundheitssport) empfohlen. Auch sollten haftpflichtrechtliche Themen mit der jeweiligen Haftpflichtversicherung bedacht werden.

Im ambulanten Kontext (GKV-System) können Psychotherapeuten ImPuls anwenden, indem die Inhalte beispielsweise als umfassende Psychoedukation über die Wirksamkeit von SpA verstanden werden. Auch können Patienten relevante Arbeitsblätter und Materialien bereitgestellt und insbesondere die therapeutischen Interventionen zur Steigerung der Motivation und Volition angewandt werden. Diese Elemente stellen explizite Techniken der Verhaltensmodifikation dar und sind in verhaltenstherapeutischen Settings durchaus auch im GKV-System abrechnungsfähig.

6.3 Fazit

Bei Erfüllung (inter)nationaler Bewegungsempfehlungen (150 Minuten moderat- oder 75 Minuten hochintensive ausdauerorientierte Sportaktivitäten) kann Depressionen, Angststörungen, Insomnien, Schizophrenie und ADHS erfolgreich präventiv vorgebeugt werden. Diese Krankheiten können zudem effektiv durch SpA kurativ behandelt werden. Bei aktueller Studienlage zeigen sich Effekte insbesondere im moderaten bis hohen Intensitätsbereich, durchgeführt durchschnittlich zwei- bis dreimal wöchentlich über einen Zeitraum von ca. zehn Wochen. Elementar ist die Schulung volitionaler und motivationaler Prozesse und eine Integration von SpA in den Lebensalltag von Patientinnen mit psychischen Erkrankungen. Das hier vorliegende ImPuls-Manual integriert all diese Erkenntnisse und kann durch eine positive Evaluation als evidenzbasiert angesehen werden. ImPuls kann im ambulanten, teil(stationären) und rehabilitativen Settings u.a. von qualifizierten Sport- und Bewegungstherapeuten oder multiprofessionellen Teams aus Ärzten und / oder Psychotherapeuten im Rahmen einer umfassenden multidimensionalen Sport- und Bewegungstherapie angewandt werden.

Literatur

ACSM. (2018). Updated Physical Activity Guidelines. Retrieved from https://www.acsm.org/acsm-positions-policy/physical-activity-guidelines-for-americans

Ainsworth, B. E., Haskell, W. L., Herrmann, S. D., Meckes, N., Bassett, D. R., Jr., Tudor-Locke, C., . . . Leon, A. S. (2011). 2011 Compendium of Physical Activities: A second update of codes and MET values. Med Sci Sports Exerc, 43(8), 1575-1581. doi:10.1249/MSS.0b013e31821ece12

Ajzen, I. (1991). The theory of planned behavior. Organizational Behavior and Human Decision Processes, 50(2), 179-211. doi: https://doi.org/10.1016/0749-5978(91)90020-T

Allen, M. S., Walter, E. E. & Swann, C. (2019). Sedentary behaviour and risk of anxiety: A systematic review and meta-analysis. J Affect Disord, 242, 5-13. doi:10.1016/j.jad.2018.08.081

Alloy, L. B., Abramson, L. Y., Metalsky, G. I. & Hartlage, S. (1988). The hopelessness theory of depression: Attributional aspects. Br J Clin Psychol, 27 (Pt 1), 5-21.

American College of Sports Medicine (2017). ACSM's Guidelines for Exercise Testing and Prescription. Alphen aan den Rijn: Wolters Kluwer.

American Psychiatric Association. (2000). Diagnostic and Statistical Manual of Mental Disorders, Fourth Edition, Text Revision (DSM-IV-TR). Washington, D. C., USA.

Anderson, C. M., Polcari, A., Lowen, S. B., Renshaw, P. F. & Teicher, M. H. (2002). Effects of methylphenidate on functional magnetic resonance relaxometry of the cerebellar vermis in boys with ADHD. Am J Psychiatry, 159(8), 1322-1328. doi:10.1176/appi.ajp.159.8.1322

Anokye, N. K., Trueman, P., Green, C., Pavey, T. G. & Taylor, R. S. (2012). Physical activity and health related quality of life. BMC Public Health, 12, 624. doi:10.1186/1471-2458-12-624

Antony, M. M., Ledley, D. R., Liss, A. & Swinson, R. P. (2006). Responses to symptom induction exercises in panic disorder. Behav Res Ther, 44(1), 85-98. doi:10.1016/j.brat.2004.12.005

Antrop, I., Roeyers, H., Van Oost, P. & Buysse, A. (2000). Stimulation seeking and hyperactivity in children with ADHD. Attention Deficit Hyperactivity Disorder. J Child Psychol Psychiatry, 41(2), 225-231. Retrieved from https://onlinelibrary.wiley.com/doi/pdf/10.1111/1469-7610.00603

Ashdown-Franks, G., Firth, J., Carney, R., Carvalho, A. F., Hallgren, M., Koyanagi, A., . . . Stubbs, B. (2019). Exercise as Medicine for Mental and Substance Use Disorders: A meta-review of the Benefits for Neuropsychiatric and Cognitive Outcomes. Sports Med. doi:10.1007/s40279-019-01187-6

Ashdown-Franks, G., Williams, J., Vancampfort, D., Firth, J., Schuch, F., Hubbard, K., . . . Stubbs, B. (2018). Is it possible for people with severe mental illness to sit less and move more? A systematic review of interventions to increase physical activity or reduce sedentary behaviour. Schizophr Res, 202, 3-16. doi:10.1016/j.schres.2018.06.058Asmundson, G. J., Fetzner, M. G., Deboer, L. B., Powers, M. B., Otto, M. W., & Smits, J. A. (2013). Let's get physical: a contemporary review of the anxiolytic effects of exercise for anxiety and its disorders. Depress Anxiety, 30(4), 362-373. doi:10.1002/da.22043

Aylett, E., Small, N. & Bower, P. (2018). Exercise in the treatment of clinical anxiety in general practice – a systematic review and meta-analysis. BMC Health Serv Res, 18(1), 559. doi:10.1186/s12913-018-3313-5

Bandelow, B., Wiltink, J., Alpers, G. W., Benecke, C., Deckert, J., Eckhardt-Henn, A., . . . M. E., B. (2014a). Deutsche S3-Leitlinie Behandlung von Angststörungen. Retrieved from www.awmf.org/leitlinien.html

Bandelow, B., Wiltink, J., Alpers, G. W., Benecke, C., Deckert, J., Eckhardt-Henn, A., . . . M. E., B. (2014b). Deutsche S3-Leitlinie Behandlung von Angststörungen. Retrieved from www.awmf.org/leitlinien.html

Bandura, A. (1997). Self-efficacy: The exercise of control. New York, NY, US: W H Freeman/ Times Books/Henry Holt & Co.

Bandura, A. (2004). Health promotion by social cognitive means. Health Educ Behav, 31(2), 143-164. doi:10.1177/1090198104263660

Banno, M., Harada, Y., Taniguchi, M., Tobita, R., Tsujimoto, H., Tsujimoto, Y., . . . Noda, A. (2018). Exercise can improve sleep quality: A systematic review and meta-analysis. PeerJ, 6, e5172. doi:10.7717/peerj.5172

Benzing, V. & Schmidt, M. (2019). The effect of exergaming on executive functions in children with ADHD. A randomized clinical trial. Scand J Med Sci Sports. doi:10.1111/sms.13446

Arbeitsgruppe Bewegungstherapie (2009). Ziele und Aufgaben der Arbeitsgruppe »Bewegungstherapie« in der Deutschen Gesellschaft für Rehabilitationswissenschaften (DGRW). [Objectives and Tasks of the «Exercise Therapy« Commission of the German Society of Rehabilitation Science, DGRW]. Rehabilitation, 48(04), 252-255. doi:10.1055/ s-0029-1234051

Blumenthal, J. A., Babyak, M. A., Doraiswamy, P. M., Watkins, L., Hoffman, B. M., Barbour, K. A., . . . Sherwood, A. (2007). Exercise and pharmacotherapy in the treatment of major depressive disorder. Psychosom Med, 69(7), 587-596. doi:10.1097/PSY.0b013e318148c19a

Blumenthal, J. A., Babyak, M. A., Moore, K. A., Craighead, W. E., Herman, S., Khatri, P., . . . Krishnan, K. R. (1999). Effects of exercise training on older patients with major depression. Arch Intern Med, 159(19), 2349-2356. Retrieved from https://jamanetwork.com/ journals/jamainternalmedicine/articlepdf/ 485159/ioi81361.pdf

Borg, G. (2004). Anstrengungsempfinden und körperliche Aktivität. Dtsch Arztebl International, 101(15), 1016. Retrieved from https://www.aerzteblatt.de/int/article.asp?id=41326

Bös, K. H. & Brehm, W. H. (2006). Handbuch Gesundheitssport. Schorndorf: Hofmann-Verlag.

Breslau, N., Roth, T., Rosenthal, L. & Andreski, P. (1996). Sleep disturbance and psychiatric disorders: A longitudinal epidemiological study of young Adults. Biological Psychiatry, 39(6), 411-418. doi:https://doi.org/ 10.1016/0006-3223(95)00188-3

Brooks, A., Bandelow, B., Pekrun, G., George, A., Meyer, T., Bartmann, U., . . . Ruther, E. (1998). Comparison of aerobic exercise, clomipramine, and placebo in the treatment of panic disorder. Am J Psychiatry, 155(5), 603-609. doi:10.1176/ajp.155.5.603

Buckley, P. F., Miller, B. J., Lehrer, D. S. & Castle, D. J. (2009). Psychiatric comorbidities and schizophrenia. Schizophr Bull, 35(2), 383-402. doi:10.1093/schbul/sbn135

Bund, D. R. (2017). Retrieved from https://deutsche-rentenversicherung.de/ DRV/DE/Experten/Infos-fuer-Reha-Einrichtungen/Klassifikationen-und-Dokumentationshilfen/ktl.html

Bundespsychotherapeutenkammer (2018). Ein Jahr nach der Reform der Psychotherapie-Richtlinie. Retrieved from Berlin: https://bit.ly/2JHiS2P

Bundeszentrale für gesundheitliche Aufklärung (2019). Menschen in Bewegung bringen, Strukturen schaffen, Bewegung fördern, lebenslang bewegen. Retrieved from https://www.bzga.de/infomaterialien/fachpublikationen/fachpublikationen/menschen-in-bewegung-bringen/

Buysse, D. J., Reynolds, C. F., Monk, T. H., Berman, S. R. & Kupfer, D. J. (1989). The Pittsburgh Sleep Quality Index: a new instrument for psychiatric practice and research. Psychiatry Res, 28(2), 193-213. Retrieved from https://www.ncbi.nlm.nih.gov/pubmed/2748771

https://www.sciencedirect.com/science/article/ pii/0165178189900474?via%3Dihub

Carpiniello, B., Primavera, D., Pilu, A., Vaccargiu, N. & Pinna, F. (2013). Physical activity and mental disorders: A case-control study on attitudes, preferences and perceived barriers in Italy. J Ment Health, 22(6), 492-500. doi:10.3109/09638237.2013.815330

Carraro, N. & Gaudreau, P. (2013). Spontaneous and experimentally induced action planning and coping planning for physical activity: A meta-analysis. Psychology of Sport and Exercise, 14(2), 228-248. doi:https://doi.org/10.1016/j.psychsport.2012.10.004

Caspersen, C. J., Powell, K. E. & Christenson, G. M. (1985). Physical activity, exercise, and physical fitness: definitions and distinctions for health-related research. Public Health Rep, 100(2), 126-131. Retrieved from https://www.ncbi.nlm.nih.gov/pubmed/3920711

Cerrillo-Urbina, A. J., Garcia-Hermoso, A., Sanchez-Lopez, M., Pardo-Guijarro, M. J., Santos Gomez, J. L. & Martinez-Vizcaino, V. (2015). The effects of physical exercise in children with attention deficit hyperactivity disorder: A systematic review and meta-analysis of randomized control trials. Child Care Health Dev, 41(6), 779-788. doi:10.1111/cch.12255

Chen, M.-D., I, J.-H., Pellegrini, C. A., Tang, T.-C. & Kuo, C.-C. (2017). A qualitative exploration of facilitators and barriers to physical activity participation in people with severe mental illness in Taiwan. Mental Health and Physical Activity, 13, 100-107. doi:10.1016/j.mhpa.2017.09.004

Choi, J., Lee, M., Lee, J. K., Kang, D. & Choi, J. Y. (2017). Correlates associated with participation in physical activity among adults: A systematic review of reviews and update. BMC Public Health, 17(1), 356. doi:10.1186/s12889-017-4255-2

Cipriani, A., Furukawa, T. A., Salanti, G., Chaimani, A., Atkinson, L. Z., Ogawa, Y., . . . Geddes, J. R. (2018). Comparative efficacy and acceptability of 21 antidepressant drugs for the acute treatment of adults with major depressive disorder: A systematic review and network meta-analysis. The Lancet, 391(10128), 1357-1366. doi:10.1016/S0140-6736(17)32802-7

Collimore, K. C. & Asmundson, G. J. G. (2014). Fearful responding to interoceptive exposure in social anxiety disorder. Journal of Anxiety Disorders, 28(2), 195-202. doi:https://doi.org/10.1016/j.janxdis.2013.10.003

Conn, V. S., Hafdahl, A. R., Brown, S. A. & Brown, L. M. (2008). Meta-analysis of patient education interventions to increase physical activity among chronically ill adults. Patient Educ Couns, 70(2), 157-172. doi:10.1016/j.pec.2007.10.004

Cornelius, C., Fedewa, A. L. & Ahn, S. (2017). The Effect of Physical Activity on Children With ADHD: A Quantitative Review of the Literature. J Appl Sch Psychol, 33(2), 136-170. doi:10.1080/15377903.2016.1265622

Cuijpers, P., Karyotaki, E., Reijnders, M. & Ebert, D. D. (2019). Was Eysenck right after all? A reassessment of the effects of psychotherapy for adult depression. Epidemiol Psychiatr Sci, 28(1), 21-30. doi:10.1017 /s2045796018000057

Cusack, K., Jonas, D. E., Forneris, C. A., Wines, C., Sonis, J., Middleton, J. C. et al. (2016). Psychological treatments for adults with posttraumatic stress disorder: A systematic review and meta-analysis. Clinical psychology review. 128-141. doi: 10.1016/j.cpr.2015.10.003.

Dauwan, M., Begemann, M. J., Heringa, S. M. & Sommer, I. E. (2016). Exercise Improves Clinical Symptoms, Quality of Life, Global Functioning, and Depression in Schizophrenia: A Systematic Review and Meta-analysis. Schizophr Bull, 42(3), 588-599. doi:10.1093/schbul/sbv164

De Greeff, J. W., Bosker, R. J., Oosterlaan, J., Visscher, C. & Hartman, E. (2018). Effects of physical activity on executive functions, attention and academic performance in preadolescent children: A meta-analysis. J Sci Med Sport, 21(5), 501-507. doi:10.1016/j.jsams.2017.09.595

De Hert, M., Detraux, J. & Vancampfort, D. (2018). The intriguing relationship between coronary heart disease and mental disorders. Dialogues Clin Neurosci, 20(1), 31-40. Retrieved from https://www.ncbi.nlm.nih.gov/pmc/articles/PMC6016051/pdf/DialoguesClinNeurosci-20-31.pdf

Deci, E. & Ryan, R. (1990). A Motivational Approach to Self: Integration in Personality (Vol. 38).

Deutsche Rentenversicherung Bund (2016). Retrieved from https://www.deutsche-rentenversicherung.de/DRV/DE/Experten/Infos-fuer-Reha-Einrichtungen/Grundlagen-und-Anforderungen/Reha-Qualitaetssicherung/rts.html?https=1

DGPPN. (2018). Ein Jahr nach der Reform der Psychotherapie-Richtlinie. Retrieved from https://bit.ly/2CnUjWC

DGPPN. (2019). S3-Leitlinie Schizophrenie. Kurzfassung. 1. Retrieved from https://www.awmf.org/leitlinien/detail/ll/038-009.html

DGPPN, BÄK, KBV, AWMF, AkdÄ, BPtK, ... DGRW (Hrsg) für die Leitliniengruppe Unipolare Depression (2015). S3-Leitlinie/Nationale Versorgungs Leitlinie Unipolare Depression – Langfassung, 1. Auflage. Version 5. 2009, zuletzt verändert: Juni 2015. Retrieved from www.depression.versorgungsleitlinien.de

DGPPN, Deutsche Gesellschaft für Kinder- und Jugendpsychiatrie, P. u. P. D. & Deutsche Gesellschaft für Sozialpädiatrie und Jugendmedizin e. V. (DGSPJ) (2018). S3-Leitlinie ADHS bei Kindern, Jugendlichen und Erwachsenen. Retrieved from https://www.awmf.org/uploads/tx_szleitlinien/028-045l_S3_ADHS_2018-06.pdf

Dopfner, M., Breuer, D., Wille, N., Erhart, M. & Ravens-Sieberer, U. (2008). How often do children meet ICD-10/DSM-IV criteria of attention deficit-/hyperactivity disorder and hyperkinetic disorder? Parent-based prevalence rates in a national sample – results of the BELLA study. Eur Child Adolesc Psychiatry, 17 Suppl 1, 59-70. doi:10.1007/s00787-008-1007-y

Doran, G. T. (1981). There's a S. M.A. R.T. way to write managements's goals and objectives. Management Review, 70, 35-36.

Driver, H. S. & Taylor, S. R. (2000). Exercise and sleep. Sleep Med Rev, 4(4), 387-402. doi:10.1053/smrv.2000.0110

Druss, B. G., Zhao, L., von Esenwein, S. A., Bona, J. R., Fricks, L., Jenkins-Tucker, S., ... Lorig, K. (2010). The Health and Recovery Peer (HARP) Program: A peer-led intervention to improve medical self-management for persons with serious mental illness. Schizophrenia Research, 118(1), 264-270. https://doi.org/10.1016/j.schres.2010.01.026

Eisenhut, A. & Zintl, F. (2013). Ausdauertraining Grundlagen, Methoden, Trainingssteuerung (8. Aufl.). München: blv.

Ekeland, E., Heian, F. & Hagen, K. B. (2005). Can exercise improve self esteem in children and young people? A systematic review of randomised controlled trials. British journal of sports medicine, 39(11), 792-798. doi:10.1136/bjsm.2004.017707

Ekkekakis, P. (2003). Pleasure and displeasure from the body: Perspectives from exercise. Cogn Emot, 17(2), 213-239. doi:10.1080/02699930302292

Esquivel, G., Diaz-Galvis, J., Schruers, K., Berlanga, C., Lara-Munoz, C. & Griez, E. (2008). Acute exercise reduces the effects of a 35% CO2 challenge in patients with panic disorder. J Affect Disord, 107(1-3), 217-220. doi:10.1016/j.jad.2007.07.022

Fetzner, M. G. & Asmundson, G. J. (2015). Aerobic Exercise Reduces Symptoms of Posttraumatic Stress Disorder: A Randomized Controlled Trial. Cogn Behav Ther, 44(4), 301-313. doi:10.1080/16506073.2014.916745

Firth, J., Carney, R., French, P., Elliott, R., Cotter, J. & Yung, A. R. (2018). Long-term maintenance and effects of exercise in early psychosis. Early Interv Psychiatry, 12(4), 578-585. doi:10.1111/eip.12365

Firth, J., Carney, R., Jerome, L., Elliott, R., French, P. & Yung, A. R. (2016). The effects and determinants of exercise participation in first-episode psychosis: a qualitative study. BMC Psychiatry, 16, 36. doi:10.1186/s12888-016-0751-7

Firth, J., Rosenbaum, S., Stubbs, B., Gorczynski, P., Yung, A. R. & Vancampfort, D. (2016). Motivating factors and barriers towards exercise in severe mental illness: A systematic review and meta-analysis. Psychol Med, 46(14), 2869-2881. doi:10.1017/S0033291716001732

Firth, J., Stubbs, B., Rosenbaum, S., Vancampfort, D., Malchow, B., Schuch, F., ... Yung, A. R. (2017). Aerobic Exercise Improves

Cognitive Functioning in People With Schizophrenia: A Systematic Review and Meta-Analysis. Schizophr Bull, 43(3), 546-556. doi:10.1093/schbul/sbw115

Fiuza-Luces, C., Garatachea, N., Berger, N. & Lucia, A. (2013). Exercise is the real polypill. Physiology, 28(5), 330-358. doi:10.1152/physiol.00019.2013

Flatten, G., Gast, U., Hofmann, A., Knaevelsrud, C., Lampe, A., Liebermann, P., ... Wöller, W. (2011a). S3-Leitlinie Posttraumatische Belastungsstörung. Trauma & Gewalt, 3, 202-210.

Flatten, G., Gast, U., Hofmann, A., Knaevelsrud, C., Lampe, A., Liebermann, P., ... Wöller, W. (2011b). S3-Leitlinie PosttraumatischeBelastungsstörung. Trauma & Gewalt, 3, 202-210.

Flett, G. L., Besser, A., Davis, A. R. & Hewitt, P. L. (2003). Dimensions of Perfectionism, Unconditional Self-Acceptance, and Depression. Journal of Rational-Emotive and Cognitive-Behavior Therapy, 21, 119-138. doi:10.1023/A:1025051431957

Fortier-Brochu, E. & Morin, C. M. (2014). Cognitive impairment in individuals with insomnia: clinical significance and correlates. Sleep, 37(11), 1787-1798. doi:10.5665/sleep.4172

Franke, G. (2013). Die Symptom-Checkliste SCL-90® (Vol. 41). Göttingen: Hogrefe.

Fraser, S. J., Chapman, J. J., Brown, W. J., Whiteford, H. A. & Burton, N. W. (2015). Physical activity attitudes and preferences among inpatient adults with mental illness. Int J Ment Health Nurs, 24(5), 413-420. doi:10.1111/inm.12158

Fuchs, R., Göhner, W., Seelig, H., Fleitz, A., Mahler, C. & Schittich, I. (2010). Lebensstil-integrierte sportliche Aktivität: Ergebnisse der MoVo-LISA Interventionsstudie.

Fuchs, R., Klaperski, S., Gerber, M. & Seelig, H. (2015). Messung der bewegungs-und sportaktivität mit dem BSA-Fragebogen: eine methodische Zwischenbilanz. Z Gesundheitspsychol, 23(2), 60-76.

Garber, C. E., Blissmer, B., Deschenes, M. R., Franklin, B. A., Lamonte, M. J., Lee, I.-M., ... Swain, D. P. (2011). Quantity and Quality of Exercise for Developing and Maintaining Cardiorespiratory, Musculoskeletal, and Neuromotor Fitness in Apparently Healthy Adults: Guidance for Prescribing Exercise. Med Sci Sports Exerc, 43(7), 1334-1359. doi:10.1249/MSS.0b013e318213fefb

Garcia-Gomez, A., Rodriguez-Jimenez, M., Guerrero-Barona, E., Rubio-Jimenez, J. C., Garcia-Pena, I. & Moreno-Manso, J. M. (2016). Benefits of an experimental program of equestrian therapy for children with ADHD. Research in Developmental Disabilities, 59, 176-185. doi:10.1016/j.ridd.2016.09.003

Gaudlitz, K., Plag, J., Dimeo, F. & Strohle, A. (2015). Aerobic exercise training facilitates the effectiveness of cognitive behavioral therapy in panic disorder. Depress Anxiety, 32(3), 221-228. doi:10.1002/da.22337

GBD (2018). Global, regional, and national incidence, prevalence, and years lived with disability for 354 diseases and injuries for 195 countries and territories, 1990-2017: a systematic analysis for the Global Burden of Disease Study 2017. Lancet, 392(10159), 1789-1858. doi:10.1016/S0140-6736(18)32279-7

Geidl, W., Fangmann, C., Deprins, J., Pfeifer, K. & Sudeck, G. (2018). Inhalte und Methoden der Bewegungsförderung in der Bewegungstherapie: Die Sichtweisen bewegungstherapeutischer Akteure in der medizinischen Rehabilitation. [Promoting physical activity in exercise therapy: Therapists' perspectives on related contents and methods in medical rehabilitation]. B & G, 34(04), 162-167. doi:10.1055/a-0641-8239

Geidl, W., Hofmann, J., Göhner, W., Sudeck, G. & Pfeifer, K. (2012). Behaviour-orientated exercise therapy–initiating and maintaining a physically active lifestyle. Rehabilitation (Stuttg), 51(4), 259-268. doi:10.1055/s-0031-1280803

Geidl, W., Semrau, J. & Pfeifer, K. (2014a). Health behaviour change theories: contributions to an ICF-based behavioural exercise therapy for individuals with chronic diseases. Disabil Rehabil, 36(24), 2091-2100. doi:10.3109/09638288.2014.891056

Geidl, W., Semrau, J. & Pfeifer, K. (2014b). Health behaviour change theories: Contributions to an ICF-based behavioural exercise therapy for individuals with chronic diseases. Disability and Rehabilitation, 36(24), 2091-2100. doi:10.3109/09638288.2014.891056

Gelade, K., Janssen, T.W. P., Bink, M., Twisk, J.W. R., van Mourik, R., Maras, A. & Oosterlaan, J. (2018). A 6-month follow-up of an RCT on behavioral and neurocognitive effects of neurofeedback in children with ADHD. Eur Child Adolesc Psychiatry, 27(5), 581-593. doi:10.1007/s00787-017-1072-1

Gelade, K., Janssen, T.W. P., Bink, M., Van Mourik, R., Maras, A. & Oosterlaan, J. (2016). Behavioral effects of neurofeedback compared to stimulants and physical activity in attention-deficit/hyperactivity disorder: A randomized controlled trial. Journal of clinical psychiatry, 77(10), e1270-e1277. doi:10.4088/JCP.15m10149

Gillison, F.B., Skevington, S. M., Sato, A., Standage, M. & Evangelidou, S. (2009). The effects of exercise interventions on quality of life in clinical and healthy populations: A meta-analysis. Soc Sci Med, 68(9), 1700-1710. doi:10.1016/j.socscimed.2009.02.028

Ginzburg, K., Ein-Dor, T. & Solomon, Z. (2010). Comorbidity of posttraumatic stress disorder, anxiety and depression: A 20-year longitudinal study of war veterans. J Affect Disord, 123(1-3), 249-257. doi:10.1016/j.jad.2009.08.006

Glowacki, K., Duncan, M.J., Gainforth, H. & Faulkner, G. (2017). Barriers and facilitators to physical activity and exercise among adults with depression: A scoping review. Mental Health and Physical Activity, 13, 108-119. doi:10.1016/j.mhpa.2017.10.001

Göhner, W., Dietsche, C. & Fuchs, R. (2015). Increasing physical activity in patients with mental illness: A randomized controlled trial. Patient Educ Couns, 98(11), 1385-1392. doi:10.1016/j.pec.2015.06.006

Göhner, W., Fuchs, R. & Mahler, C. (2007). Änderung des Gesundheitsverhaltens MoVo-Gruppenprogramme für körperliche Aktivität und gesunde Ernährung H1 – Sportwissenschaft, Institut für H2 – R 351. Göttingen, Bern, Wien: Hogrefe.

Goldberg, R.W., Reeves, G., Tapscott, S., Medoff, D., Dickerson, F., Goldberg, A.P., . . . Dixon, L.B. (2013). "MOVE!" Outcomes of a weight loss program modified for veterans with serious mental illness. Psychiatr Serv, 64(8), 737-744. doi:10.1176/appi.ps.201200314

Goldstein, L.A., Mehling, W.E., Metzler, T.J., Cohen, B.E., Barnes, D.E., Choucroun, G.J. et al. (2018). Veterans Group Exercise: A randomized pilot trial of an Integrative Exercise program for veterans with posttraumatic stress. Journal of affective disorders, 227, 345-352. doi: 10.1016/j.jad.2017.11.002. PubMed PMID: 29145076.

Gollwitzer, P.M. (1993). Goal Achievement: The Role of Intentions. European review of social psychology, 4, 141–185. doi:10.1080/14792779343000059

Gollwitzer, P.M. (1999). Implementation Intentions: Strong effects of simple plans. American psychologist, Vol. 54.

Gollwitzer, P.M. & Malzacher, J. (1995). Absichten und Vorsätze. In J. Kuhl & H. Heckhausen (Hrsg.), Enzyklopädie der Psychologie. Teilband C/IV/4: Motivation, Volition und Handlung (S. 427-468). Göttingen: Hogrefe.

Gollwitzer, P.M. & Sheeran, P. (2006). Implementation Intentions and Goal Achievement: A Meta-analysis of Effects and Processes. In Advances in Experimental Social Psychology (Vol. 38, pp. 69-119): Academic Press.

Gollwitzer, P.M., Wieber, F., Myers, A., & McCrea, S. (2010). How to Maximize Implementation Intention Effects. In Then A Miracle Occurs: Focusing on Behavior in Social Psychological Theory and Research (pp. 137-161).Oxford University Press.

Goodwin, R.D. (2003). Association between physical activity and mental disorders among adults in the United States. Prev Med, 36(6), 698-703.

Gourlan, M., Bernard, P., Bortolon, C., Romain, A.J., Lareyre, O., Carayol, M., . . . Boiché, J. (2016). Efficacy of theory-based interventions to promote physical activity. A meta-analysis of randomised controlled trials. Health Psychology Review, 10(1), 50-66. doi:10.1080/17437199.2014.981777

Greenwood, B.N., Foley, T.E., Le, T.V., Strong, P.V., Loughridge, A.B., Day, H.E. W. &

Fleshner, M. (2011). Long-term voluntary wheel running is rewarding and produces plasticity in the mesolimbic reward pathway. Behav Brain Res, 217(2), 354-362. doi:10.1016/j.bbr.2010.11.005

Gupta, S. K. (2011). Intention-to-treat concept: A review. Perspect Clin Res, 2(3), 109-112. doi:10.4103/2229-3485.83221

Hall, M., Thayer, J. F., Germain, A., Moul, D., Vasko, R., Puhl, M., . . . Buysse, D. J. (2007). Psychological stress is associated with heightened physiological arousal during NREM sleep in primary insomnia. Behav Sleep Med, 5(3), 178-193. doi:10.1080/15402000701263221

Hamer, M., Coombs, N. & Stamatakis, E. (2014). Associations between objectively assessed and self-reported sedentary time with mental health in adults: An analysis of data from the Health Survey for England. Bmj Open, 4(3). doi:10.1136/bmjopen-2013-004580

Hartescu, I., Morgan, K. & Stevinson, C. D. (2015). Increased physical activity improves sleep and mood outcomes in inactive people with insomnia: a randomized controlled trial. J Sleep Res, 24(5), 526-534. doi:10.1111/jsr.12297

Harvey, S. B., Overland, S., Hatch, S. L., Wessely, S., Mykletun, A. & Hotopf, M. (2018). Exercise and the Prevention of Depression: Results of the HUNT Cohort Study. Am J Psychiatry, 175(1), 28-36. doi:10.1176/appi.ajp.2017.16111223

Hautzinger, M. (2010). Akute Depression. Göttingen: Hogrefe.

Hedges, L. V. (1981). Distribution Theory for Glass's Estimator of Effect Size and Related Estimators. Journal of Educational Statistics, 6(2), 107-128. doi:10.2307/1164588

Hewitt, P. L. & Flett, G. L. (1991). Dimensions of perfectionism in unipolar depression. J Abnorm Psychol, 100(1), 98-101.

Hippisley-Cox, J., Parker, C., Coupland, C. & Vinogradova, Y. (2007). Inequalities in the primary care of patients with coronary heart disease and serious mental health problems: A cross-sectional study. Heart, 93(10), 1256-1262. doi:10.1136/hrt.2006.110171

Hoare, E., Milton, K., Foster, C. & Allender, S. (2016). The associations between sedentary behaviour and mental health among adolescents: a systematic review. International Journal of Behavioral Nutrition and Physical Activity, 13. doi:ARTN 10810.1186/s12966-016-0432-4

Hoerger, M. L. & Mace, F. C. (2006). A computerized test of self-control predicts classroom behavior. J Appl Behav Anal, 39(2), 147-159. Retrieved from https://www.ncbi.nlm.nih.gov/pmc/articles/PMC1479783/pdf/jaba-39-02-147.pdf

Hoffman, B. M., Babyak, M. A., Craighead, W. E., Sherwood, A., Doraiswamy, P. M., Coons, M. J. & Blumenthal, J. A. (2011). Exercise and pharmacotherapy in patients with major depression: One-year follow-up of the SMILE study. Psychosom Med, 73(2), 127-133. doi:10.1097/PSY.0b013e31820433a5

Hoskins, M., Pearce, J., Bethell, A., Dankova, L., Barbui, C., Tol, W. A. et al. (2015). Pharmacotherapy for post-traumatic stress disorder: systematic review and meta-analysis. Br J Psychiatry, 206(2), 93-100. doi: 10.1192/bjp.bp.114.148551.

Hughes, C. (2013). Chapter 24 – Executive Function: Development, Individual Differences, and Clinical Insights. In J. L. R. Rubenstein & P. Rakic (Eds.), Neural Circuit Development and Function in the Brain (pp. 429-445). Oxford: Academic Press.

Jackson, A. S., Sui, X., Hébert, J. R., Church, T. S. & Blair, S. N. (2009). Role of lifestyle and aging on the longitudinal change in cardiorespiratory fitness. Arch Intern Med, 169(19), 1781-1787. doi:10.1001/archinternmed.2009.312

Jacobi, F., Hofler, M., Strehle, J., Mack, S., Gerschler, A., Scholl, L., . . . Wittchen, H. U. (2014). Mental disorders in the general population: Study on the health of adults in Germany and the additional module mental health (DEGS1-MH). Nervenarzt, 85(1), 77-87. doi:10.1007/s00115-013-3961-y

Jacobi, F., Wittchen, H. U., Holting, C., Hofler, M., Pfister, H., Muller, N. & Lieb, R. (2004). Prevalence, co-morbidity and correlates of mental disorders in the general population: results from the German Health Interview and

Examination Survey (GHS). Psychol Med, 34(4), 597-611. doi:10.1017/s0033291703001399

Jacquart, J., Dutcher, C. D., Freeman, S. Z., Stein, A. T., Dinh, M., Carl, E. & Smits, J. A. J. (2019). The effects of exercise on transdiagnostic treatment targets: A meta-analytic review. Behav Res Ther, 115, 19-37. doi:10.1016/j.brat.2018.11.007

Jauhar, S., McKenna, P. J., Radua, J., Fung, E., Salvador, R. & Laws, K. R. (2014). Cognitive-behavioural therapy for the symptoms of schizophrenia: Systematic review and meta-analysis with examination of potential bias. Br J Psychiatry, 204(1), 20-29. doi:10.1192/bjp.bp.112.116285

Jazaieri, H., Goldin, P. R., Werner, K., Ziv, M. & Gross, J. J. (2012). A randomized trial of MBSR versus aerobic exercise for social anxiety disorder. J Clin Psychol, 68(7), 715-731. doi:10.1002/jclp.21863

McDevitt, J., Miller, A. & Wilbur, J. (2006). Perceptions of Barriers and Benefits to Physical Activity Among Outpatients in Psychiatric Rehabilitation.

Kalmbach, D. A., Anderson, J. R. & Drake, C. L. (2018). The impact of stress on sleep: Pathogenic sleep reactivity as a vulnerability to insomnia and circadian disorders. J Sleep Res, 27(6), e12710. doi:10.1111/jsr.12710

Kerling, A., Tegtbur, U., Gutzlaff, E., Kuck, M., Borchert, L., Ates, Z., . . . Kahl, K. G. (2015). Effects of adjunctive exercise on physiological and psychological parameters in depression: a randomized pilot trial. J Affect Disord, 177, 1-6. doi:10.1016/j.jad.2015.01.006

Khouja, J. N., Munafo, M. R., Tilling, K., Wiles, N. J., Joinson, C., Etchells, P. J., . . . Cornish, R. P. (2019). Is screen time associated with anxiety or depression in young people? Results from a UK birth cohort. BMC Public Health, 19. doi:ARTN 8210.1186/s12889-018-6321-9

Klaperski, S., von Dawans, B., Heinrichs, M. & Fuchs, R. (2014). Effects of a 12-week endurance training program on the physiological response to psychosocial stress in men: A randomized controlled trial. J Behav Med, 37(6), 1118-1133. doi:10.1007/s10865-014-9562-9

Kline, C. E. (2014). The Bidirectional Relationship Between Exercise and Sleep: Implications for Exercise Adherence and Sleep Improvement. American Journal of Lifestyle Medicine, 8(6), 375-379. doi:10.1177/1559827614544437

Knittle, K., Nurmi, J., Crutzen, R., Hankonen, N., Beattie, M. & Dombrowski, S. U. (2018). How can interventions increase motivation for physical activity? A systematic review and meta-analysis. Health Psychol Rev, 12(3), 211-230. doi:10.1080/17437199.2018.1435299

Koestner, R., Lekes, N., Powers, T. A. & Chicoine, E. (2002). Attaining personal goals: Self-concordance plus implementation intentions equals success. Journal of Personality and Social Psychology, 83(1), 231-244. doi:10.1037/0022-3514.83.1.231

Koffel, E. A., Koffel, J. B. & Gehrman, P. R. (2015). A meta-analysis of group cognitive behavioral therapy for insomnia. Sleep Med Rev, 19, 6-16. doi:10.1016/j.smrv.2014.05.001

Kramer, L. V., Helmes, A. W., Seelig, H., Fuchs, R. & Bengel, J. (2014). Correlates of reduced exercise behaviour in depression: the role of motivational and volitional deficits. Psychol Health, 29(10), 1206-1225. doi:10.1080/08870446.2014.918978

Kredlow, M. A., Capozzoli, M. C., Hearon, B. A., Calkins, A. W. & Otto, M. W. (2015). The effects of physical activity on sleep: a meta-analytic review. J Behav Med, 38(3), 427-449. doi:10.1007/s10865-015-9617-6

Kuntsi, J., Oosterlaan, J. & Stevenson, J. (2001). Psychological Mechanisms in Hyperactivity: I Response Inhibition Deficit, Working Memory Impairment, Delay Aversion, or Something Else? Journal of Child Psychology and Psychiatry, 42(2), 199-210. doi:10.1111/1469-7610.00711

Kvam, S., Kleppe, C. L., Nordhus, I. H. & Hovland, A. (2016). Exercise as a treatment for depression: A meta-analysis. J Affect Disord, 202, 67-86. doi:10.1016/j.jad.2016.03.063

Landespsychotherapeutenkammer (2017). Berufsordnung der Landespsychotherapeutenkammer Baden-Württemberg. Retrieved from https://www.lpk-bw.de/sites/default/files/kammer/satzungen/berufsordnung-lpk-bw.pdf

Law, R.Y. & Herbert, R.D. (2007). Warm-up reduces delayed onset muscle soreness but cool-down does not: a randomised controlled trial. Aust J Physiother, 53(2), 91-95.

LeardMann, C.A., Kelton, M.L., Smith, B., Littman, A.J., Boyko, E.J., Wells, T.S., . . . Millennium Cohort Study, T. (2011). Prospectively assessed posttraumatic stress disorder and associated physical activity. Public Health Rep, 126(3), 371-383. doi:10.1177/003335491112600311

LeBouthillier, D.M. & Asmundson, G.J. (2015). A Single Bout of Aerobic Exercise Reduces Anxiety Sensitivity But Not Intolerance of Uncertainty or Distress Tolerance: A Randomized Controlled Trial. Cogn Behav Ther, 44(4), 252-263. doi:10.1080/16506073.2015.1028094

Lederman, O., Ward, P.B., Firth, J., Maloney, C., Carney, R., Vancampfort, D., . . . Rosenbaum, S. (2019). Does exercise improve sleep quality in individuals with mental illness? A systematic review and meta-analysis. J Psychiatr Res, 109, 96-106. doi:10.1016/j.jpsychires.2018.11.004

Lee, K., Noda, Y., Nakano, Y., Ogawa, S., Kinoshita, Y., Funayama, T. & Furukawa, T.A. (2006). Interoceptive hypersensitivity and interoceptive exposure in patients with panic disorder: Specificity and effectiveness. BMC Psychiatry, 6, 32. doi:10.1186/1471-244x-6-32

Legrand, F.D. & Neff, E.M. (2016). Efficacy of exercise as an adjunct treatment for clinically depressed inpatients during the initial stages of antidepressant pharmacotherapy: An open randomized controlled trial. J Affect Disord, 191, 139-144. doi:10.1016/j.jad.2015.11.047

Leucht, S., Leucht, C., Huhn, M., Chaimani, A., Mavridis, D., Helfer, B., . . . Davis, J.M. (2017). Sixty Years of Placebo-Controlled Antipsychotic Drug Trials in Acute Schizophrenia: Systematic Review, Bayesian Meta-Analysis, and Meta-Regression of Efficacy Predictors. Am J Psychiatry, 174(10), 927-942. doi:10.1176/appi.ajp.2017.16121358

Levenson, J.C., Kay, D.B. & Buysse, D.J. (2015). The pathophysiology of insomnia. Chest, 147(4), 1179-1192. doi:10.1378/chest.14-1617

Liao, Y., Shonkoff, E.T. & Dunton, G.F. (2015). The Acute Relationships Between Affect, Physical Feeling States, and Physical Activity in Daily Life: A Review of Current Evidence. Front Psychol, 6, 1975. doi:10.3389/fpsyg.2015.01975

Lingineni, R.K., Biswas, S., Ahmad, N., Jackson, B.E., Bae, S. & Singh, K.P. (2012). Factors associated with attention deficit/hyperactivity disorder among US children: results from a national survey. BMC Pediatr, 12, 50. doi:10.1186/1471-2431-12-50

Lippke, S., Ziegelmann, J. & Schwarzer, R. (2004). Behavioral intentions and action plans promote physical exercise: A longitudinal study with orthopedic rehabilitation patients. Journal of Sport & Exercise Psychology, 26, 470-483. doi:10.1123/jsep.26.3.470

Liu, Y., Xu, X., Dong, M., Jia, S. & Wei, Y. (2017). Treatment of insomnia with tricyclic antidepressants: a meta-analysis of polysomnographic randomized controlled trials. Sleep Med, 34, 126-133. doi:10.1016/j.sleep.2017.03.007

Mack, S., Jacobi, F., Gerschler, A., Strehle, J., Hofler, M., Busch, M.A., . . . Wittchen, H.U. (2014). Self-reported utilization of mental health services in the adult German population–evidence for unmet needs? Results of the DEGS1-Mental Health Module (DEGS1-MH). Int J Methods Psychiatr Res, 23(3), 289-303. doi:10.1002/mpr.1438

MacRae, P.G., Spirduso, W.W., Cartee, G.D., Farrar, R.P. & Wilcox, R.E. (1987). Endurance training effects on striatal D2 dopamine receptor binding and striatal dopamine metabolite levels. Neurosci Lett, 79(1-2), 138-144.

Mammen, G. & Faulkner, G. (2013). Physical Activity and the Prevention of Depression A Systematic Review of Prospective Studies. American Journal of Preventive Medicine, 45(5), 649-657. doi:10.1016/j.amepre.2013.08.001

Marco, R., Miranda, A., Schlotz, W., Melia, A., Mulligan, A., Muller, U., ... Sonuga-Barke, E. J. (2009). Delay and reward choice in ADHD: an experimental test of the role of delay aversion. Neuropsychology, 23(3), 367-380. doi:10.1037/a0014914

Marlatt, G. A., Baer, J. S. & Quigley, L. A. (1995). Self-efficacy and addictive behavior. In Self-efficacy in changing societies. (pp. 289-315). New York, NY, US: Cambridge University Press.

Mata, J., Thompson, R. J. & Gotlib, I. H. (2010). BDNF genotype moderates the relation between physical activity and depressive symptoms. Health Psychol, 29(2), 130-133. doi:10.1037/a0017261

McDermott, M. S., Oliver, M., Iverson, D. & Sharma, R. (2016). Effective techniques for changing physical activity and healthy eating intentions and behaviour: A systematic review and meta-analysis. Br J Health Psychol, 21(4), 827-841. doi:10.1111/bjhp.12199

McGowan, C. J., Pyne, D. B., Thompson, K. G. & Rattray, B. (2015). Warm-Up Strategies for Sport and Exercise: Mechanisms and Applications. Sports Med, 45(11), 1523-1546. doi:10.1007/s40279-015-0376-x

Meijer, A., Conradi, H. J., Bos, E. H., Thombs, B. D., van Melle, J. P. & de Jonge, P. (2011). Prognostic association of depression following myocardial infarction with mortality and cardiovascular events: A meta-analysis of 25 years of research. Gen Hosp Psychiatry, 33(3), 203-216. doi:10.1016/j.genhosp-psych.2011.02.007

Meldrum, R. C., Barnes, J. C. & Hay, C. (2015). Sleep deprivation, low self-control, and delinquency: a test of the strength model of self-control. J Youth Adolesc, 44(2), 465-477. doi:10.1007/s10964-013-0024-4

Meyer, M., Wenzel, J. & Schenkel, A. (2018). Krankheitsbedingte Fehlzeiten in der deutschen Wirtschaft im Jahr 2017. In B. Badura, A. Ducki, H. Schröder, J. Klose & M. Meyer (Hrsg.), Fehlzeiten-Report 2018: Sinn erleben – Arbeit und Gesundheit (pp. 331-536). Heidelberg: Springer.

Michie, S., Ashford, S., Sniehotta, F. F., Dombrowski, S. U., Bishop, A. & French, D. P. (2011). A refined taxonomy of behaviour change techniques to help people change their physical activity and healthy eating behaviours: The CALO-RE taxonomy. Psychology & Health, 26(11), 1479-1498. doi:10.1080/08870446.2010.540664

Michie, S., Richardson, M., Johnston, M., Abraham, C., Francis, J., Hardeman, W., ... Wood, C. E. (2013). The Behavior Change Technique Taxonomy (v1) of 93 Hierarchically Clustered Techniques: Building an International Consensus for the Reporting of Behavior Change Interventions. Annals of Behavioral Medicine, 46(1), 81-95. doi:10.1007/s12160-013-9486-6

Milne, S., Orbell, S. & Sheeran, P. (2002). Combining motivational and volitional interventions to promote exercise participation: protection motivation theory and implementation intentions. Br J Health Psychol, 7(Pt 2), 163-184. doi:10.1348/135910702169420

Mitte, K. (2005). A meta-analysis of the efficacy of psycho- and pharmacotherapy in panic disorder with and without agoraphobia. J Affect Disord, 88(1), 27-45. doi:10.1016/j.jad.2005.05.003

Moore, D. A., Russell, A. E., Matthews, J., Ford, T. J., Rogers, M., Ukoumunne, O. C., ... Gwernan-Jones, R. (2018). School-based interventions for attention-deficit/hyperactivity disorder: A systematic review with multiple synthesis methods. Rev Educ, 6(3), 209-263. doi:10.1002/rev3.3149

Moreno-Peral, P., Conejo-Ceron, S., Motrico, E., Rodriguez-Morejon, A., Fernandez, A., Garcia-Campayo, J., ... Bellon, J. A. (2014). Risk factors for the onset of panic and generalised anxiety disorders in the general adult population: A systematic review of cohort studies. J Affect Disord, 168, 337-348. doi:10.1016/j.jad.2014.06.021

Morres, I. D., Hatzigeorgiadis, A., Stathi, A., Comoutos, N., Arpin-Cribbie, C., Krommidas, C. & Theodorakis, Y. (2018). Aerobic exercise for adult patients with major depressive disorder in mental health services: A systematic review and meta-analysis. Depress Anxiety. doi:10.1002/da.22842

Motl, R. W., Konopack, J. F., McAuley, E., Elavsky, S., Jerome, G. J. & Marquez, D. X. (2005). Depressive symptoms among older adults: long-term reduction after a physical activity intervention. J Behav Med, 28(4), 385-394. doi:10.1007/s10865-005-9005-5

Netz, Y., Wu, M. J., Becker, B. J. & Tenenbaum, G. (2005). Physical activity and psychological well-being in advanced age: A meta-analysis of intervention studies. Psychol Aging, 20(2), 272-284. doi:10.1037/0882-7974.20.2.272

Northey, J. M., Cherbuin, N., Pumpa, K. L., Smee, D. J. & Rattray, B. (2018). Exercise interventions for cognitive function in adults older than 50: A systematic review with meta-analysis. Br J Sports Med, 52(3), 154. doi:10.1136/bjsports-2016-096587

Nübling, R., T, B., Jeschke, K., M, O., Sarubin, N. & Juergen, S. (2014). Versorgung psychisch kranker Erwachsener in Deutschland – Bedarf und Inanspruchnahme sowie Effektivität und Effizienz von Psychotherapie. Psychotherapeutenjournal, 13, 389-397.

OECD/EU (2018). Health at a Glance: Europe 2018: State of Health in the EU Cycle. Retrieved from https://bit.ly/2HaWeCS

Oertel-Knöchel, V. & Hänsel, F. (2016). Aktiv für die Psyche Sport und Bewegungsinterventionen bei psychisch kranken Menschen. In SpringerLink H1 – Universitätsbibliothek H2 – $n (1. Aufl. 2016 ed., pp. 287). Berlin, Heidelberg: Springer.

Oh, Y., Seo, H., Jang, B., Song, J., Lee, J., Jeong, B., ... Joung, Y. (2015). Therapeutic effect of 12 weeks equine assisted activities and therapies (EAA/T) in children with attention deficit hyperactivity disorder. European Child and Adolescent Psychiatry, 24(1 SUPPL. 1), S171-S172. doi:10.1007/s00787-015-0714-4

Ohayon, M. M., Shapiro, C. M. & Kennedy, S. H. (2000). Differentiating DSM-IV anxiety and depressive disorders in the general population: comorbidity and treatment consequences. Can J Psychiatry, 45(2), 166-172. doi:10.1177/070674370004500207

Olander, E. K., Fletcher, H., Williams, S., Atkinson, L., Turner, A. & French, D. P. (2013). What are the most effective techniques in changing obese individuals' physical activity self-efficacy and behaviour: A systematic review and meta-analysis. Int J Behav Nutr Phys Act, 10, 29. doi:10.1186/1479-5868-10-29

Orellana, G. & Slachevsky, A. (2013). Executive functioning in schizophrenia. Frontiers in psychiatry, 4, 35-35. doi:10.3389/fpsyt.2013.00035

Ormel, H. L., van der Schoot, G. G. F., Sluiter, W. J., Jalving, M., Gietema, J. A. & Walenkamp, A. M. E. (2018). Predictors of adherence to exercise interventions during and after cancer treatment: A systematic review. Psychooncology, 27(3), 713-724. doi:10.1002/pon.4612

PAGAC. (2018). 2018 Physical Activity Guidelines Advisory Committee Scientific Report. Retrieved from https://health.gov/paguidelines/second-edition/report/pdf/pag_advisory_committee_report.pdf

Pan, C. Y., Chu, C. H., Tsai, C. L., Lo, S. Y., Cheng, Y. W. & Liu, Y. J. (2016). A racket-sport intervention improves behavioral and cognitive performance in children with attention-deficit/hyperactivity disorder. Research in developmental disabilities, 57, 1-10. doi:10.1016/j.ridd.2016.06.009

Panza, G. A., Taylor, B. A., MacDonald, H. V., Johnson, B. T., Zaleski, A. L., Livingston, J., ... Pescatello, L. S. (2018). Can Exercise Improve Cognitive Symptoms of Alzheimer's Disease? J Am Geriatr Soc, 66(3), 487-495. doi:10.1111/jgs.15241

Parkkari, J., Kannus, P., Natri, A., Lapinleimu, I., Palvanen, M., Heiskanen, M., ... Jarvinen, M. (2004). Active living and injury risk. Int J Sports Med, 25(3), 209-216. doi:10.1055/s-2004-819935

Pearl, S. B. & Norton, P. J. (2017). Transdiagnostic versus diagnosis specific cognitive behavioural therapies for anxiety: A meta-analysis. Journal of Anxiety Disorders, 46, 11-24. doi:https://doi.org/10.1016/j.janxdis.2016.07.004

Pfeifer, K. & Sudeck, G. (2016). Körperliche Aktivität. In J. Bengel & O. Mittag (Hrsg.), Psychologie in der medizinischen Rehabilitation – Grundlagen der Rehabilitationspsychologie. Heidelberg: Springer.

Pfeifer, K., Sudeck, G., Brüggemann, S. & Huber, G. (2010). DGRW-Update: Bewegungstherapie in der medizinischen Rehabilitation – Wirkungen, Qualität, Perspektiven. [DGRW-

Update: Exercise Therapy in Medical Rehabilitation – Effects, Quality, Perspectives]. Rehabilitation, 49(04), 224-236. doi:10.1055/s-0030-1261909

Pfeifer, K., Sudeck, G., Geidl, W. & Tallner, A. (2013). Bewegungsforderung und Sport in der Neurologie – Kompetenzorientierung und Nachhaltigkeit. NEUROLOGIE UND REHABILITATION, 7-19.

Pigeon, W. R., Hegel, M., Unützer, J., Fan, M.-Y., Sateia, M. J., Lyness, J. M., . . . Perlis, M. L. (2008). Is Insomnia a Perpetuating Factor for Late-Life Depression in the IMPACT Cohort? Sleep, 31(4), 481-488. doi:10.1093/sleep/31.4.481

Plass, D., Vos, T., Hornberg, C., Scheidt-Nave, C., Zeeb, H. & Kramer, A. (2014). Trends in disease burden in Germany: Results, implications and limitations of the Global Burden of Disease study. Dtsch Arztebl Int, 111(38), 629-638. doi:10.3238/arztebl.2014.0629

Powers, M. B., Medina, J. L., Burns, S., Kauffman, B. Y., Monfils, M., Asmundson, G. J., . . . Smits, J. A. (2015). Exercise Augmentation of Exposure Therapy for PTSD: Rationale and Pilot Efficacy Data. Cogn Behav Ther, 44(4), 314-327. doi:10.1080/16506073.2015.1012740

Puterman, E., O'Donovan, A., Adler, N. E., Tomiyama, A. J., Kemeny, M., Wolkowitz, O. M. & Epel, E. (2011). Physical activity moderates effects of stressor-induced rumination on cortisol reactivity. Psychosom Med, 73(7), 604-611. doi:10.1097/PSY.0b013e318229e1e0

Rebar, A. L. & Taylor, A. (2017). Physical activity and mental health; it is more than just a prescription. Mental Health and Physical Activity, 13, 77-82. doi:10.1016/j.mhpa.2017.10.004

Reed, J. & Buck, S. (2009). The effect of regular aerobic exercise on positive-activated affect: A meta-analysis. Psychology of Sport and Exercise, 10(6), 581-594. doi:https://doi.org/10.1016/j.psychsport.2009.05.009

Reinhardt, K. (2019, 12.06.2019). Programm für Nationale Versorgungsleitlinien. Retrieved from https://www.leitlinien.de/nvl/

Rethorst, C. D., Moynihan, J., Lyness, J. M., Heffner, K. L. & Chapman, B. P. (2011). Moderating effects of moderate-intensity physical activity in the relationship between depressive symptoms and interleukin-6 in primary care patients. Psychosomatic medicine, 73(3), 265-269. doi:10.1097/PSY.0b013e3182108412

Rhodes, R. & Yao, C. (2015). Models Accounting for Intention-Behavior Discordance in the Physical Activity Domain: A User's Guide, Content Overview, and Review of Current Evidence. International Journal of Behavioral Nutrition and Physical Activity, 12. doi:10.1186/s12966-015-0168-6

Rhodes, R. E. (2017). Chapter Five – The Evolving Understanding of Physical Activity Behavior: A Multi-Process Action Control Approacha. In A. J. Elliot (Ed.), Advances in Motivation Science (Vol. 4, pp. 171-205): Elsevier.

Riemann, D., Baum, E., Cohrs, S., Crönlein, T., Hajak, G., Hertenstein, E., . . . Spiegelhalder, K. (2017). S3-Leitlinie Nicht erholsamer Schlaf/Schlafstörungen. Somnologie, 21(1), 2-44. doi:10.1007/s11818-016-0097-x

Rodriguez-Ayllon, M., Cadenas-Sanchez, C., Estevez-Lopez, F., Munoz, N. E., Mora-Gonzalez, J., Migueles, J. H., . . . Esteban-Cornejo, I. (2019). Role of Physical Activity and Sedentary Behavior in the Mental Health of Preschoolers, Children and Adolescents: A Systematic Review and Meta-Analysis. Sports Med. doi:10.1007/s40279-019-01099-5

Rogers, R. W. (1975). A Protection Motivation Theory of Fear Appeals and Attitude Change1. J Psychol, 91(1), 93-114. doi:10.1080/00223980.1975.9915803

Rosenbaum, S., Sherrington, C. & Tiedemann, A. (2015). Exercise augmentation compared with usual care for post-traumatic stress disorder: a randomized controlled trial. Acta Psychiatr Scand, 131(5), 350-359. doi:10.1111/acps.12371

Rosenbaum, S., Vancampfort, D., Steel, Z., Newby, J., Ward, P. B. & Stubbs, B. (2015). Physical activity in the treatment of Posttraumatic stress disorder: A systematic review and meta-analysis. Psychiatry Res, 230(2), 130-136. doi:10.1016/j.psychres.2015.10.017

Rosenstock, I. M. (1966). Why people use health services. Milbank Mem Fund Q, 44(3), Suppl:94-127.

Rosenstock, I. M. (1974). Historical Origins of the Health Belief Model. Health Education

Monographs, 2(4), 328-335. doi:10.1177/109019817400200403
Rütten, A. & Pfeifer, K. (2016). Nationale Empfehlungen für Bewegung und Bewegungsförderung. BZgA. Forschung und Praxis der Gesundheitsförderung(03), 87.
Rütten, A. & Pfeifer, K. (2017). Nationale Empfehlungen für Bewegung und Bewegungsförderung. BZgA. Forschung und Praxis der Gesundheitsförderung(03), 87.
Ryan, R. M. & Deci, E. L. (2002). An overview of self-determination theory. In E. L. Deci & R. M. Ryan (Eds.), Handbook of self-determination research (pp. 3-36). Rochester, NY: University of Rochester Press.

Scheewe, T. W., Backx, F. J., Takken, T., Jorg, F., van Strater, A. C., Kroes, A. G., . . . Cahn, W. (2013). Exercise therapy improves mental and physical health in schizophrenia: a randomised controlled trial. Acta Psychiatr Scand, 127(6), 464-473. doi:10.1111/acps.12029
Schlack, R., Hapke, U., Maske, U., Busch, M. & Cohrs, S. (2013). [Frequency and distribution of sleep problems and insomnia in the adult population in Germany: results of the German Health Interview and Examination Survey for Adults (DEGS1)]. Bundesgesundheitsbl, 56(5-6), 740-748. doi:10.1007/s00103-013-1689-2
Scholz, U., Sniehotta, F. & Schwarzer, R. (2005). Predicting Physical Exercise in Cardiac Rehabilitation: The Role of Phase-Specific Self-Efficacy Beliefs (Vol. 27).
Schuch, F., Dunn, A. L., Kanitz, A. C., Delevatti, R. S. & Fleck, M. P. (2016). Moderators of response in exercise treatment for depression: A systematic review. J Affect Disord, 195, 40-49. doi:10.1016/j.jad.2016.01.014
Schuch, F., Stubbs, B., Meyer, J., Heissel, A., Zech, P., Vancampfort, D., . . . Hiles, S. A. (2019). Physical activity protects from incident anxiety: A meta-analysis of prospective cohort studies. Depress Anxiety. doi:10.1002/da.22915
Schuch, F., Vancampfort, D., Firth, J., Rosenbaum, S., Ward, P., Reichert, T., . . . Stubbs, B. (2017). Physical activity and sedentary behavior in people with major depressive disorder: A systematic review and meta-analysis. J Affect Disord, 210, 139-150. doi:10.1016/j.jad.2016.10.050
Schuch, F., Vancampfort, D., Richards, J., Rosenbaum, S., Ward, P. B. & Stubbs, B. (2016). Exercise as a treatment for depression: A meta-analysis adjusting for publication bias. Journal of psychiatric research, 77, 42-51. Retrieved from https://www.sciencedirect.com/science/article/pii/S0022395616300383?via%3Dihub
Schüle, K. & Huber, G. (2004). Grundlagen der Sporttherapie – Prävention, ambulante und stationäre Rehabilitation. München.
Schwarzer, R. (2008). Modeling Health Behavior Change: How to Predict and Modify the Adoption and Maintenance of Health Behaviors. Applied Psychology, 57(1), 1-29. doi:10.1111/j.1464-0597.2007.00325.x
Schwarzer, R., Lippke, S. & Luszczynska, A. (2011). Mechanisms of health behavior change in persons with chronic illness or disability: the Health Action Process Approach (HAPA). Rehabil Psychol, 56(3), 161-170. doi:10.1037/a0024509
Sheeran, P. & Webb, T. (2016). The Intention-Behavior Gap. Social and Personality Psychology Compass, 10(9), 503-518.
Sheldon, K. M. & Elliot, A. J. (1999). Goal striving, need satisfaction, and longitudinal well-being: the self-concordance model. J Pers Soc Psychol, 76(3), 482-497.
Shephard, R. J. (1988). PAR-Q, Canadian Home Fitness Test and exercise screening alternatives. Sports Med, 5(3), 185-195. doi:10.2165/00007256-198805030-00005
Simon, G. E., Von Korff, M., Saunders, K., Miglioretti, D. L., Crane, P. K., van Belle, G. & Kessler, R. C. (2006). Association between obesity and psychiatric disorders in the US adult population. Arch Gen Psychiatry, 63(7), 824-830. doi:10.1001/archpsyc.63.7.824
Smits, J. A., Berry, A. C., Rosenfield, D., Powers, M. B., Behar, E. & Otto, M. W. (2008). Reducing anxiety sensitivity with exercise. Depress Anxiety, 25(8), 689-699. doi:10.1002/da.20411
Smits, J. A., Tart, C. D., Presnell, K., Rosenfield, D. & Otto, M. W. (2010). Identifying potential barriers to physical activity adherence: anxiety sensitivity and body mass as predictors of fear

during exercise. Cogn Behav Ther, 39(1), 28-36. doi:10.1080/16506070902915261

Sniehotta, F.F., Scholz, U. & Schwarzer, R. (2006). Action plans and coping plans for physical exercise: A longitudinal intervention study in cardiac rehabilitation. Br J Health Psychol, 11(Pt 1), 23-37. doi:10.1348/135910705x43804

Sonuga-Barke, E.J. (2002). Psychological heterogeneity in AD/HD–a dual pathway model of behaviour and cognition. Behav Brain Res, 130(1-2), 29-36.

Sonuga-Barke, E.J. (2003). The dual pathway model of AD/HD: an elaboration of neurodevelopmental characteristics. Neuroscience & Biobehavioral Reviews, 27(7), 593-604. doi:https://doi.org/10.1016/j.neubiorev.2003.08.005

Sormunen, E., Saarinen, M.M., Salokangas, R.K. R., Telama, R., Hutri-Kahonen, N., Tammelin, T., . . . Hietala, J. (2017). Effects of childhood and adolescence physical activity patterns on psychosis risk-a general population cohort study. Npj Schizophrenia, 3. doi:UNSP 510.1038/s41537-016-0007-z

Sothmann, M.S., Buckworth, J., Claytor, R.P., Cox, R.H., White-Welkley, J.E. & Dishman, R.K. (1996). Exercise training and the cross-stressor adaptation hypothesis. Exerc Sport Sci Rev, 24, 267-287.

Soundy, A., Stubbs, B., Probst, M., Hemmings, L. & Vancampfort, D. (2014). Barriers to and facilitators of physical activity among persons with schizophrenia: a survey of physical therapists. Psychiatric Services, 65(5), 693-696.

Sporndly-Nees, S., Asenlof, P. & Lindberg, E. (2017). High or increasing levels of physical activity protect women from future insomnia. Sleep Medicine, 32, 22-27. doi:10.1016/j.sleep.2016.03.017

Statistisches Bundesamt (2015). Krankheitskosten: Deutschland, Jahre, Krankheitsdiagnosen. Retrieved from https://bit.ly/2JmFytg

Stiglic, N. & Viner, R.M. (2019). Effects of screentime on the health and well-being of children and adolescents: a systematic review of reviews. Bmj Open, 9(1). doi:ARTN e02319110.1136/bmjopen-2018-023191

Storebo, O.J., Ramstad, E., Krogh, H.B., Nilausen, T.D., Skoog, M., Holmskov, M., . . . Gluud, C. (2015). Methylphenidate for children and adolescents with attention deficit hyperactivity disorder (ADHD). Cochrane Database Syst Rev(11), Cd009885. doi:10.1002/14651858.CD009885.pub2

Stork, M.J., Kwan, M.Y., Gibala, M.J. & Martin Ginis, K.A. (2015). Music enhances performance and perceived enjoyment of sprint interval exercise. Med Sci Sports Exerc, 47(5), 1052-1060. doi:10.1249/mss.0000000000000494

Strickland, J.C. & Smith, M.A. (2014). The anxiolytic effects of resistance exercise. Front Psychol, 5, 753. doi:10.3389/fpsyg.2014.00753

Strohle, A., Graetz, B., Scheel, M., Wittmann, A., Feller, C., Heinz, A. & Dimeo, F. (2009). The acute antipanic and anxiolytic activity of aerobic exercise in patients with panic disorder and healthy control subjects. J Psychiatr Res, 43(12), 1013-1017. doi:10.1016/j.jpsychires.2009.02.004

Stubbs, B., Vancampfort, D., Rosenbaum, S., Firth, J., Cosco, T., Veronese, N., . . . Schuch, F. (2017). An examination of the anxiolytic effects of exercise for people with anxiety and stress-related disorders: A meta-analysis. Psychiatry Res, 249, 102-108. doi:10.1016/j.psychres.2016.12.020

Suchert, V., Pedersen, A., Hanewinkel, R. & Isensee, B. (2017). Relationship between attention-deficit/hyperactivity disorder and sedentary behavior in adolescence: A cross-sectional study. Adhd-Attention Deficit and Hyperactivity Disorders, 9(4), 213-218. doi:10.1007/s12402-017-0229-6

Sudeck, G., Geidl, W., Deprins, J. & Pfeifer, K. (2019). The role of physical activity promotion in typical exercise therapy concepts: A latent class analysis based on a national survey in German rehabilitation settings. Disability and Rehabilitation, 1-11. doi:10.1080/09638288.2019.1608322

Sudeck, G. & Pfeifer, K. (2016). Physical activity-related health competence as an integrative objective in exercise therapy and health sports – conception and validation of a short questionnaire. Sportwissenschaft, 46(2), 74-87. doi:10.1007/s12662-016-0405-4

Suterwala, A. M., Rethorst, C. D., Carmody, T. J., Greer, T. L., Grannemann, B. D., Jha, M. & Trivedi, M. H. (2016). Affect Following First Exercise Session as a Predictor of Treatment Response in Depression. The Journal of clinical psychiatry, 77(8), 1036-1042. doi:10.4088/JCP.15m10104

Szuhany, K. L., Bugatti, M. & Otto, M. W. (2015). A meta-analytic review of the effects of exercise on brain-derived neurotrophic factor. J Psychiatr Res, 60, 56-64. doi:10.1016/j.jpsychires.2014.10.003

Takahashi, T., Okada, A., Hayano, J. & Tamura, T. (2002). Influence of cool-down exercise on autonomic control of heart rate during recovery from dynamic exercise. Front Med Biol Eng, 11(4), 249-259.

Tamana, S. K., Ezeugwu, V., Chikuma, J., Lefebvre, D. L., Azad, M. B., Moraes, T. J., . . . Investigators, C. S. (2019). Screen-time is associated with inattention problems in preschoolers: Results from the CHILD birth cohort study. Plos One, 14(4). doi:ARTN e021399510.1371/journal.pone.0213995

Teixeira, P. J., Carraca, E. V., Markland, D., Silva, M. N. & Ryan, R. M. (2012). Exercise, physical activity, and self-determination theory: a systematic review. Int J Behav Nutr Phys Act, 9, 78. doi:10.1186/1479-5868-9-78

Thomas, S., Reading, J. & Shephard, R. J. (1992). Revision of the Physical Activity Readiness Questionnaire (PAR-Q). Can J Sport Sci, 17(4), 338-345.

Tobe, M., Nemoto, T., Tsujino, N., Yamaguchi, T., Katagiri, N., Fujii, C. & Mizuno, M. (2016). Characteristics of motivation and their impacts on the functional outcomes in patients with schizophrenia. Compr Psychiatry, 65, 103-109. doi:10.1016/j.comppsych.2015.10.006

Trauer, J. M., Qian, M. Y., Doyle, J. S., Rajaratnam, S. M. & Cunnington, D. (2015). Cognitive Behavioral Therapy for Chronic Insomnia: A Systematic Review and Meta-analysis. Ann Intern Med, 163(3), 191-204. doi:10.7326/m14-2841

van den Berk-Clark, C., Secrest, S., Walls, J., Hallberg, E., Lustman, P. J., Schneider, F. D. & Scherrer, J. F. (2018). Association between posttraumatic stress disorder and lack of exercise, poor diet, obesity, and co-occuring smoking: A systematic review and meta-analysis. Health Psychol, 37(5), 407-416. doi:10.1037/hea0000593

Van der Oord, S., Prins, P. J., Oosterlaan, J. & Emmelkamp, P. M. (2008). Efficacy of methylphenidate, psychosocial treatments and their combination in school-aged children with ADHD: A meta-analysis. Clin Psychol Rev, 28(5), 783-800. doi:10.1016/j.cpr.2007.10.007

van der Stouwe, E. C. D., van Busschbach, J. T., de Vries, B., Cahn, W., Aleman, A. & Pijnenborg, G. H. M. (2018). Neural correlates of exercise training in individuals with schizophrenia and in healthy individuals: A systematic review. Neuroimage Clin, 19, 287-301. doi:10.1016/j.nicl.2018.04.018

Van Hooren, B. & Peake, J. M. (2018). Do We Need a Cool-Down After Exercise? A Narrative Review of the Psychophysiological Effects and the Effects on Performance, Injuries and the Long-Term Adaptive Response. Sports Med, 48(7), 1575-1595. doi:10.1007/s40279-018-0916-2

Vancampfort, D., De Hert, M., Vansteenkiste, M., De Herdt, A., Scheewe, T. W., Soundy, A., . . . Probst, M. (2013). The importance of self-determined motivation towards physical activity in patients with schizophrenia. Psychiatry Res, 210(3), 812-818. doi:10.1016/j.psychres.2013.10.004

Vancampfort, D., Firth, J., Schuch, F., Rosenbaum, S., Mugisha, J., Hallgren, M., . . . Stubbs, B. (2017). Sedentary behavior and physical activity levels in people with schizophrenia, bipolar disorder and major depressive disorder: A global systematic review and meta-analysis. World Psychiatry, 16(3), 308-315. doi:10.1002/wps.20458

Vancampfort, D., Richards, J., Stubbs, B., Akello, G., Gbiri, C. A., Ward, P. B. & Rosenbaum, S. (2016). Physical Activity in People With Posttraumatic Stress Disorder: A Systematic Review of Correlates. J Phys Act Health, 13(8), 910-918. doi:10.1123/jpah.2015-0436

Walker, E.R., McGee, R.E. & Druss, B.G. (2015). Mortality in mental disorders and global disease burden implications: a systematic review and meta-analysis. JAMA Psychiatry, 72(4), 334-341. doi:10.1001/jamapsychiatry.2014.2502

Warburton, D.E., Gledhill, N., Jamnik, V.K., Bredin, S. S., McKenzie, D.C., Stone, J., . . . Shephard, R.J. (2011). Evidence-based risk assessment and recommendations for physical activity clearance: Consensus Document 2011. Appl Physiol Nutr Metab, 36 Suppl 1, S266-298. doi:10.1139/h11-062

Webb, T.L., Joseph, J., Yardley, L. & Michie, S. (2010). Using the internet to promote health behavior change: a systematic review and meta-analysis of the impact of theoretical basis, use of behavior change techniques, and mode of delivery on efficacy. J Med Internet Res, 12(1), e4. doi:10.2196/jmir.1376

Wedekind, D., Broocks, A., Weiss, N., Engel, K., Neubert, K. & Bandelow, B. (2010). A randomized, controlled trial of aerobic exercise in combination with paroxetine in the treatment of panic disorder. World J Biol Psychiatry, 11(7), 904-913. doi:10.3109/15622975.2010.489620

Whang, W., Manson, J.E., Hu, F.B., Chae, C.U., Rexrode, K.M., Willett, W.C., . . . Albert, C.M. (2006). Physical exertion, exercise, and sudden cardiac death in women. JAMA, 295(12), 1399-1403. doi:10.1001/jama.295.12.1399

Whiteford, H.A., Ferrari, A.J., Degenhardt, L., Feigin, V. & Vos, T. (2015). The global burden of mental, neurological and substance use disorders: an analysis from the Global Burden of Disease Study 2010. PLoS One, 10(2), e0116820. doi:10.1371/journal.pone.0116820

Whitworth, J.W. & Ciccolo, J.T. (2016). Exercise and Post-Traumatic Stress Disorder in Military Veterans: A Systematic Review. Mil Med, 181(9), 953-960. doi:10.7205/milmed-d-15-00488

WHO (2001). International Classification of Functioning, Disability and Health (ICF). Retrieved from https://apps.who.int/iris/bitstream/handle/10665/42407/9241545429.pdf;jsessionid=11E99BEBC138A4C937E0198827DE5D76?sequence=1

WHO (2018, 17,07.2019). Physical Activity. 23.02.2018. Retrieved from https://www.who.int/news-room/fact-sheets/detail/physical-activity

Willcutt, E.G. (2012). The prevalence of DSM-IV attention-deficit/hyperactivity disorder: A meta-analytic review. Neurotherapeutics, 9(3), 490-499. doi:10.1007/s13311-012-0135-8

Willcutt, E.G., Doyle, A.E., Nigg, J.T., Faraone, S. V. & Pennington, B.F. (2005). Validity of the Executive Function Theory of Attention-Deficit/Hyperactivity Disorder: A Meta-Analytic Review. Biological Psychiatry, 57(11), 1336-1346. doi:https://doi.org/10.1016/j.biopsych.2005.02.006

Wolf, S. & Hautzinger, M. (2012). Linderung depressiver Symptomatik. Ist sportliche Aktivität eine empfehlenswerte therapeutische Methode? Psychotherapeut, 57(3), 241-247.

Xue, Y., Yang, Y. & Huang, T. (2019). Effects of chronic exercise interventions on executive function among children and adolescents: A systematic review with meta-analysis. British Journal of Sports Medicine, bjsports-2018-099825. doi:10.1136/bjsports-2018-099825

Yang, Y., Shin, J.C., Li, D.Y. & An, R.P. (2017). Sedentary Behavior and Sleep Problems: A Systematic Review and Meta-Analysis. International Journal of Behavioral Medicine, 24(4), 481-492. doi:10.1007/s12529-016-9609-0

Zeibig, J., Hautzinger, M., Sudeck, G. & Wolf, S. (2018, October). ImPuls – CBT and Aerobic Exercise for Psychotherapy Patients Waiting for Psychotherapy: A Randomized Controlled Trial (RCT) (Clinicaltrials.gov Identifier NCT03542396). Retrieved from https://ClinicalTrials.gov/show/NCT03542396

Zhai, L., Zhang, Y. & Zhang, D. (2015). Sedentary behaviour and the risk of depression: A meta-analysis. Br J Sports Med, 49(11), 705-709. doi:10.1136/bjsports-2014-093613

Zhang, C.-Q., Zhang, R., Schwarzer, R. & Hagger, M. S. (2019). A meta-analysis of the health action process approach. Health Psychology, 38, 623-637. doi:10.1037/hea0000728

Zheng, B., Yu, C., Lin, L., Du, H., Lv, J., Guo, Y., . . . China Kadoorie Biobank Collaborative, G. (2017). Associations of domain-specific physical activities with insomnia symptoms among 0.5 million Chinese adults. J Sleep Res, 26(3), 330-337. doi:10.1111/jsr.12507

Zigmond, A. S. & Snaith, R. P. (1983). The hospital anxiety and depression scale. Acta Psychiatr Scand, 67(6), 361-370. Retrieved from https://www.ncbi.nlm.nih.gov/pubmed/6880820

Zvyagintsev, M., Parisi, C. & Mathiak, K. (2017). Temporal processing deficit leads to impaired multisensory binding in schizophrenia. Cogn Neuropsychiatry, 22(5), 361-372. doi:10.1080/13546805.2017.1331160

Hinweise zum Arbeitsmaterial

Alle im Buch erwähnten Arbeitsblätter finden Sie auf unserer Internetseite www.beltz.de.

Sie kommen zu den Materialien, indem Sie auf die Seite des Titels gehen, den Link zu den Materialien anklicken und dann folgendes Passwort eingeben: J95sczvE (Groß- und Kleinschreibung beachten). Da das Arbeitsmaterial nur so lange zur Verfügung steht, wie das Buch lieferbar ist, empfehlen wir Ihnen, es sich auf dem eigenen Rechner zu speichern.

Nachfolgend finden Sie eine Übersicht über alle im Buch erwähnten Materialien.

Handouts

Handout 1	Seitenstechen
Handout 2	Muskelkater
Handout 3	Regeneration
Handout 4	Laufbasis
Handout 5	Top 15
Handout 6	Negative Konsequenzen
Handout 7	Positive Effekte
Handout 8	Bewegungsempfehlungen
Handout 9	Volition
Handout 10	Unterstützertreffen

Arbeitsblätter

AB 1	Deckblatt
AB 2	Teufelskreislauf
AB 3	Zielkreislauf
AB 4	Vertiefung Zielkreislauf
AB 5	Aktivitätswerte
AB 6	Tagebuch selbstständiges Training
AB 7	Skala Zielerreichung
AB 8	Bergbild

AB 9	SMART
AB 10	Wenn / Dann
AB 11	Tagebuch

Plakate

Plakat 1	Programmübersicht
Plakat 2	Lauftraining
Plakat 3	Wichtige Elemente SpA
Plakat 4	SMART

Übungen

Übung 1	Kennenlernspiel
Übung 2	Bewegungsspiel
Übung 3	Imaginationsübung
Übung 4	Fakten
Übung 5	Krafttraining
Übung 6	Imaginationsübung 2
Übung 7	Imaginationsübung (Audio)
Übung 8	Krafttraining (Video)
Übung 9	Wanderer
Übung 10	Stolpersteine

Therapeutenmaterialien

Therapeutenmaterial 1:	Leitfaden
Therapeutenmaterial 2:	Materialliste
Therapeutenmaterial 3:	Dokumentation
Therapeutenmaterial 4:	Telefonleitfaden

Sachwortverzeichnis